Altern, Müdigkeit und Entzündungen verstehen

Rainer H. Straub

Altern, Müdigkeit und Entzündungen verstehen

Wenn Immunsystem und Gehirn um die Energie im Körper ringen

Mit 38 Abbildungen in Farbe

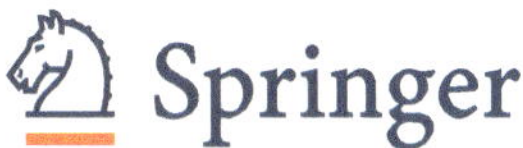

Rainer H. Straub
Klinik für Innere Medizin
Universitätsklinikum Regensburg
Regensburg
Deutschland

ISBN 978-3-662-55786-0   ISBN 978-3-662-55787-7 (eBook)
https://doi.org/10.1007/978-3-662-55787-7

Die Deutsche Nationalbibliothek verzeichnet diese Publikation in der Deutschen Nationalbibliografie; detaillierte bibliografische Daten sind im Internet über http://dnb.d-nb.de abrufbar.

Umschlaggestaltung: deblik Berlin
Fotonachweis Umschlag: © Reicher/Stock.adobe.com
Zeichnungen: Christine Goerigk, Ludwigshafen

Gedruckt auf säurefreiem und chlorfrei gebleichtem Papier

Springer ist Teil von Springer Nature
Die eingetragene Gesellschaft ist Springer-Verlag GmbH Deutschland
Die Anschrift der Gesellschaft ist: Heidelberger Platz 3, 14197 Berlin, Germany

Das Unglück der Kreatur ist die unerwünschte Energieausgabe, die davon abhält, erwünschte Energieausgaben für körperliche und geistige Anstrengungen zu tätigen.

Für Jürgen Schölmerich,
einen Freund und Förderer der Querdenker

Geleitwort

Die digitalisierte Welt bringt es mit sich, dass via Facebook, WhatsApp, Blog-Seiten und viele andere Varianten die Schreibtätigkeit auch zu den irrationalsten Themen konstant zunimmt und omnipräsent ist. Ein entscheidender Nachteil hierbei ist, dass zwar eine nicht überschaubare Menge an Kommunikationskurznachrichten und Kommentaren durch den Äther bzw. die Erdkabel fließt, ein Sinnzusammenhang zu übergreifenden Themen aber selten herauszulesen ist. Eine Nachhaltigkeit ist hierin ebenso meist nicht zu erkennen, obwohl möglicherweise doch einige pfiffige Ideen dahinterstecken würden, wenn man sie denn zu Ende dächte und auch in Worte fassen würde.

Genau diesen Weg hat einer der innovativsten Geister unserer Zeit, mein langjähriger Kollege und Freund, Rainer H. Straub – wieder einmal – beschritten, indem er allgegenwärtige Fragestellungen und ungelöste Rätsel zusammenfasste und kanalisierte, um so einen neuen Blickwinkel für die geneigten Leser zu eröffnen.

In diesem Buch konkurrieren Gehirn und Immunsystem, sodass wir erahnen, wie viel Widersprüchliches in unserem Körper agiert und wie sehr die beiden „Egoisten" doch voneinander abhängig sind. Diese Problematik lässt sich vor allem im Gespräch mit Patienten mit systemisch-entzündlichen immunologischen Erkrankungen jeden Tag nachvollziehen, da kaum einer dieser Patienten berichtet, dass er trotz seiner unter der Therapie inaktiven Erkrankung uneingeschränkt geistig und körperlich leistungsfähig ist, obwohl „alle" (Labor-)Parameter keinerlei Aktivität seiner entzündlich-immunologischen Grunderkrankung anzeigen. Hierin spiegelt sich das auch vom Autor angedachte und neu formulierte „Konzept der zwei Reiche" wider, geleitet von Egoisten (Gehirn und Immunsystem), die sich zwar in energetischen Notfällen Hilfe leisten, aber doch langfristig um die begrenzt vorhandenen Ressourcen im Körper nachhaltig streiten.

Die Dysbalance des Energiehaushaltes und die hieraus resultierenden Probleme sind deswegen auch die zentrale Schnittmenge dieses Buches, und es ist sehr interessant nachzuvollziehen, wie der Autor diese vielen Informationen in manchmal bewusst humoristisch gehaltene, aber gut nachvollziehbare Gedanken- und Leseströme umwandelt.

Für diejenigen, die nicht nur an der grundlegenden Streitkultur der zwei Egoisten (Gehirn und Immunsystem) interessiert sind, sondern auch an praktischen Beispielen und vielen Erklärungen zu einzelnen Symptomen und Krankheitszuständen, ist der dritte Teil des Buchs gedacht, in dem die einzelnen Probleme dieser energetischen Dysbalance im Detail erläutert werden. Eine Besonderheit ist, dass der Autor, obwohl er noch längst nicht dieser Altersklasse zuzuordnen ist, einen Ausblick auf die egoistisch-energetischen Prozesse bei steigendem Lebensalter wirft und nachvollziehbar erklärt, warum aufgrund dieser Vorgänge die körperliche Jugendlichkeit nicht immer zu halten ist. Da dies aber nur begrenzt für das Gehirn zutrifft, sei jedem Interessierten die Lektüre dieses Werkes angeraten. Die geistige Leistungsfähigkeit des Lesers auch im höheren Lebensalter wird mit Sicherheit hierdurch nachhaltig unterstützt.

Mit einem besonderen Dank an Rainer H. Straub und seine nicht unerheblichen Mühen,
dieses Werk zu verfassen.

Ulf Müller-Ladner
Bad Nauheim/Gießen, im Herbst 2017

Vorwort

Mit der Beschreibung des Erbmaterials (DNA oder DNS) in den 1950-er Jahren erlebten wir eine noch nie dagewesene **molekulare Revolution**. Getreu dem Motto „Alles ist Molekül und Molekül ist alles" verlieren sich viele Wissenschaftler in Details. Die biomedizinische Wissenschaft konzentriert sich seither immer mehr auf winzige Einzelteile der Zellmaschinerie, und der Blick für das Ganze geht oft verloren. Der Patient beklagt dies.

Klinisch tätige, forschende Mediziner, die eigentlich immer den gesamten Menschen und nicht nur eine Zelle betrachten, hängen diesem **Detaildenken** an. Forschungsprojekte haben daher oft ein einzelnes Molekül im Zentrum. Selbst epidemiologisch orientierte Mediziner (Humangenetiker) richten den Fokus auf ein winziges genetisches Detail, um es in bevölkerungsbezogenen Untersuchungen auf mathematischem Wege mit Krankheiten in Beziehung zu setzen. Dieser Blick auf das Detail führt zum Problem einer einleuchtenden Beschreibung des Übergangs vom zellulären Geschehen zum Problem für den ganzen Menschen, dem Symptom. Der Patient erfährt oder spürt ein Symptom, und von dort ist es sehr weit bis zum Inneren einer Zelle und bis zum Molekül.

So gibt es **Symptome** wie depressive Stimmung, Müdigkeit, Schlafstörungen, Appetitlosigkeit und die damit verbundene Fehl- und Mangelernährung, Muskelschwund, Knochenschwund, Gewichtszunahme und Gewichtsabnahme, schwindendes Liebesleben und geringere Fruchtbarkeit, Bluthochdruck, gesteigerte Blutgerinnung, Rückenschmerzen und vieles mehr. Dahinter stecken natürlich zelluläre und molekulare Vorgänge, aber die Beschreibung der Übergänge vom Innerzellulären zum Ganzen fällt enorm schwer. Wahrscheinlich liegt dies daran, dass wir bisher kaum eine naturwissenschaftliche Methode zur Beurteilung und Beschreibung des Ganzen entwickeln haben. In den letzten zwei Dekaden haben Mediziner, Psychologen und Naturwissenschaftler aber wichtige Fortschritte erzielt, indem sie verschiedene Forschungsbereiche miteinander in Beziehung brachten (in Deutschland begann dies in den frühen 1990er-Jahren).

Zum einen ist dies das Gebiet der **Psycho-Neuro-Endokrino-Immunologie**, wo die verknüpfenden Faktoren zwischen Gehirn und Körper – nämlich Nervenfasern (Neuro), Hormondrüsen (Endokrino) und Abwehrzellen (Immuno) – betrachtet werden. Dabei greifen diese Untersucher auf molekulare Erkenntnisse der einzelnen Subdisziplinen zu, konzentrierten sich auf die Verknüpfungswege zwischen den Organsystemen und betrachten somit das Ganze. Im Amerikanischen nennt man das Gebiet heute gerne Mind-Body-Medizin.

Des Weiteren entstand in den letzten zwei Dekaden das Gebiet der **Evolutionsmedizin**, das die Konzepte der Evolutionsbiologie für die Medizin übernahm. Die Evolutionsmedizin wirft einen außerordentlich wertvollen Blick auf das Ganze. Dabei werden die Zusammenhänge dadurch erklärt, dass sie einen Nutzen im Kontext der Reproduktion (Fortpflanzung) haben müssen (engl. „fitness"). Wenn sich ein solcher Nutzen für das Individuum ergibt, werden Gene und davon abhängige Pfade im Genpool der Nachkommen konserviert. Über viele Generationen hinweg führt diese stammesgeschichtliche Entwicklung zu heute vorhandenen Merkmalen (auch Gene und Moleküle bei uns Menschen gehören dazu), die einen messbaren Nutzen im Kontext der Reproduktion haben. Das einzelne Molekül, das Gen oder ganze Signalpfade, die wir normalerweise im Zusammenhang mit einer Krankheit betrachten, haben wahrscheinlich ganz andere Rollen im Kontext der Reproduktion, wofür sie positiv selektioniert wurden. Die Evolutionsmedizin schärft diesen Blick, und sie schafft so einen neuen Zugang zum Ganzen.

Dann ist da noch das Gebiet der **Energieregulation**, das sich mit der Energieversorgung des Körpers näher beschäftigt. Kaum ein Vorgang in unserem Körper läuft ohne Energie ab, weswegen stetig energiereiche Faktoren zugeführt werden müssen. Ständig geht aber auch Energie für die Wärmebildung und viele andere Funktionen verloren. Die Energieträger sind Traubenzucker, Fette und Eiweiße, aus denen zelluläre Energie gewonnen wird. So spielt sich Energieaufnahme und Energieverbrauch auf der Stufe einer einzelnen Zelle, aber auch auf dem Niveau des gesamten Körpers ab. Der Energieverbrauch und die Energieaufnahme des menschlichen Körpers lassen sich mit naturwissenschaftlich einwandfreien Methoden exakt bestimmen, sodass wir mit diesen Verfahren einen wunderbaren Blick auf das Ganze bekommen.

Innerhalb der Psycho-Neuro-Endokrino-Immunologie werden viele Pfade dadurch erklärbar, dass sie der **Energieregulation des gesamten Körpers** und der Reproduktion dienen. Ausgehend von der physikalischen Rolle von Energie wird im 1. Teil des Buches zunächst die Energieregulation des gesamten Körpers behandelt. Des Weiteren wird die Evolutionsmedizin dargestellt, die im weiteren Verlauf des Buches immer wieder wertvolle Einblicke liefert. Im 2. Teil des Buches werden Energieausgaben für verschiedene Aspekte wie immunologische Abwehr, Schmerzen, psychologischer Stress, Schlafstörungen, Angst und andere näher dargestellt. Mit diesen Informationen wird dann im 3. Teil des Buches ein Bogen zwischen Energieregulation, Evolutionsmedizin und den oben genannten Symptomen gespannt. Der 4. Teil fasst das Ganze zusammen. Dem Text folgt im Anhang ein Glossar, das wichtige Begriffe ausführlich erklärt. Außerdem ist ein umfangreiches Stichwortregister angehängt.

Der Autor arbeitete jahrelang im Gebiet der Psycho-Neuro-Endokrino-Immunologie (speziell mit dem Bezug zu chronischen Entzündungskrankheiten), um dann die beiden Elemente der Evolutionsmedizin und der Energieregulation zu integrieren. Dieses Buch entstand mit dem Wunsch, einen Übergang zwischen molekularer und ganzheitlicher Medizin darzustellen. Dabei sollten die Inhalte möglichst einfach fassbar bleiben. Das wird nicht immer gelungen sein, obwohl sehr viel Hilfe von auswärts einfloss.

Ein solches Buch entsteht nie im kompletten Alleingang, und deshalb haben auch hier ein paar sehr hilfreiche Menschen gute Tipps gegeben. Das Buch wurde kritisch gelesen und deutlich verbessert, sodass es allgemeinverständlicher wurde. Wir Wissenschaftler leben in einem Elfenbeinturm, und wir sind so betriebsblind, dass wir diese Hilfen dringend brauchen. Das Buch wurde in diesem Sinne von Anne Asmacher, Patrick Eisenmann, Dr. Hubert Stangl, Verena Straub und Gabriele Thoma gelesen. Auch von der Seite des Springer-Verlags kam wertvolle Hilfe von Frau Dr. Christine Lerche und Claudia Bauer. Wenn geneigte Leser weitere Tipps liefern, ist der Autor dankbar, weil Verbesserungen gesammelt und dann in einer weiteren Auflage hinzugefügt werden.

Rainer H. Straub
Regensburg, im Herbst 2017

Inhaltsverzeichnis

II   Energieausgaben im Rampenlicht

III   Von Energie und Evolution zum Symptom

IV   Die große Zusammenfassung

Tabellenverzeichnis

Energie, Evolution und Medizin

Das Buch zielt auf die verständliche Erklärung von typischen Problemen beim Altern und bei chronischer Entzündung ab. Diese Probleme wurden im Vorwort genannt, und Müdigkeit ist ein solch kritisches und zentrales Symptom, dass es in den Titel des Buches einging. Bevor wir aber das Niveau zum Verstehen der Elemente in Buchteil II und III erreichen, müssen wir uns in der Sektion I das nötige Rüstzeug erarbeiten.

Das ► Kap. 1 beginnt zunächst mit der physikalischen Betrachtung von Energie. Es beschreibt die für uns Menschen wichtigen Energieträger (Traubenzucker, Fette und Eiweiße), die Energieausgaben des menschlichen Körpers und die körpereigene Regulation von Energiespeicherung und Energiefreisetzung im Körper. Es wird klar, dass das Gehirn und das Immunsystem die wichtigsten Verbraucher von Energie sind. Dieses 1. Kapitel der Sektion I ist anspruchsvoll, und vielleicht muss man es auch zweimal lesen, aber es ist die wichtige Plattform für das weitere Buch.

► Kap. 2 fasst – ausgehend von den beiden Entdeckern Darwin und Wallace – die Inhalte der modernen Evolutionstheorie und die Bedeutung der Evolutionsbiologie für die Medizin zusammen. Es werden evolutionsbiologische Beispiele aufgezeigt, die für die heutige Humanmedizin relevant sind. Aus den besonderen Rollen von Gehirn und Immunsystem wird der Energie-Egoismus dieser beiden Organsysteme abgeleitet. Und es wird klar, dass das Gehirn und das Immunsystem die Energieregulation dominieren, die in ▸ Kap. 1 im Mittelpunkt stand.

▸ Kap. 3 demonstriert die besonderen Rollen von Gehirn und Immunsystem und erklärt die Gedächtnisfunktion beider im Kontext der Energiefrage. Dabei wird die Konkurrenz der beiden Organsysteme, aber auch die gegenseitige kurzfristige Hilfe bei der Energieregulation dargestellt.

Die Sektion I bringt die von Gehirn und Immunsystem dominierten Mechanismen der Energieregulation auf den Punkt.

Energie und Körper

© Springer-Verlag GmbH Deutschland 2018
R. H. Straub, *Altern, Müdigkeit und Entzündungen verstehen*,
https://doi.org/10.1007/978-3-662-55787-7_1

1.1   Der Pfühlbach und der Disput

Der zehnjährige Apothekersohn Robert spielte am Pfühlbach, einem kleinen Fluss bei Heilbronn, der dort in den Neckar mündet. Er baute leidenschaftlich gerne Wassermühlen einfacher Art, wobei er von der Erfindung eines *Perpetuum mobile* träumte. Ein Perpetuum mobile ist eine utopische Maschine, die ohne Energiezufuhr dauernd Arbeit leistet. Das wäre etwas gewesen, wenn Robert eine solche Maschine erfunden hätte. Er führte viele Experimente durch, um dann schweren Herzens feststellen zu müssen, dass ein *Perpetuum mobile* nicht gebaut werden konnte. Diese Experimente ließen Robert nicht mehr los. Viele Mühlräder liefen heiß und erzeugten bei ihm eine bleibende Erinnerung: „Mechanische Arbeit und damit verbundene Wärme kann nicht aus dem Nichts erschaffen werden."

Das Interesse von Julius Robert Mayer (1814–1877) kam nicht von ungefähr, da ihm die Wissenschaft vom Vater in die Wiege gelegt wurde. Mayer Senior füllte das Haus bis unters Dach mit verschiedenen chemischen und physikalischen Instrumenten, botanischen und mineralogischen Sammlungen, medizinischen Pflanzen und vielen Büchern. Immer wieder begleitete Robert seinen Vater bei Exkursionen, und nach und nach führte er auch selbstständig chemische und physikalische Experimente durch.

Dennoch entschied sich Robert Mayer nicht für ein naturwissenschaftliches Fach, sondern für das Studium der Medizin, das er im März 1839 abschloss. Nach einem einjährigen Abenteuer als Schiffsarzt an Bord der *Java* im ostindischen Meer begann Mayer ab 1840, sich über wichtige Fragen der Physik Gedanken zu machen. Analog zu der Unzerstörbarkeit von Materie begeisterte ihn das Thema der Unzerstörbarkeit von physikalischen Kräften, und er fasste diese Überlegungen in einer ersten Publikation im Juni 1841 im Alter von 27 Jahren zusammen. Unzerstörbarkeit bedeutet dabei für ihn, dass eine Kraft (Ursache) einen Effekt (Wirkung) hervorruft, sodass dieser Effekt eine neue Kraft ergibt, die einen nächsten Effekt hervorruft usw. Alles sollte auf eine Urkraft zurückgeführt werden können. Von Energie oder Arbeit im modernen physikalischen Sinne sprach man damals noch nicht.

Dieser erste Publikationsversuch in den *Annalen der Physik und Chemie*, dem wichtigsten deutschen Publikationsorgan in den Naturwissenschaften seiner Zeit, war allerdings erfolglos, da der Herausgeber Johann Christian Poggendorf trotz Zusendung von drei Briefen Mayers nie antwortete. Im darauffolgenden Jahr publizierte Mayer den leicht veränderten Text in den *Annalen der Chemie* unter der Herausgeberschaft von Justus Liebig. Im Prinzip wird in dieser frühen Arbeit bereits Energieerhaltung und Energieübertragung – zum Beispiel von mechanischen Prozessen in Wärme – besprochen.

Mittels eleganter Analogien und Gedankenexperimente gelang es Mayer, einen korrekten Zusammenhang zwischen der mechanischen Arbeit zur Anhebung eines Gewichtes und der Arbeit zur Erwärmung einer Menge von Gas herzustellen. So berechnete er, dass man einen 1 Gramm schweren Körper 367 Meter anheben und herunterfallen lassen müsste (mechanische Arbeit), um einen Kubikzentimeter Luft bei einer Ausgangstemperatur von 0 Grad Celsius auf 1 Grad zu erwärmen. Arbeit und Wärme standen also in engem Zusammenhang, und er hatte das korrekt erkannt. Er selbst nannte diesen Zusammenhang zeitlebens „das mechanische Äquivalent der Wärme." Man kann sich unschwer vorstellen, wie komplizierte hölzerne Konstruktionen von Mühlrädern im Pfühlbach langsam heiß liefen oder gar qualmten. Diese Sache musste sich tief bei ihm eingeprägt haben.

Mayer benutzte selbst nie die Begriffe Arbeit oder Energie, die erst später von anderen Physikern wie Rudolf Clausius, James Joule, William Thomson (Lord Kelvin), William Rankine und anderen eingeführt wurden. Dennoch gelang es ihm, das Prinzip der Energieerhaltung und „das mechanische Äquivalent der Wärme" erstmals zu beschreiben. Ab 1848 stritt er sich mit James Joule über mehrere Jahre hinweg bezüglich der Priorität der

Erstbeschreibung. Letztlich ist dieser Disput nie ausreichend geklärt worden, da je nach wissenschaftlichem Lager einmal Mayer (die deutsche Seite) und einmal Joule (die englische Seite) neben anderen als Entdecker der Energieerhaltung genannt werden.

Auch Hermann von Helmholtz untersuchte Ende der 1840er-Jahre ähnliche Fragen innerhalb der Physiologie und schrieb eine Arbeit „Über die Erhaltung von Kraft", die von Poggendorf gleichermaßen abgelehnt wurde. Auch von Helmholtz und Mayer hatten bezüglich dieser Arbeit einen Disput wegen Diebstahl geistigen Eigentums. Diese Prioritätenstreits waren im 19. Jahrhundert oft auch eine nationale Frage, die öffentlich diskutiert wurde, sodass der jeweilige Wissenschaftler einer Nation oft lokal sehr geehrt wurde, um den Kontrast zum Mitentdecker einer anderen Nation zu erhöhen. Mayer und von Helmholtz erhielten im Laufe des Lebens einige deutsche Preise und Ehrendoktorwürden. Dasselbe galt für James Joule und andere in Großbritannien. Im Alter von 63 Jahren starb Julius Robert Mayer an Tuberkulose (1877).

1.2 Von Stauseen und Fahrraddynamos

Energie ist eine zentrale physikalische Größe (Einheit: Joule). Mittels Energie kann Arbeit verrichtet werden, und Arbeit ist das Produkt aus Kraft und Weg. So steckt zum Beispiel in einem Stein, der auf einen Berg mit viel Kraft und über einen langen Weg gerollt wurde, Energie:

Kraft [Einheit: Newton]×Weg [Einheit: Meter]

Diese Energie wird beim Herunterrollen wieder freigesetzt. Oder es steckt „saubere" Energie im Wasser eines Stausees, das mittels Rohren ins Tal geleitet wird und Turbinen und Generatoren antreibt.

Energie kommt in verschiedenen Energieformen vor (s. Infobox „Erklärung").

Erklärung: Energieformen und Beispiele
- Potenzielle Energie (das Beispiel vom Stein auf dem Berg oder Wasser im Stausee)
- Kinetische Energie (Energie eines bewegten Körpers)
- Rotationsenergie (kinetische Energie in einem sich drehenden Körper)
- Spannenergie (Energie in einer gespannten Feder)
- Thermische Energie (kinetische Energie von Teilchen in Gas, Flüssigkeit oder Feststoffen)
- Chemische Energie (Energie, die bei chemischer Reaktion z. B. Hitze oder Bewegung erzeugt)
- Elektrische Energie (Energie, die im elektrische Strom und elektrischen Feldern steckt)
- Magnetische Energie (Energie in magnetischen Feldern)
- Elektromagnetische Energie (Energie in sichtbarer und unsichtbarer Strahlung, Sonnenenergie)
- Quantenenergie (Energie in einem Lichtquant [Photon])
- und andere

Egal, welche Energieform nun vorliegt: Wichtig ist, dass daraus Arbeit werden kann. Energie kann von einer Energieform in eine andere umgewandelt werden. So kann die potenzielle Energie eines Steins auf einem Berg zumindest zum Teil in die Bewegungsenergie des Steins beim Herunterrollen übertragen werden. Ein anderer Teil der Energie geht durch Reibung in Wärme über. Dampfmaschinen wandeln Wärme in mechanische Energie um, und Fahrraddynamos verwandeln mechanische Energie in elektrische Energie (es fließt Strom), die dann in der Glühbirne des Fahrrads zu Wärme und zu elektromagnetischer Energie umgewandelt wird (es entsteht Licht). Bei der Umwandlung kommt es immer zu erheblichen Verlusten, sodass oft Wärme – wie bei der Glühbirne – abgegeben wird (anderes Beispiel: Wenn der Stein vom Berg herunterrollt, führt dies zum Entstehen von Reibungswärme auf dem Boden und am Stein).

1.3   Geschichten von Thermoskannen

Versetzt man sich in einem Gedankenexperiment in ein Gebäude ähnlich einer perfekten Thermoskanne, sodass der Austausch mit der Umgebung vollständig unterbunden sei, so kann weder Energie abgegeben noch aufgenommen werden. Man spricht dann von einem isolierten System. In Wirklichkeit gibt es solche isolierten Systeme nicht, und daher griffen wir auch zum Gedankenexperiment. Wenn die Thermoskanne zwar über Stunden die Wärme halten kann, so können doch kleinste Teilchen die Wand der Thermoskanne durchdringen, und es kann so Energie mit der Umgebung ausgetauscht werden.

Doch nehmen wir weiterhin an, dass wir uns in einem solchen isolierten System befinden (◘ Abb. 1.1), so können Energieformen innerhalb dieses Systems ineinander umgewandelt werden. Es kann aber keine Energie verlorengehen oder neu entstehen, oder anders ausgedrückt, sie kann nicht vernichtet oder aus dem Nichts erzeugt werden. Und noch anders ausgedrückt: „Die Energie in einem isolierten System ist konstant." Genau dies drückt der Satz von der Energieerhaltung aus. Daher ist die Herstellung einer utopischen Maschine unmöglich, die ohne Energiezufuhr dauernd Arbeit leistet (*Perpetuum mobile*), weil aus der konstanten Energie im System nicht mehr als die vorhandene Energie aus dem Nichts entstehen kann. In der idealen Thermoskanne bleibt es im besten Fall immer gleich warm.

An dieser Stelle wird es Zeit, dass wir uns vom isolierten System der Thermoskanne und vom Gedankenexperiment verabschieden und offene Systeme wie zum Beispiel einen menschlichen Körper betrachten. Doch zuvor müssen ein paar grundsätzliche Überlegungen vorangestellt werden.

1.4   Was ist Lebenskraft?

Seit frühester Zeit ging man davon aus, dass viele Phänomene lebender Organismen nicht mit den Gesetzen lebloser Objekte beschrieben werden können. So nahm man in lebenden Körpern besondere Ursachen und Kräfte an, die für diese Phänomene verantwortlich sein sollten. Es handelte sich um fiktive Kräfte, die nicht auf chemisch-physikalischen Gesetzen beruhten. Es sei das Beispiel der Seeigelentwicklung geschildert, die von dem Deutschen Biologen Hans Driesch (1867–1941) beschrieben wurde.

Hans Driesch studierte ab 1887 an der Universität Jena. Im Jahr 1889 promovierte er, und nach einigen Reisen auf östlicher See verschlug es ihn auf die weltbekannte *Stazione Zoologica* in Neapel. Dort beschäftigte man sich damals und heute mit Meeresbiologie, und so kam Hans Driesch zum Studium der Seeigelentwicklung. Seeigeleier entwickeln sich ähnlich wie menschliche Embryonen über ein Zweizellstadium zu einem Vierzellstadium zu einem Achtzellstadium und so weiter. Im Zweizellstadium trennte Driesch die zwei verbundenen Schwesterzellen und beobachtete die weitere Entwicklung. Er erkannte,

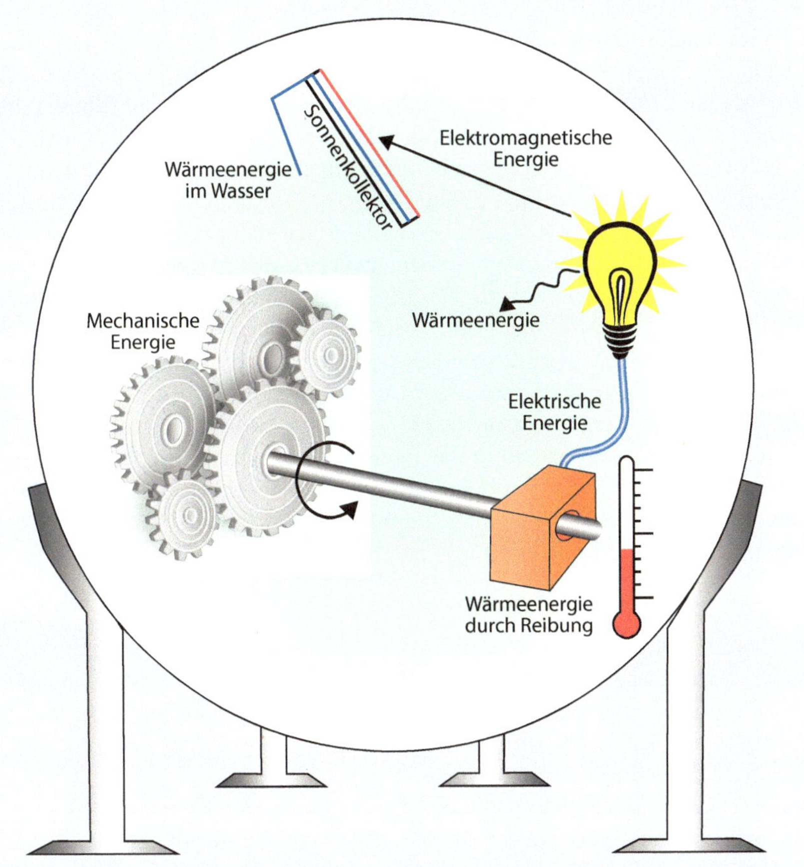

Beispiele für Energieformen in einem isolierten System. Energieformen können ineinander umgewandelt werden, aber die gesamte Energie des isolierten Systems bleibt konstant. Es kommt nichts dazu, und es geht nichts verloren.

Abb. 1.1 Beispiele für Energieformen in einem isolierten System

dass getrennte Zellen sich zu einem kompletten Seeigel entwickelten, und zwar so, als ob die Zellen nie voneinander getrennt worden wären. Das war ein faszinierender Umstand, der einer Erklärung bedurfte. Der von philosophischen Betrachtungen stimulierte Driesch ging nun davon aus, dass in jedem Seeigelteil ein realer Faktor – nennen wir in Faktor D – wirksam sei, der im Namen des Ganzen arbeiten und den Wachstumsprozess kontrollieren würde. Auch bei jeglicher Substanzerneuerung im Sinne der Wundheilung muss dieser Faktor D tätig sein.

Dieser Faktor D wurde von anderen Forschern ganz anders benannt. Zum Beispiel nannte ihn Hippokrates (ca. 400 vor unserer Zeitrechnung) „physis" (Natur), bei Aristoteles (ca. 350 vor unserer Zeitrechnung) hieß er „Entstehung, Bewegung und Bewegendes", van Helmont (1580–1644) nannte ihn „archea", Descartes (1596–1650) sprach von „esprits-animaux", bei Kaau-Boerhaave (1715–1758) war er „impetum faciens", Bergson (1859–1941) sprach von „élan vital", andere bezeichneten ihn mit Seele, primum movens, vis essentialis, vis insita, vis vitae, vital principle, vital force, Vitalismus, Lebenskraft und so weiter.

Leben sollte bestimmte Eigengesetzlichkeiten haben und so der naturwissenschaftlichen Forschung für immer und ewig nicht direkt zugänglich sein (so die Befürworter). In Deutschland erhielt der Begriff Lebenskraft starken Auftrieb in der Epoche der Romantik unter anderem durch Schellings Naturphilosophie (Ende des 18. Jahrhundert bis erstes Drittel des 19. Jahrhunderts). Auch heute noch hat dieser Faktor D besonders in Mitteleuropa noch Bedeutung, viel weniger dagegen in den angloamerikanischen Ländern.

Diese Lebenskraft war noch zu Zeiten Robert Mayers ein gängiges Erklärungsprinzip für viele Phänomene in der Medizin und Biologie. Selbst der große Deutsche Physiologe Johannes Müller (1801–1858) benutze in seinem in den 1830er-Jahren erschienenen *Handbuch der Physiologie des Menschen* noch Begriffe wie Vitalprinzip, vis essentialis und andere. Erst ab den 1840er-Jahren vermied man zunehmend den Begriff der Lebenskraft. Zeitgleich kamen die Vorstellungen über verschiedene Energieformen innerhalb der Humanmedizin mehr und mehr zur Geltung (Wärme, Bewegung durch Muskelarbeit, Herzarbeit). Hier war der „Faktor D" dann mehr und mehr eine physikalische Größe.

Bezüglich dieser neuen Gedanken waren innerhalb der Deutschen Physiologie insbesondere Robert Mayer, Hermann von Helmholtz und Theodor Schwann führend. Man verließ den obskuren Kraftbegriff und ersetzte ihn durch grundlegende physikalisch-chemische Prinzipien (s. Infobox „Erklärung").

Erklärung: Alternative Energiebegriffe

An dieser Stelle sei auf die grundsätzliche Tatsache hingewiesen, dass die Energie im menschlichen Körper eine messbare physikalische Größe ist, dazu da, in irgendeiner Art und Weise physikalische Arbeit zu verrichten:

Arbeit = Kraft × Weg [Einheit: Newton × Meter].

Bei verschiedenen Yoga-Richtungen, in der chinesischen Medizin und in der Alternativmedizin werden Vorstellungen von Energie vertreten wie *„Kundalini-Yoga* zur Erhöhung des menschlichen Energieniveaus", „Prana", unsichtbare „Energieströme im Körper", „ganzheitliche Energiemedizin", „Energiezentren des Körpers", „Lebensenergie", „Energiearbeit und Eigenresonanz", „persönliches Energie-Management", „Qi" und so weiter.

Für die Medizin im Sinne physikalischer Größen und chemisch-physikalischer Abläufe haben diese Begriffe keine Aussagekraft. Diese Energiebegriffe sind im gleichen Sinne zu betrachten wie die bereits genannte Lebenskraft. Wem sie eine Orientierung und einen Halt geben, der mag sie benutzen.

1.5 Der menschliche Körper – ein offenes System

Nun kommen wir zurück zum isolierten und zum offenen System. Der menschliche Körper ist ein offenes System, und er hat einen regen Austausch mit der Umgebung, sodass Energie in Form von Wärmeenergie über die Oberfläche verlorengeht oder chemische Energie in der Nahrung aufgenommen werden muss. Der menschliche Körper ist keine utopische Maschine *(Perpetuum mobile)*, denn aus dem Nichts läuft er nicht. Der Körper ist auf Energiezufuhr angewiesen.

Beim Essen und Trinken nehmen wir drei grundsätzlich verschiedene Nahrungsstoffe auf, nämlich

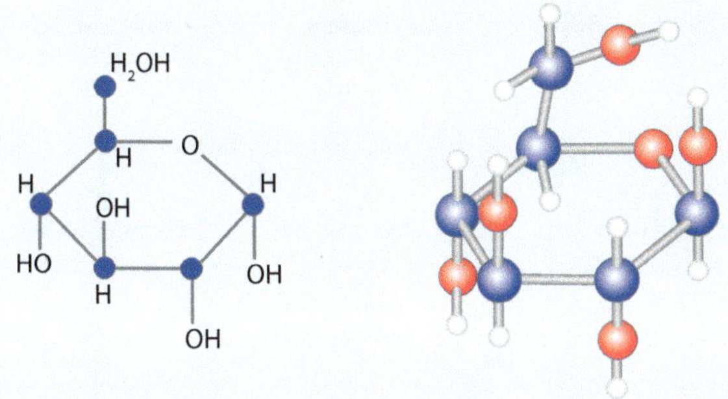

Struktur eines Moleküls Traubenzucker (genannt Glukose). Ein Molekül Glukose besteht aus mehreren Atomen. Blaue Kugeln stellen das Atom Kohlenstoff (C) dar, weiße Kugeln stehen für Wasserstoff (H) und rote für Sauerstoff (O). Die Anordnung ist weitgehend konstant als Sechseck angeordnet. Die grauen Verbindungslinien werden aus beweglichen Elektronen hergestellt.

Abb. 1.2   Struktur eines Moleküls Traubenzucker (genannt Glukose)

— Kohlenhydrate (Baustein: z. B. Traubenzucker),
— Fette (Baustein: Fettsäure) und
— Eiweiße (= Proteine, Baustein: Aminosäure).

An dieser Stelle sei das Beispiel Traubenzucker einmal näher beleuchtet (■ Abb. 1.2). Traubenzucker, von nun an Glukose genannt, ist eine perfekte chemische Energieform, da wir Glukose in jede Zelle aufnehmen und dort abbauen können. Aber was machen wir daraus und warum?

Mit Hilfe von eingeatmetem Sauerstoff in der Luft wird dieses sechseckige Molekül Glukose über viele genau definierte Abbauschritte innerhalb einer Zelle vollständig in Kohlendioxid (CO_2) und Wasser (H_2O) zerlegt. Der Abbau heißt Glykolyse (Glukose = Traubenzucker; und Lyse von lysis [λύσις] = Auflösung) – also Glukoseauflösung.

Durch den Abbau von Glukose entsteht Energie in Form einer im Körper universell gültigen „Energiewährung" mit dem Namen ATP. ATP steht für Adenosintriphosphat, ein Molekül mit 10 Kohlenstoffatomen, 16 Wasserstoffatomen, 5 Stickstoffatomen, 13 Sauerstoffatomen und eben 3 Phosphoratomen (deshalb „tri"). Die Münzfabriken des ATP sind die Mitochondrien. Mitochondrien waren vor langer Zeit eigenständige Bakterien (Protobakterien), die irgendwann mal von anderen Bakterien aufgenommen wurden. Es entstand eine Symbiose von Protobakterium und Bakterium, und dieses Zusammenleben hat sich im Laufe der Evolutionsgeschichte bewährt, denn es existiert noch in unseren heutigen Körperzellen.

Mit ATP kann man quasi überall bezahlen, weswegen die ATP-Produktion dauernd und allerorts läuft. Anders als im wirklichen Leben, wo es nur wenige Münzprägeanstalten gibt (in Deutschland: Berlin, Hamburg, Karlsruhe, München und Stuttgart), hat jede Zelle viele derartiger „Münzfabriken". Gewebe mit hohem Umsatz brauchen mehr ATP und haben deshalb mehr Mitochondrien. ATP entsteht beim Abbau der drei grundsätzlichen Nahrungsstoffe, nämlich der Kohlenhydrate (Baustein: z. B. Glukose), der Fette (Baustein: Fettsäure) und der Eiweiße (= Proteine, Baustein: Aminosäure). ■ Abb. 1.3 zeigt die Pfade in einer Zelle.

Wenn wir also von Energie im Körper reden, dann stecken Moleküle wie Glukose und ATP dahinter. Moleküle wie Glukose, Fettmoleküle als Fettsäuren oder Eiweißbausteine als Aminosäuren können tatsächlich relativ frei im Blut dahinströmen, sodass unter ganz

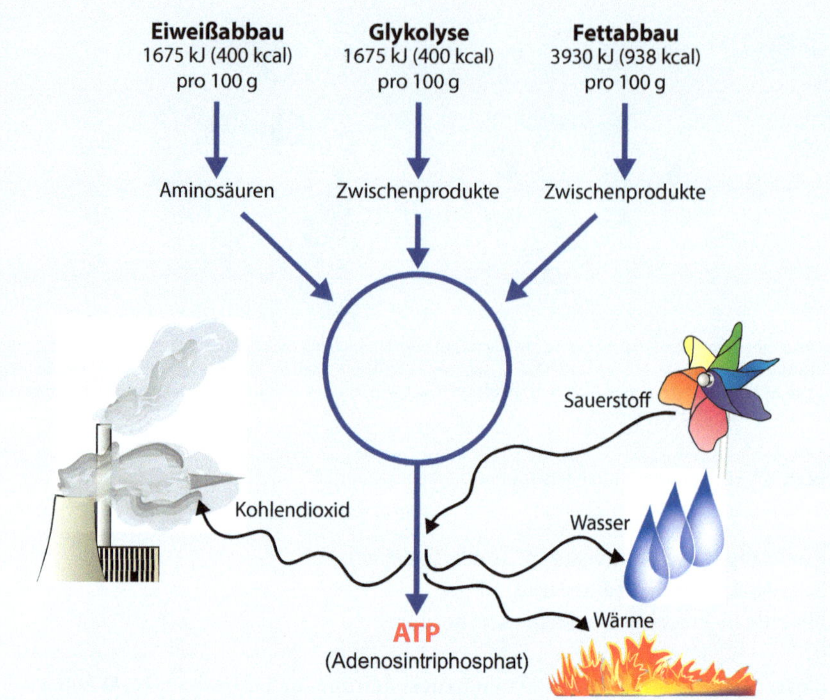

Abbau der wesentlichen Energieträger in der Nahrung innerhalb einer Zelle. Ausgehend von Eiweißen, Traubenzucker (Glykolyse) und Fetten werden in der Zelle Abbauvorgänge gestartet, die zum Abbau der komplexen Energieträger führen und schließlich in der Bildung von ATP und Wärme enden. ATP ist die zentrale Energiewährung. ATP wird in der Münzfabrik des „Mitochondriums" hergestellt (das ist nicht eingezeichnet). Man braucht dazu Sauerstoff, und es entstehen dabei Kohlendioxid, Wasser und Wärme (siehe Pfeilrichtungen der schwarzen Pfeile). Übrigens: Nur aus Glukose kann auch Energie ohne Sauerstoff hergestellt werden.

■ **Abb. 1.3**   Abbau der wesentlichen Energieträger in der Nahrung innerhalb einer Zelle

physikalischer Betrachtung auch von einem „Energiestrom" oder besser von einem Energiefluss gesprochen werden kann. So – und nur so – wird Energie im Körper verteilt (auf Verteilung kommen wir später zu sprechen) (s. Infobox „Erklärung").

Erklärung: Energiefluss im menschlichen Körper

Man könnte zum Beispiel die Zahl der Moleküle Glukose pro Gefäßquerschnitt und Zeitdauer berechnen, sodass es eine Einheit wie Molekülanzahl pro Quadratmeter pro Sekunde geben könnte. Da sich hinter der Stoffmenge, die hier Molekülanzahl genannt wurde, eine Menge an Energie verbirgt, kann die Einheit auch in Joule pro Quadratmeter pro Sekunde umgewandelt werden: also Energie pro Quadratmeter und Sekunde.
Auch in der Physik gibt es den Begriff Energiestrom oder besser Energiefluss, wobei hier die Weitergabe von Energie zwischen verschiedenen technischen oder natürlichen Systemen gemeint ist.
— Energie kann dann pro Zeiteinheit von Platz A nach Platz B fließen und erhält dann die Einheit Joule pro Sekunde.

- Energie kann durch einen Querschnitt fließen und hat dann die Einheit Joule pro Quadratmeter.
- Energie kann pro Zeiteinheit durch einen Querschnitt fließen und hat dann die Einheit Joule pro Quadratmeter pro Sekunde, und das ist dieselbe Einheit wie beim Gefäßquerschnitt.

Energieströme im Sinne des Vitalismus sind dabei aber ganz und gar nicht gemeint. Und wenn „Energieströme entlang der Wirbelsäule blockiert sind", dann ist unklar, was da gemeint ist.
In Nerven strömt übrigens vergleichbar nichts dahin, da bei der Erregungsausbreitung im Nerv kein Stoff von A nach B transportiert wird. Es wird lediglich der Aktivierungszustand an/aus entlang der Nervenfaser von A nach B fortgeleitet.

Der menschliche Körper ist energetisch betrachtet ein offenes System, und man fragt sich, wo es denn nun offen wäre. Wir sahen, dass man Sauerstoff in der Atemluft aufnehmen kann (offene Lunge), oder dass Glukose mit der Nahrung aufgenommen werden kann (offener Darm). Wir sahen auch, dass beim Abbau von Glukose Kohlendioxid (CO_2, das Treibhausgas) und Wasser (H_2O) entstehen, die den Körper auch wieder über die Atmung (offene Lunge) und den Urin (offene Niere) verlassen. Es ist also nichts mit Energiekonservierung oder Energieerhaltung im Sinne einer Thermoskanne. Diese „Offenheit" hat den großen Nachteil, dass dort neben Energieträgern auch Infektionskeime ein- und austreten können, und Infektionen und Aktivierung des Immunsystems sind in diesem Buch ein außerordentlich wichtiges Thema.

1.6 CAEN („controllable amount of energy") oder welche Menge an Energie braucht der Körper?

In der Stoffmenge, die man 1 Mol Glukose nennt, befinden sich ungefähr 6×10^{23} solcher sechseckiger Moleküle von Glukose (◘ Abb. 1.2). Das ist eine unvorstellbar große Zahl an Sechsecken mit 23 Nullen hinter der Sechs: 600.000.000.000.000.000.000.000 (600 Trilliarden). Dieses Mol Glukose wiegt aber nur 180 Gramm, und in dieser Stoffmenge stecken 2.803 Kilojoule oder 2,803×1.000 Joule (670 Kilokalorien), also etwa so viel wie in einer Tafel Schokolade.

Ein Mensch mittlerer Größe bei sitzender Körperhaltung braucht am Tag 10.000 Kilojoule (oder 2.388 Kilokalorien). Wenn wir den gesamten Bedarf mit Glukose decken wollten, so müssten wir etwa 642 Gramm reine Glukose essen oder 2.183 Trilliarden dieser raffinierten Sechsecke. An dieser Stelle wollen wir die Einheiten etwas vereinfachen, weil sie so oft im Text vorkommen werden. Für das Kilojoule schreiben wir einfach „kJ" und für die Kilokalorie schreiben wir „kcal". Außerdem wird immer erst kJ genannt und danach in Klammern die kcal. Joule ist eben die physikalisch richtige Einheit, die für die Energie im Internationalen System der Einheiten in Paris hinterlegt ist. Vielleicht hat James Joule so doch seinen Disput mit Robert Mayer gewonnen, sonst hieße es heute Kilomayer.

Wenn Sie ein Radfahrer bei der Tour de France wären und den Col du Tourmalet in den Französischen Pyrenäen bezwingen wollten, so bräuchten Sie am Tag bis zu 30.000 kJ (7.165 kcal). Ein Langstreckenläufer, der den ganzen Tag wie ein Marathonläufer laufen würde, bräuchte 140.000 kJ (33.432 kcal). Pheidippides – der erste Marathonläufer um etwa 490 vor unserer Zeitrechnung – lief etwa 40 km und nicht den ganzen Tag, und nach der Legende starb er an Erschöpfung. Die Geschichte mit dem Erschöpfungstod wird allerdings bezweifelt, da ein trainierter Läufer auch damals schon diese Strecke problemlos zurückgelegt haben dürfte.

Ein Soldat im Dschungeltraining braucht am Tag 20.000 kJ (4.777 kcal) und im arktischen Eis 18 000 kJ (4.299 kcal). Die Verhältnisse sind in ◼ Abb. 1.4 dargestellt. Dort wird auch eine wichtige gestrichelte Linie gezeigt, die durch die 20.000 kJ (4.777 kcal) hindurch läuft. Was hat es mit dieser Linie auf sich?

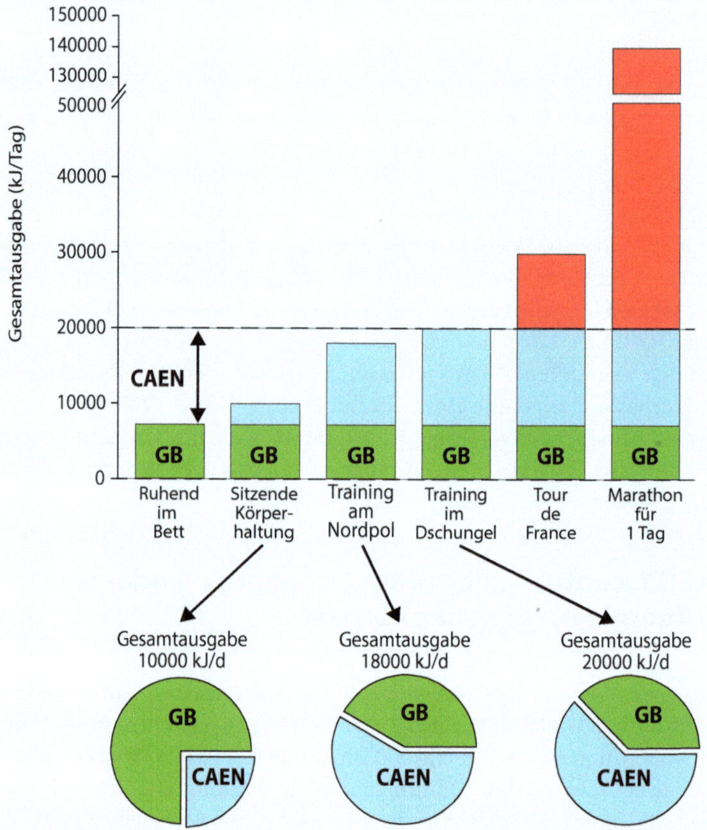

Vergleich von Energieausgaben pro Tag beim gesunden Menschen bei verschiedenen Aktivitäten (4,1868 kJ = 1 kcal). Ruhend im Bett benötigt man einen Grundbedarf (in der Abbildung GB genannt) für das Funktionieren der Zellen etc., die im Beispiel hier etwa 7.500 kJ (1791 kcal) beträgt (erste grüne Säule von links). Schon bei sitzender Körperhaltung benötigt man etwas mehr Energie pro Tag (kleine hellblaue Fläche in der 2. Säule von links und entsprechendes Kuchendiagramm). Üblicherweise wird diese hellblaue Fläche aktivitätsbedingte Energieausgabe genannt, weil eine körperliche Aktivität damit verbunden ist. Beim Training am Nordpol oder im Dschungel nimmt die aktivitätsbedingte Energieausgabe kräftig zu (dritte und vierte Säule von links und entsprechende Kuchendiagramme). Der Grundbedarf lässt sich zwischen den Organen nicht verhandeln. Hingegen ist die CAEN („controllable amount of energy") die verhandelbare Energieausgabe, die durch Kontroll- und Steuerungsmechanismen zwischen den Organen verteilt wird. Weitere Erklärungen im Text.

Abkürzungen:
CAEN = kontrollierbare Menge an Energie
GB = Grundbedarf

◼ **Abb. 1.4** Vergleich von Energieausgaben pro Tag beim gesunden Menschen bei verschiedenen Aktivitäten (4,1868 kJ = 1 kcal; CAEN = „controllable amount of energy")

Die Marke 20.000 kJ (4.777 kcal) ist eine wichtige Grenzlinie, die anzeigt, wie viel Energie maximal pro Tag über den Darm in Form von fester energiereicher Nahrung und energiereichen Flüssigkeiten aufgenommen werden kann. Man nennt sie auch das *Aufnahmelimit im Darm*.

Wenn ein Radfahrer der Tour de France an einem Arbeitstag 30.000 kJ (7.165 kcal) verbraucht, so kann er wegen des Aufnahmelimits im Darm diese Energieausgaben nicht ausschließlich durch Nahrungs- und Flüssigkeitsaufnahme decken. Er hungert sozusagen, obwohl er sich riesige Mengen an Sechsecken von Glukose einverleibt. Wenn man hungert, verliert man an Gewicht. Da das Gewicht bei einem Radfahrer auf Muskeln und Knochen basiert, besteht die Gefahr, dass der Radfahrer seine dringend benötigten Muskeln abbaut. Deshalb machen Radfahrer immer wieder kleinere Zwischenaktionen (Zeitfahren auf ebener Strecke oder am Berg) oder richtige Ruhetage zum Regenerieren, was nichts anderes ist als viel essen, trinken und ruhen.

Die FAZ titulierte am 15. Februar 2016 einen Beitrag mit „Das große Fressen" und es steht dort weiter „Das Sättigungsgefühl überlisten: Schaufeln, schlingen, stopfen … Bitte nicht stören! Bei der Raubtierfütterung sind die Tour-de-France-Fahrer lieber allein." Ja, es ist nicht so einfach 20.000 kJ (4.777 kcal) hineinzustopfen, besonders dann nicht, wenn man sowieso nur 65 kg wiegt und 185 cm groß ist (üblich bei diesen Radfahrern).

Wir haben gelernt, dass wir bei sitzender Tätigkeit 10.000 kJ (2.388 kcal) brauchen (s. oben: Infobox „Erklärung"), und dass 20.000 kJ (4.777 kcal) das Aufnahmelimit im Darm pro Tag darstellen. Wenn wir allerdings im Bett lägen, es kuschelig warm wäre und wir keine Energie durch Wärme verlieren würden, wenn wir mehr oder weniger dauernd gedankenverloren dösen und gar nichts, aber wirklich gar nichts tun würden, so bräuchten wir nicht 10.000 kJ (2.388 kcal) sondern nur etwa 7.500 kJ (1.791 kcal). Wenn man also nichts tut und nicht friert, braucht man trotzdem ziemlich viel Energie. Dieser Grundbedarf wird für die elementare Ernährung der Organe und Muskeln benötigt, die dann bei der Gelegenheit auch Wärme produzieren. Auch wenn man glaubt, die Organe und Muskeln täten nichts, so tun sie eine ganze Menge. Die Organe ziehen aus dem Blut die Nährstoffe heraus: Sechsecke (Glukose), die Fettmoleküle als Fettsäuren oder die Eiweißbausteine als Aminosäuren.

> **Erklärung: Kilokalorie und Kilojoule**
> Eine Kilokalorie sind 4,1868 Kilojoule oder andersherum: 1 Kilojoule sind
> 0,2388 Kilokalorien.
> Wenn in diesem Buch Beispiele von kJ-Angaben genannt werden, so bezieht sich das
> auf die Körpergröße von etwa 180 cm und das Körpergewicht von 85 kg. Entsprechende
> Tabellen für andere Körpermaße sind im Standardwerk von Black zu finden.

Unter den Bedingungen im warmen Bett ziehen die Zellen ihren Grundbedarf aus dem strömenden Blut ab. Es gibt also einen grundlegenden Energiefluss zu den verschiedenen Organen, der auch wenig verhandelbar ist. Denn ohne diesen Energiefluss stirbt eine Zelle in einem Organ oder auch das ganze Organ ab. Ab einer bestimmten Grundmenge an Energie verhandeln die Organe untereinander nicht, denn jedes Organ ist vom Funktionieren des anderen abhängig.

In einem menschlichen Körper ist viel Energie mit dem Aufnahmelimit im Darm veranschaulicht, also 20.000 kJ (4.777 kcal). Wenig Energie ist mit dem Grundbedarf verdeutlicht, der nicht verhandelt wird, also etwa 7.500 kJ (1.791 kcal). Die Differenz zwischen maximalem Aufnahmelimit im Darm und Grundbedarf, das sind grob 20.000 kJ – 7.500 kJ = 12.500 kJ (2.986 kcal), kann verhandelt werden. Wir nennen sie hier die kontrollierbare Menge an

Energie oder in Englisch *controllable amount of energy* (CAEN) (das ist der schwarze Doppelpfeil in ◘ Abb. 1.4).

Welches Organ braucht aber nun die meiste Energie?

1.7   The Big Three

Ein Organ ist zum Beispiel das Gehirn, die Leber, das Herz oder die Niere. Ein Organsystem sind alle Muskeln zusammengenommen oder auch das Immunsystem, die sich ja aus vielen einzelnen Muskelpaketen bzw. Abwehrzellen zusammensetzen und an vielen verschiedenen Orten im Körper befinden können. Immunzellen sitzen vorwiegend im Knochenmark, in der Milz, in den vielen Lymphknoten und im Thymus (Bries). Immunzellen sind aber auch in der Haut oder in der Darmwand, in der Leber und in der Lunge sehr häufig anzutreffen. Man spricht deshalb auch von einem Hautimmunsystem, einem Darmimmunsystem oder einem Lungenimmunsystem, denn gerade dort ist die geschilderte „Offenheit" des Systems besonders eklatant. Dort dienen die Immunzellen der lokalen Gewebeüberwachung, und sie schützen uns vor Infektionen, aber auch vor Krebserkrankungen. Sie erkennen fremde Erreger oder entartete Tumorzellen, um sie dann abzutöten.

Welche Menge an Energie brauchen nun diese Organe und Organsysteme? ◘ Tab. 1.1 gibt einen Überblick.

◘ **Tab. 1.1** Gesamte Energieausgaben bei verschiedenen Situationen und Energieausgaben von Organen und Organsystemen in einem Menschen während eines Tages (180 cm und 85 kg)

Organ/Organsystem	Energieausgabe pro Tag kJ/d (kcal/d)
Ruhender Mensch ohne Aktivität (Grundbedarf, nicht verhandelbar)	7.500 (1.791)
Aufnahmelimit im Darm	20.000 (4.777)
Verhandelbare Menge an Energie (CAEN = Aufnahmelimit im Darm – Grundumsatz)	12.500 (2.986)
Mensch bei üblicher sitzender Tätigkeit	10.000 (2.388)
Radfahrer bei der Tour de France	30.000 (7.164)
Iron-Man-Teilnehmer bei der World Championship in Kailua-Kona, Hawaii	37.500 (8.957)
Marathonläufer (auf den Tag hochgerechnet; kann man in Wirklichkeit nicht leisten)	140.000 (33.432)
Mehrausgaben in Relation zum Üblichen während der Schwangerschaft (alle 266 Tage)	126.000 (30.095)
Mehrausgaben in Relation zum Üblichen im Durchschnitt bei Schwangerschaft pro Tag	474 (113)
Mehrausgaben in Relation zum Üblichen während der Stillzeit (alle 180 Tage)	320.000 (76.431)
Mehrausgaben in Relation zum Üblichen im Durchschnitt beim Stillen pro Tag	1.778 (425)
Ausgaben für Wachstum und Gewichtszunahme um 1 kg Körpergewicht	25.000 (5.971)

■ **Tab. 1.1** (Fortsetzung)	
Organ/Organsystem	**Energieausgabe pro Tag kJ/d (kcal/d)**
Mensch nach kleineren Operationen	11.000 (2.627)
Mensch mit mehreren Knochenbrüchen (Polytrauma)	bis 13.000 (3.104)
Mensch mit einer Blutvergiftung (Sepsis)	15.000 (3.582)
Mensch mit Verbrennungsverletzungen	≥ 20.000 (4.776)
Summe aller Muskeln in Ruhe*	2.500++ (597++)
Gehirn in Ruhe** (kein so großer Unterschied zwischen Ruhe und hoher Aktivität)	2.000 (478)
Immunsystem in allen Organen in Ruhe*	1.600++ (382++)
Leicht- bis mittelgradig aktiviertes Immunsystem in allen Organen*	2.100++ (501++)
Leber (schließt das dortige Immunsystem ein)	1.600 (382)
Herzmuskel in Ruhe*	1.100++ (263++)
Magen-Darm-Trakt (schließt das dortige Immunsystem ein; ohne Leber, Nieren, Milz)	1.000 (239)
Nieren	600 (143)
Milz (rote und weiße Blutkörperchen)	480 (115)
Lunge (schließt das dortige Immunsystem ein)	400 (96)
Haut (schließt das dortige Immunsystem ein)	100 (24)

*Die zwei Pluszeichen „++" bedeuten: Besonders die Skelettmuskeln und der Herzmuskel, aber auch das Immunsystem können bei Aktivierung sehr viel mehr Energie verbrauchen.
**Das Gehirn steigert selbst bei hoher Aktivität die Energieausgaben wenig, braucht aber konstant viel Energie.
Abkürzungen: kcal Kilokalorie; kJ = Kilo-Joule (10.000 kJ = 2.388 kcal).
„The Big Three" sind in fetter Schrift hervorgehoben.

Wenn in ■ Tab. 1.1 „*schließt das dortige Immunsystem ein*" geschrieben steht, dann heißt es, dass die genannte Zahl in Wirklichkeit um den Energiebetrag des lokalen Immunsystems erniedrigt werden müsste. Das Immunsystem besteht ja aus verschiedenen Zelltypen, die in diesen verschiedenen Organen zu einem bestimmten Zeitpunkt vorhanden sind, quasi auf Patrouillengang oder in festen Camps (= Lymphknoten), um Infektionserreger oder anderes Fremdmaterial zu entdecken und unschädlich zu machen. Diese Zellen brauchen dauernd Energie.

Betrachtet man nun die Zahlen für die Organsysteme und die Organe in ■ Tab. 1.1 und bedenkt man die etwas erhöhten Zahlenangaben durch das dortige Immunsystem, dann sind drei Organe bzw. Organsysteme als Hauptverbraucher besonders ausgezeichnet: **Muskeln**, **Gehirn** und **Immunsystem**. Wir können diese drei Organe bzw. Organsysteme zwanglos „*The Big Three*" nennen.

„*The Big Three*" ist eine Anlehnung an viele derartige Trios wie z. B. die drei großen Filmfestspiele in Cannes, Venedig und Berlin, die drei größten Automarken in Deutschland

(VW/Audi/Porsche, BMW und Mercedes-Benz) oder die drei größten Wirtschaftsmächte in Europa (Deutschland, Frankreich und Großbritannien). Die Bedeutung der „*The Big Three*" wird später noch genauer im Hinblick auf die kontrollierbare oder verhandelbare Menge an Energie, die CAEN, betrachtet. Zunächst wollen wir uns aber mit der Speicherung der Energie im Körper befassen, denn verhandelbar ist schließlich auch die aus Speichern freisetzbare Energie.

1.8   Warum wir Energie speichern – Fieber, Tour de France und Neugeborene

Eine wesentliche Eigenschaft des menschlichen Körpers ist unter Energiegesichtspunkten die Offenheit des Systems: Energie kann aufgenommen und abgegeben werden. Aufgenommen wird Energie in Form von Wärme über die Oberfläche oder durch energiehaltige Nahrung und Flüssigkeit. Abgegeben wird sie über die Oberfläche als Wärme, als Bewegungsenergie bei körperlicher Aktivität oder im Urin/Stuhl in Form chemischer Energie, die noch in den ausgeschiedenen Bausteinen steckt.

Stellen Sie sich einen Sommerurlaub am Mittelmeer vor, bei welchem Sie sich in der Sonne aalen oder unter dem Sonnenschirm liegen. An solchen Tagen bei 25–32 Grad Celsius braucht man zur Aufrechterhaltung der konstanten Körpertemperatur viel weniger Energie als in Wintertagen bei 0 Grad Celsius. In der Zone zwischen 25 und 32 Grad Celsius ist die eigene Wärmeproduktion am niedrigsten. Ab 32 Grad Celsius aufwärts braucht man mehr Energie, weil man beim Schwitzen deutlich mehr verbraucht. Von der verbrauchten Energie, die in ◘ Tab. 1.1 genannt ist, gehen etwa 85% in die Wärmeproduktion, mit der wir die konstante Körpertemperatur von 37 Grad Celsius aufrechterhalten.

Dazu kommen die restlichen 15% für verschiedene Servicefunktionen des ganzen Körpers. Servicefunktionen sind:

- Blut durch die Gefäße pumpen (Herzarbeit),
- Gefäßdurchmesser einstellen (Gefäßmuskelarbeit),
- Atmen (Zwerchfellmuskelarbeit),
- Magen- und Darmbewegungen (Muskelarbeit),
- Stoffausscheidung in der Niere und im Darm (Ionenpumpen),
- Nervenfunktionen (Ionenpumpen),
- muskuläre Arbeit und
- zelluläre Funktionen wie Ionen- und Stofftransport über die Zellwände und Bildung von Zellbausteinen wie Zellproteine, Zellwände oder Erneuerung der Erbsubstanz DNA und verschiedene andere Faktoren, mit denen die Zellen untereinander kommunizieren (Hormone etc.).

Diese Liste ist nicht vollständig, aber sie gibt ein ungefähres Bild, warum wir überhaupt Energie verbrauchen. Es wird gewärmt (85%), und es wird ein Dauerservice (15%) betrieben.

Steigern wir die Körpertemperatur bei Fieber um nur 1 Grad Celsius nach oben, so brauchen wir 13% mehr Energie. Wenn unsere Körpertemperatur bei Fieber um 3 Grad Celsius von 37 auf 40 Grad über einen ganzen Tag hinweg anstiege, so bräuchten wir an diesem Tag 3.900 kJ (931 kcal) mehr in Relation zur normalen Situation von 10.000 kJ (2.388) in sitzender Körperhaltung, also 13 900 kJ (3.319 kcal). Man erkennt an den Zahlen, dass allein die Wärmeproduktion einen Großteil der Energieausgaben ausmacht. Als nackte Säugetiere sind wir nicht gut isoliert und verlieren daher leichter Wärme über die Körperoberfläche. Besser isoliert ist ein Berner Sennenhund, der auch im Hochsommer seinen schwarzen Fellmantel trägt und freundlich hechelt.

Wie wir am Radfahrer bei der Tour de France gesehen haben, kann aber auch die Muskelarbeit zu einer plötzlichen Steigerung des Energiebedarfs führen (von üblichen 10.000 kJ bei sitzender Körperhaltung auf 30.000 kJ pro Tag). Es existieren also verschiedene Möglichkeiten der plötzlichen Ausgabensteigerung von Energie. In ◘ Tab. 1.1 sind die Werte mit „++" gekennzeichnet, wo ganz besonders schnell und viel zusätzliche Energie ausgegeben werden kann. Hier sind das Immunsystem und die Muskulatur in erster Linie zu nennen (inklusive Herzmuskel). Das Gehirn braucht bei geistiger Mehranstrengung wenig mehr Extraenergie. Allerdings ist das Gehirn maßgeblich für die Steigerung der Energieausgaben durch die Muskulatur, denn schließlich beschließt das Gehirn, ob man mit dem Fahrrad über den Col du Tourmalet fahren oder 42 km beim Marathon rennen will.

Eine dritte Möglichkeit der raschen Steigerung von Energieausgaben sind große Reparatur- und Wachstumsprozesse, weswegen die Verbrennungswunden, die Schwangerschaft und das Körperwachstum in ◘ Tab. 1.1 zum Vergleich erwähnt sind. Bei Kühen ist die Milchproduktion ein Faktor großen Energieverbrauchs, und Glukose wird vor allen Dingen verbraucht. Glukose wird in Milchzucker verwandelt, und das ist neben den Fetten ein entscheidender Energiebestandteil der Milch. Moderne Milchkühe wie die Deutsche Holstein Schwarzbunt mit großer Milchproduktion erleben daher ständig eine Unterzuckerung, weil Glukose in Form von Milchzucker in der Milch im Euter verschwindet. Aber auch stillende Mütter brauchen viel Extra Energie, wie in ◘ Tab. 1.1 gezeigt ist.

Wenn wir also bei irgendwelchen besonderen Tätigkeiten rasch Energie brauchen, so ist es ausgesprochen wertvoll, eine bestimmte Menge ständig vorrätig zu haben. Das ist insbesondere bei der Aktivierung des Immunsystems durch eine Infektion relevant, da dort die Energieaufnahme massiv einbrechen kann. Erinnern Sie sich an die letzte richtige Grippe über einen Zeitraum von einer Woche? Hatten Sie großes Interesse, Ihre Lieblingsspeisen oder -getränke oder überhaupt etwas zu sich zu nehmen? Nein, natürlich nicht, denn bei solchen Prozessen schalten wir ein Notsystem ein, das auf die gespeicherte Energie zurückgreift, was zu einer raschen Gewichtsabnahme führen kann. Auf diese absolut wesentliche Information werden wir im Buch noch mehrfach zurückkommen.

Auch bei sehr reger geistiger oder körperlicher Tätigkeit (das ist oft verknüpft) wird die Energieaufnahme eingeschränkt, und man muss auf gespeicherte Energieformen zugreifen, bis man sich wieder in einer Ruhephase befindet. Bei entsprechend langer geistiger/körperlicher Tätigkeit sind die Ruhephasen kurz, und die Nahrungsaufnahme ist ungenügend. Da helfen nur die Speicher, wenn man welche hat.

Ein schönes Beispiel für die Energiespeicherung geben menschliche Neugeborene ab. Im Vergleich zu anderen Lebewesen ähnlicher Reife speichern sie sehr viel Energie im Fettgewebe. Menschliche Babys gehören zum Zeitpunkt der Geburt in Relation zur Größe zu den „fettesten Lebewesen", und das stimmt auch noch bis zu einem Jahr nach der Geburt. Man geht davon aus, dass diese Energiespeicherung lebensnotwendig war, als wir noch unter viel schlechteren hygienischen Verhältnissen mit den Infektionserregern der Außenwelt in Kontakt kamen. Es ist ganz eindeutig klar, dass fette Babys besser geschützt sind, weil sie im Ernstfall mehr Energie für das aktive Immunsystem mobilisieren können. Wahrscheinlich finden wir deshalb auch richtig runde Babys zum Anbeißen, und wahrscheinlich lieben die Mütter und Omis deshalb Babys, die besonders gut essen und trinken.

Wie viel Energie können wir nun speichern?

1.9 Wie viel Energie speichern wir und unser Vorfahr Australopithecus?

Der Energiespeicher ist enorm, denn beispielsweise ein Mann heutiger Zeit mit 86 kg Körpergewicht kann etwa 550.000 kJ (ca. 130.000 kcal) oder die Energie von 216 Tafeln Schokolade speichern. ◘ Tab. 1.2 gibt einen Überblick über die Energiespeicherung unserer männlichen Vorfahren, dem heutigen Menschen und zum Vergleich von heute lebendem Hausschwein und Huhn. Man erkennt, dass unsere weitentfernten Vorfahren wie zum Beispiel *Australopithecus* (3–4 Millionen Jahre zurück) nur die Hälfte der heutigen Menge speichern konnten. Allerdings waren die *Australopithecinen* auch ungefähr nur halb so schwer. Dennoch ist diese Menge an Energie nicht unbegrenzt, und wenn keine Energie mehr vorrätig ist oder aufgenommen werden kann, stirbt man.

Wie lange würden die Energiespeicher etwa ausreichen, wenn man keine Energie in Form von Nahrung oder energiereichen Flüssigkeiten aufnehmen kann? Wann stirbt man wegen Auszehrung?

Dazu stellen wir folgende Überlegungen an: Wenn man die „gespeicherte Energie" der ◘ Tab. 1.2 nimmt und sie durch den Tagesverbrauch an Energie dividiert, wie er bei einer Grippeinfektion so ungefähr auftritt, dann erhält man die Zeitdauer bis zum Verbrauch sämtlicher Energievorräte, also bis zum Tod bei einer Grippeinfektion. Wir wollen diese Zeit bis zum Tod die „Auszehrungszeit" nennen.

◘ Tab. 1.2 Energiespeicherung und Auszehrungszeit bei unseren Vorfahren, beim heutigen Menschen, beim Hausschwein und beim Huhn

Unsere Vorfahren und heutiger Mensch und zum Vergleich zwei Haustiere	Zeitabstand (Jahre)	Gewicht (kg)	Gespeicherte Energie (kJ)	Auszehrungszeit* (Tage)
Unsere Vorfahren und heutiger Mensch				
Australopithecus afarensis	3,9–3,0 Mio.	45	275.502	27,9
Homo erectus	1,8 Mio. –200.000	66	485.500	40,6
Homo neanderthalensis	250.000–30.000	70	509.846	41,4
Homo sapiens	250.000–1900	65	377.130	31,8
Homo sapiens (Frau)	heute (USA)	74	545.052	43,1
Homo sapiens (Mann)	heute (USA)	86	558.908	41,0
Haustiere heute				
Schwein (heute)	65 Mio. Jahre Abstand**	100	754.611	58,0
Huhn (heute)	300 Mio. Jahre Abstand**	3,7	21.177	18,3

* Bei der Zeitdauer bis zum Verbrauch aller gespeicherten Energie wurde ein Energieverbrauch wie bei einer Grippeinfektion angesetzt. Des Weiteren wird hier in der Rechnung angenommen, dass keine Energie in Form von Nahrung aufgenommen wird.
** Der Abstand bezeichnet den Zeitabstand zu unserem letzten gemeinsamen Vorfahren in der gemeinsamen Evolutionsgeschichte. Mensch und Schwein hatten ihren letzten gemeinsamen Vorfahren vor etwa 65 Millionen Jahren. Danach haben wir uns ziemlich auseinander entwickelt.

Diese Rechnung geht allerdings von der Annahme aus, dass bei der zur Auszehrung führenden Krankheit keine Energie in Form von Nahrung oder Flüssigkeit aufgenommen wird. Da man zum Beispiel bei einer Grippe in der schlimmen Phase wenig Energie aufnehmen kann, stimmt es zumindest für die ersten Krankheitstage. Ab Tag 5 bis Tag 10 wird es zunehmend besser, wobei schwere Infektionskrankheiten einen langen Verlauf von 14 bis 21 Tage zeigen können. Man erkennt, dass ein heutiger Mensch eine Auszehrungszeit von 41 bis 43 Tagen hat. Unsere Vorfahren hatten aufgrund des leichteren Köperbaus eine deutlich kürzere Auszehrungszeit von nur 28 Tagen bis zum völligen Energieverbrauch und Tod. Das heutige Hausschwein, das große Mengen an Muskeln und Fett hat, kann auf 58 Tage ohne Energieaufnahme zurückgreifen und das heutige Huhn auf immerhin 18 Tage (◘ Tab. 1.2).

Die Energie wird hauptsächlich im Fettgewebe in Form von Fettsäuren und in der Muskulatur in Form von Eiweiß (Aminosäuren) gespeichert. ◘ Abb. 1.5 zeigt die Energiespeicher des menschlichen Körpers. Auch in der Leber und in der Niere können wir Energie in Form von Glukose speichern (als Stärke), aber diese Menge ist im Vergleich zum Fett im Fettgewebe und zum Eiweiß in den Muskeln gering. Im Fettgewebe kann ein Mensch mit einem Körpergewicht von 86 kg etwa 500.000 kJ (120.000 kcal oder 200 Tafeln Schokolade) und in der Muskulatur 50.000 kJ (12.000 kcal oder 16 Tafeln Schokolade) speichern.

Wir haben gesehen, dass man bei einer Grippeerkrankung viel Energie braucht. Ebenso brauchen wir viel Energie, wenn wir körperlich arbeiten oder sportlich aktiv sind. Es wird nun klar, dass man unter bestimmten Voraussetzungen auf gespeicherte Energie zurückgreifen muss. Wir nennen den menschlichen Körper und den von *Australopithecus* energetisch offen, weshalb er Energiespeicher braucht, um zu überleben.

Bevor wir zur Regulation der Energiezuteilung zu den verschiedenen Organen kommen, müssen wir uns noch klar machen, welchen Typ von Energiebaustein (Glukose, Fettsäuren, Aminosäuren) die drei am meisten verbrauchenden Organe – das Gehirn, die Muskeln und das Immunsystem – benötigen. „The Big Three" sind wählerisch.

1.10 Süßmäuler – Gehirn, Muskeln und Immunsystem

Die Glukose ist der Liebling aller Organe und Organsysteme. Es ist wie im wirklichen Leben, denn da ist das auch so: „Die Meisten mögen Süßes." Überraschend ist allerdings, dass manche behaupten „Zucker ist Gift für den Körper." Richtig ist, dass zu viel Zucker ungünstig ist, aber Zucker oder Glukose kann kein Gift sein, da dieser Stoff dringend benötigt wird und überall im Körper vorhanden ist.

Die Organe lieben den Zucker deshalb, weil er sehr schnell und ertragreich in die ATP-Münze umgewandelt werden kann. Außerdem kann er sehr leicht in Form von tierischer Stärke (= aneinanderhängende Sechsecke) in der Leber, den Nieren und im Muskel gespeichert werden. Dann kann man Glukose auch noch abbauen (Glykolyse), wenn es keinen Sauerstoff gibt (trifft für Fette nicht zu). Das kann zum Beispiel bei Entzündungsreaktionen im Gewebe oder bei starker körperlicher Arbeit im Muskel wichtig werden, weil dort gerne eine Unterversorgung mit Sauerstoff vorliegt. Glukose ist auch in allen jenen Geweben wichtig, die normalerweise mit wenig Sauerstoff zurechtkommen müssen (Knorpelgewebe, Bandgewebe). Auch wird die in der Nahrung aufgenommene Glukose im Vergleich zu den anderen Energieträgern (Fette, Eiweiße/Aminosäuren) am schnellsten im Darm aufgenommen. Das sind große Vorteile der Glukose, weshalb sie so im Zentrum des großen Energiegeschäfts und der Nahrungsmittelindustrie steht.

Zum Beispiel ist das Gehirn hauptsächlich auf die Energiezufuhr von Glukose angewiesen. Das Gehirn kann auch eine Ersatzmahlzeit von Fetten verwenden, aber das macht keinen

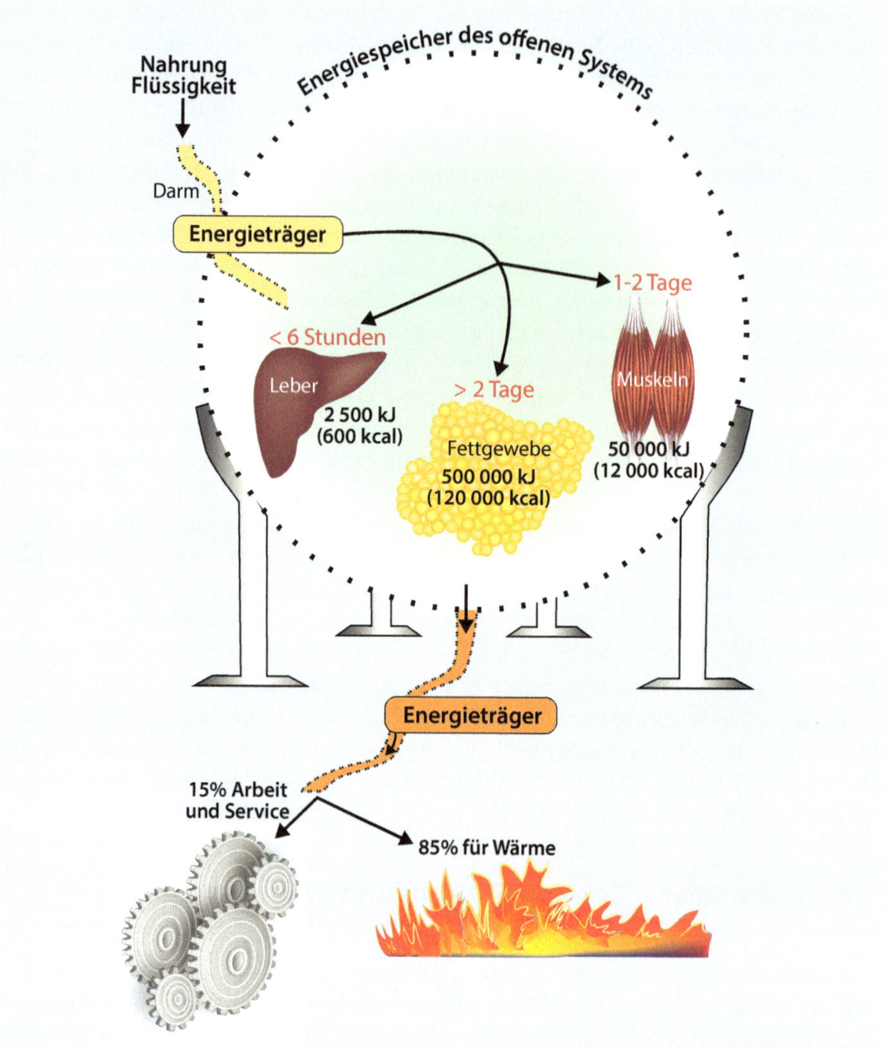

Energiespeicher im menschlichen Körper. Die Leber speichert Stärke (eine Form der Glukose), Fettgewebe speichert Fettsäuren, und Muskeln speichern Stärke und hauptsächlich Eiweiß. Unter den Organen bzw. Organsystemen ist die Energiemenge und darüber eine Zeit in roter Farbe angegeben. Die Leber liefert die schnellste Energie für weniger als 6 Stunden, die Muskeln liefern Energie für etwa 1–2 Tage, und dann setzt die Energieversorgung aus dem Fettgewebe nach Tag 2 ein. Ab Tag 3 kommt beim Hungern die Energie nur noch aus dem Fettgewebe. Letztendlich wird das Meiste der Energie in Form von Wärme „zum Fenster hinaus geheizt". Nur 15% gehen in Serviceleistungen und leichte körperliche Tätigkeit (s. Text).

Abb. 1.5   Energiespeicher im menschlichen Körper

Spaß. Denn bekommt das Gehirn diese Ersatzmahlzeit, dann fühlen wir uns nicht richtig gut. Das Gehirn braucht Zucker. Wir sind also beinahe wie ein Abhängiger zuckersüchtig.

Muskeln können Glukose, Fettsäuren und Aminosäuren verarbeiten, und sie sind daher nicht so wählerisch wie das Gehirn. Die Zellen unseres Immunsystems sind ebenfalls nicht wählerisch, da auch sie alle Energiebausteine nutzen können. Es ist aber so, dass Muskeln und Immunsystem auch am liebsten Glukose mögen, weil sie oft ohne Sauerstoff klarkommen müssen. In der ◘ Abb. 1.3 wurde gezeigt, dass man zur Herstellung der ATP-Münze Sauerstoff braucht. Unter besonderen Bedingungen kann die Glukose aber auch für die sauerstofffreie Herstellung der ATP-Münze verwendet werden. Das macht die Glukose zu einem Goldstück unter sauerstoffarmen Bedingungen.

Das Besondere an der Glukosebereitstellung ist auch die Tatsache, dass beim Abbau der Muskelproteine jene Aminosäuren freigesetzt werden, die in der Leber in Glukose umgewandelt werden können. Wenn also der Muskel gespeicherte Energiebausteine in Form von Aminosäuren liefert, dann wird daraus Glukose. Auch können Abbauprodukte der Glykolyse, wie sie in den verschiedenen Organen entstehen, in der Leber wieder zu Glukose regeneriert werden. Allerdings muss man für die Regeneration eines Sechsecks Glukose fünf ATP-Münzen hinlegen, weil Regenerieren teuer ist. Überhaupt kann die Leber die Energiebausteine ineinander umwandeln, weswegen man die Leber auch „Vermittlungszentrale" nennen könnte, denn als großer Energiespeicher tritt sie ja nicht in Erscheinung (◘ Abb. 1.5). In der Vermittlungszentrale treffen die Bausteine ein und werden dann in einen anderen Baustein umgewandelt und ins Blut zurückgegeben, was alles reichlich Energie kostet.

Nun sind wir an einem Punkt, an dem wir über die Regulation der Energieflüsse sprechen können. Wir beginnen mit der Nahrungssuche vor der Energiespeicherung.

1.11 Nahrungssuche vor Energiespeicherung

Wenn man Energie speichern und ausgeben kann, dann muss es auch einen regulierten Aufbau und Abbau der Energiespeicher und einen Energiefluss zum Verbrauchsorgan geben. Die Energie sollte in Form von Glukose, Fettsäuren aus Fettgewebe und Aminosäuren aus eiweißhaltigen Muskeln in die Blutbahn übertreten und dann von jenem Organ oder Organsystem aufgenommen werden, das die Energie zum jeweiligen Zeitpunkt am dringendsten braucht. Es sei noch vorangestellt, dass bei Energiespeicherung und Energiefreisetzung grundsätzlich verschiedene Botenstoffe wichtig sind, denn die Bedeutung ist ja auch grundverschieden.

Die Botenstoffe stammen aus der Welt der Nerven (Neurotransmitter genannt), der Hormone aus Drüsen und der Zytokine (Zytokine sind hauptsächlich Botenstoffe von Immunzellen, aber auch von anderen Zellen). ◘ Abb. 1.6 beschreibt diese Botenstoffe genauer. Diese Botenstoffe können die nötige Fernwirkung und Nahwirkung entfalten. Nerven machen Fernwirkung durch eine Erregung, die entlang einer Nervenbahn fortgeleitet wird (z. B. vom Gehirn ins Fettgewebe [◘ Abb. 1.6] oder vom Gehirn zur Bauchspeicheldrüse usw.). Hormone und Zytokine treten in die Blutbahn über und verursachen so die Fernwirkung (◘ Abb. 1.6). Hormone und Zytokine können auch Fernwirkung entfalten, indem sie zum Beispiel das Gehirn beeinflussen (◘ Abb. 1.6).

Ganz oben in der Energiespeicherung steht das Gehirn mit seinen Ess- und Sättigungszentren. Wird ein Mangel signalisiert, so wird das Esszentrum aktiv, und wir gehen auf Nahrungssuche. Da der Kühlschrank oder der Supermarkt heutzutage nicht weit sind, geben wir für die Nahrungssuche wenig Energie aus. Stellen Sie sich dagegen den jagenden Eskimo im arktischen Kanada vor, der noch sehr viel mehr Energie für die Nahrungssuche verbraucht. Im Gegensatz hierzu nehmen wir weitgehend sitzende Menschen mehr Energie auf, als wir eigentlich brauchen. Konsequenterweise speichern wir dann auch zu viel.

Unter natürlichen Bedingungen ist die Jagd nach Essbarem ein ziemlich energieverbrauchender Prozess. Man hat zum Beispiel eine Gruppe von steinzeitlich jagenden Pygmäen in Afrika beobachtet und festgestellt, dass an drei zufällig ausgesuchten aufeinanderfolgenden

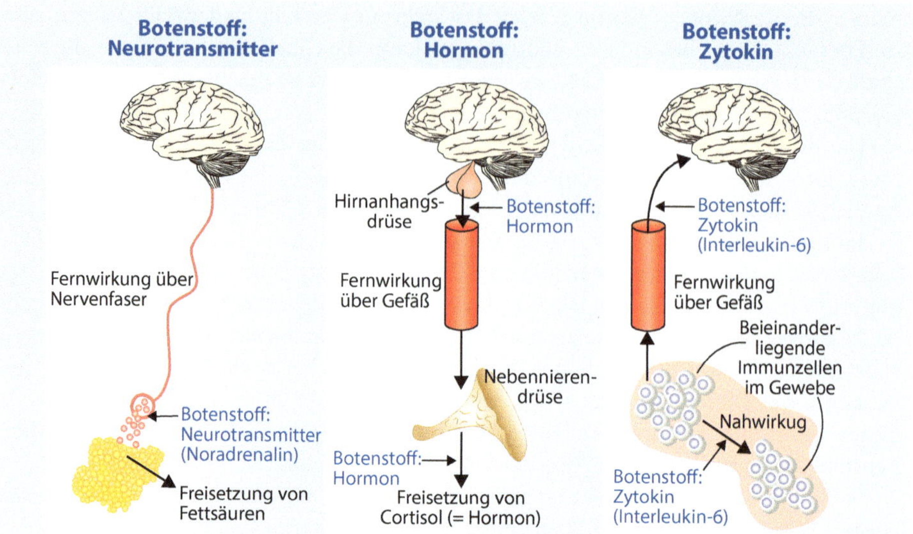

Botenstoffe im menschlichen Körper – Nah- und Fernwirkung. Hier sind von links nach rechts die drei Botenstoff-kategorien Neurotransmitter aus Nervenfasern, Hormone aus Hormondrüsen, Zytokine aus Immunzellen dargestellt. Dabei können Botenstoffe Nahwirkungen zwischen nah beieinanderliegenden Zellen und Fernwirkungen zwischen Organen und Organsystemen erzeugen. Die Fernwirkung über Nervenfasern ist dabei erheblich schneller als über Hormone oder Zytokine.

Abb. 1.6   Botenstoffe im menschlichen Körper – Nah- und Fernwirkung

Tagen etwas mehr Energie für die Jagd und Suche ausgegeben als durch den Verzehr von Erjagtem aufgenommen wurde. Solche Missverhältnisse können sich die Jäger nicht zu lange erlauben. Es zeigt, dass Jagd nach Essbarem unter natürlichen Bedingungen sehr energie-verbrauchend ist. Die Jagd bringt dann etwa so viel ein, wie man täglich unter Bedingungen mit höherer Aktivität benötigt.

Welches sind aber nun die entscheidenden Mechanismen zur Energiespeicherung?

1.12   Die Nervenstoffe und Hormone der Energiespeicherung

Unter günstigen Bedingungen nach Nahrungsaufnahme, ohne körperliche Betätigung und in ausreichend warmer Umgebung wird Energie gespeichert. Da der Magen-Darm-Kanal bei der Nahrungsaufnahme essenziell ist, ist der Hauptorganisator des Magen-Darm-Ka-nals – der **Vagusnerv** – ganz wichtig für die Aufnahme der Energiebausteine und für die Speicherung. Der Vagus, wie er auch kurz genannt wird, erhält seine Arbeitssignale aus dem Gehirn, und er sendet auch Signale ins Gehirn. Der Vagus fördert die Darmtätigkeit und die Verdauung, und er ist auch entscheidend für die Freisetzung von Insulin aus der Bauchspeicheldrüse.

Insulin ist das hauptsächliche Speicherhormon (Abb. 1.7). Insulin ist vor allen Dingen bekannt, weil es bei Zuckerkranken als Medikament eingesetzt wird. Bei Zuckerkranken wirkt es so, dass es die Glukose aus der Blutbahn entfernt, um sie im Muskel und Fettgewebe zu speichern. Auf diese Art und Weise nimmt Insulin die Funktion eines Speicherhormons und eines Medikaments wahr, und es senkt den Blutzuckerspiegel. Insulin kann auch die

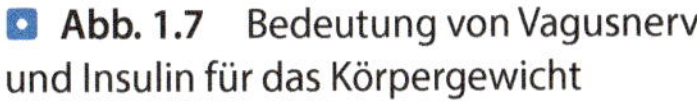 **Abb. 1.7** Bedeutung von Vagusnerv und Insulin für das Körpergewicht

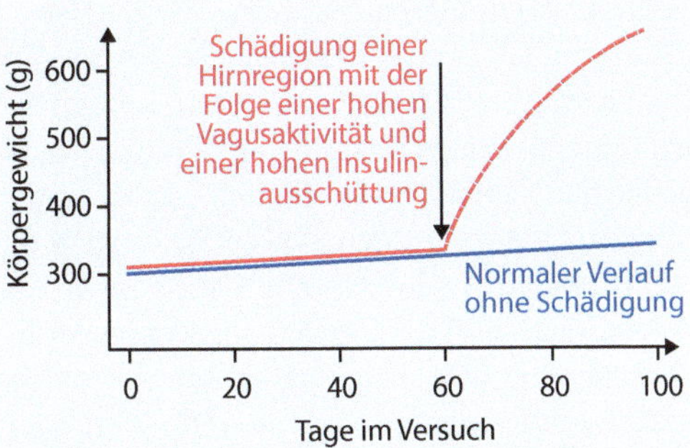

Bedeutung von Vagusnerv und Insulin für das Körpergewicht. Hier wurde bei Ratten im Gehirn ein Zentrum beschädigt, sodass eine deutlich höhere Aktivität des Vagusnervs resultierte. Mit der erhöhten Aktivität des Vagusnervs beobachtete man eine deutlich höhere Insulinausschüttung und eine dramatische Gewichtszunahme (rote Kurve im Vergleich zur blauen Kurve).

Fettsäuren im Blut entfernen und im Fettgewebe und Muskel speichern. Insulin ist der große Abräumer von Energiebausteinen aus dem strömenden Blut.

Mittlerweile kennt man noch andere Speicherhormone. Jene Hormone nämlich, die den Muskelaufbau begünstigen und daher die Speicherung von Eiweiß, Glukose und Fettsäuren im Muskel erhöhen. An allererster Stelle ist hier das **Testosteron**, das männliche Geschlechtshormon, zu nennen. Testosteron und alle sogenannten männlichen Geschlechtshormone (Androgene; von *andros*, gr. Mann) fördern das Muskel- und Knochenwachstum. Ein professioneller Bodybuilder nimmt in der Regel männliche Geschlechtshormone ein und erhöht so die Muskelmasse, aber er vergrößert auch das Risiko für Prostatakrebs und Sonstiges. Die **Androgene** vermehren auch das Speicherfett im Bauchraum, sodass dort verstärkt Fettsäuren gespeichert werden können. Androgene werden in den Hoden und in der Nebenniere (s. Infobox „Erklärung") hergestellt.

Erklärung: Rolle der Nebennieren

Die Nebennieren sind Drüsen, die wie Käppchen den Nieren beidseits aufsitzen. Sie haben jeweils die Größe einer Aprikose, und sie produzieren verschiedene Hormone, die in die Blutbahn freigesetzt werden.
Man unterscheidet die Nebennieren**rinde**, aus der Cortisol und Androgene stammen. In der Nebennierenrinde wird zusätzlich ein wichtiges Hormon zur Blutdruckregulation hergestellt.
Außerdem unterscheidet man das Nebennieren**mark**, das von der Rinde umgeben wird (ähnlich wie der Aprikosenkern vom Aprikosenfleisch). Im Nebennierenmark wird Adrenalin hergestellt. Adrenalin ist das Stresshormon Nummer 1.
Das Gehirn ist der oberste Meister der Nebenniere, das die Nebennierenrinde hormonell über die Hirnanhangsdrüse (Abb. 1.6) und das Nebennierenmark über das sympathische Nervensystem steuert. Nebennierenrinde und Nebennierenmark gehören zum Stresssystem.

Auch weibliche Geschlechtshormone, die **Östrogene**, sind Speicherhormone insofern, als sie für die typische Fettverteilung und -ansammlung bei der Frau und für das Knochenwachstum verantwortlich sind. Östrogene werden bei der jungen Frau im Fortpflanzungsalter in den Eierstöcken gebildet. Bei der Frau in der Menopause entstehen Östrogene aus Androgenen der Nebenniere (s. Infobox „Erklärung"). Sie haben richtig gelesen! Östrogene gehen immer aus Androgenen hervor. Sie werden durch ein spezielles Enzym aus Androgenen wie Testosteron gebildet. Östrogene können allerdings nicht in Androgene zurückverwandelt werden. Das ist eine Einbahnstraße. Androgene werden bei der älteren Frau in vielen Geweben in Östrogene umgewandelt. Östrogene werden also in der Menopause lokal – je nach Bedarf – aus den Vorstufen (die Androgene aus der Nebenniere) produziert.

Zuletzt sei hier das **Vitamin D** genannt, das auch ein Speicherhormon ist, da es das Muskel- und Knochenwachstum fördert. Wenn hier der Knochen als Speicher aufgeführt wurde, so hat das schon eine wichtige Bedeutung, da der Knochen der größte Speicher für Kalzium, Phosphat und Magnesium ist. Diese chemischen Elemente sind bei vielen Zellfunktionen absolut notwendig, weswegen ein Speicher vorhanden sein muss. Im Laufe unserer Evolutionsgeschichte gingen unsere Vorfahren vor circa 350 Millionen Jahren aus dem Meer ans Land. Im Meer gab es immer genug Kalzium und Phosphat, da die Elemente im Meerwasser in hohen Mengen vorhanden sind. Beim Landgang war ein Speicher der chemischen Elemente notwendig, weil man hier nicht ständig von Meerwasser umflutet wurde. Der Knochen ist ein unglaublich großes Reservoir für Kalzium, Phosphat und Magnesium.

◘ Abb. 1.8 fasst die Regulation der Energiespeicherung zusammen.

1.13   Eine kleine Lehre der Stresshormone

Wir haben bei der Infobox Erklärung (s. oben) schon die Nebenniere kennengelernt, hier kommt noch mehr. Wenn wir nun die wesentlichen Faktoren für die Freisetzung der Energiebausteine aus den Speichern betrachten, dann erkennen wir grundlegend andere Mitspieler. Da sind hauptsächlich das sympathische Nervensystem mit den Botenstoffen **Adrenalin** und seinem Bruder **Noradrenalin**, das **Cortisol** aus der Nebenniere und **proentzündliche Zytokine** des Immunsystems zu nennen.

Die drei Hormone Noradrenalin, Adrenalin und Cortisol sind Stresshormone, die bei Aktivierung des Stresssystems freigesetzt werden. Zytokine werden in der Regel im Entzündungsgebiet bei Entzündungsstress freigesetzt. Bevor wir zur Regulation der Energiefreisetzung kommen, wollen wir zunächst die vier Faktoren begrifflich genauer prüfen. Danach werden die einzelnen Faktoren in Beziehung zur Energiefreisetzung betrachtet.

Üblicherweise sprechen wir nur von Adrenalin und meinen dann das Hormon, das bei Stress ausgeschüttet wird und uns einen kräftigen Kick gibt. Adrenalin ist auch das Notfallmedikament bei Herz-Kreislauf-Stillstand. Noradrenalin wird kaum genannt, obwohl es mindestens so wichtig wie Adrenalin ist. Noradrenalin wird ähnlich wie Adrenalin bei Herz-Kreislauf-Schock, zum Beispiel bei schwerer Blutvergiftung eingesetzt.

Beide Hormone sind biologisch hochaktiv. Noradrenalin findet man vor allen Dingen in den Endköpfchen der sympathischen Nervenbahnen (◘ Abb. 1.6) und Adrenalin vorwiegend in Zellen des Nebennierenmarks. Noradrenalin wird so in der Nähe der Nervenendigung ausgeschüttet, während Adrenalin in die Blutbahn gelangt und so Fernwirkung erzeugt. Beide Bereiche – die Endköpfchen und das Nebennierenmark – gehören zum sympathischen Nervensystem.

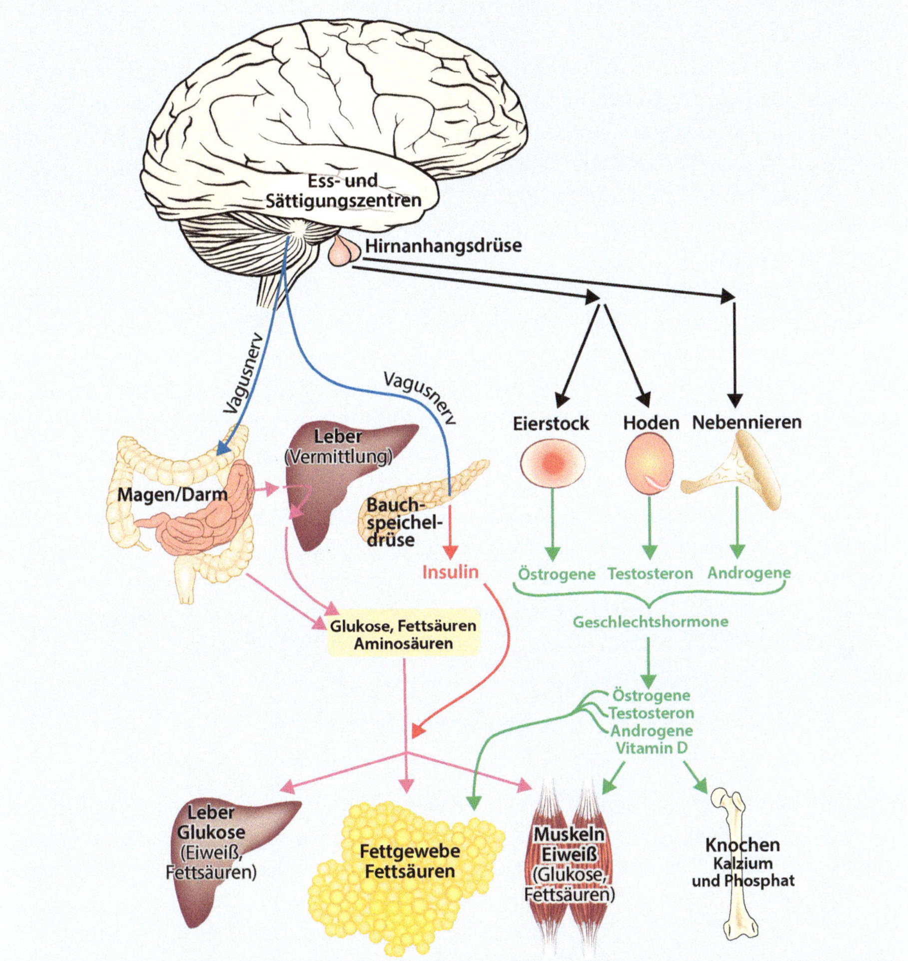

Regulation der Energiespeicherung im menschlichen Körper. Energieträger wie Glukose, Fettsäuren und Aminosäuren werden im Magen-Darm-Kanal aufgenommen und zum Teil von der Leber transportfähig gemacht, sodass sie im Blut auf Containerschiffen verladen transportiert werden können. Der wichtigste Speicherfaktor ist das Hormon Insulin aus der Bauchspeicheldrüse. Es ist dafür verantwortlich, dass Glukose und Fettsäuren in der Leber, im Fettgewebe und im Muskel aufgenommen werden. Die Geschlechtshormone und Vitamin D sind für das Wachstum und damit für die Größe der Speicherorte mitverantwortlich (Muskel, Fettgewebe und Knochen). Hier werden die Aminosäuren, Fettsäuren sowie Kalzium und Phosphat eingebaut. Die Pfeile von der Hirnanhangsdrüse stellen Hormone dar, die aus dem Gehirn stammen und steuernd in der Peripherie einwirken. Auch der Vagusnerv entspringt aus dem Gehirn und er spielt eine entscheidende Rolle für die Insulinfreisetzung. Es ist wichtig zu erwähnen, dass unter diesen normalen Speicherbedingungen Botenstoffe des Immunsystems kaum eine Rolle spielen (sie sind nicht extra genannt).

◼ Abb. 1.8   Regulation der Energiespeicherung im menschlichen Körper

Die Aktivierung dieser beiden sympathischen Bereiche wird im Gehirn gestartet (Freisetzung innerhalb von Sekunden bis Minuten). Zum Beispiel führt ein psychologisch stressvolles Ereignis wie ein fast stattgehabter Autounfall zur Aktivierung, und es durchläuft uns ein Schauer von Kopf bis Fuß. Eine Begegnung mit einem Löwen in der Savanne verursacht denselben Effekt. Bei geübten ! Kung-Kriegern[1] in der Kalahari dürfte das nicht ganz so dramatisch sein.

Neben den beiden Stresshormonen Adrenalin und Noradrenalin gibt es noch das Hormon Cortison der Nebenniere. Der Volksmund sagt zwar Cortison und meint damit die „Therapie mit Cortison", aber das körpereigene biologisch aktive Hormon heißt Cortisol. Es ist sogar so, dass Cortison eine inaktive Form des biologisch aktiven Cortisols ist, weswegen man ganz besonders auf die richtige Verwendung dieser Begriffe achten sollte. Die Verwendung des Wortes Cortison hat historische Gründe, denn die Entdecker des Cortisons therapierten tatsächlich mit der biologisch inaktiven Form dieses Hormons eine Patientin mit Gelenkentzündung (Arthritis).

Glücklicherweise wird das biologisch inaktive Cortison im Körper in biologisch aktives Cortisol umgewandelt (z. B. in der Leber), und so erzielten die Ärzte einen hervorragenden Therapieerfolg, für den sie 1950 mit dem Nobelpreis für Medizin geehrt wurden. Für den Rest des Textes in diesem Buch wird der Begriff Cortisol verwendet, um die biologisch aktive Form des Hormons richtig zu bezeichnen. Cortisol wird in der Nebennierenrinde hergestellt und schnell bei stressvollen Ereignissen freigesetzt (innerhalb von 15 Minuten).

Hier bemerken Sie schon, dass die Nebenniere mit ihrem Mark und ihrer Rinde ein zentrales Organ bei Kampf, Flucht oder Stress darstellt. Die Nebenniere entlässt dabei die Stresshormone Adrenalin und Cortisol in die Blutbahn, wohingegen die sympathischen Nervenbahnen Noradrenalin in direkter Umgebung des Nervenendköpfchens freisetzen. Alle drei Botenstoffe sind das Zentrum unserer Kampf-und-Flucht-Ausstattung.

1.14   Eine kleine Lehre der Immunbotenstoffe

Schließlich kommen wir zu den Immunbotenstoffen – den sogenannten Zytokinen des Immunsystems (◼ Abb. 1.6; zyto = Zelle, kine von kinisi = bewegen). Man nennt Zytokine oft proentzündlich, weil sie grundlegend bei der Aktivierung der Entzündung beteiligt sind. Das ist vor allen Dingen zu Beginn von Infektionen oder bei Verwundung mit Infektionsgefahr der Fall. Neben anderen gehören TNF (= Tumornekrosefaktor), Interleukin-1 und Interleukin-6 zu den proentzündlichen Zytokinen.

Es gibt eine riesige Zahl an Zytokinen, und man kann sie nicht alle besprechen. Zytokine sind Immunbotenstoffe, die zwischen nahe beieinanderliegenden Zellen des Immunsystems Wirkungen vermitteln, also etwas zwischen Zellen bewegen. Üblicherweise haben die Zytokine kaum eine Fernwirkung, da sie nur ganz lokal wirken sollen. Das gilt zum Beispiel für TNF und Interleukin-1.

Einige Zytokine der Immunzellen sind allerdings auch richtige Fernbotenstoffe, wie das Interleukin-6 (◼ Abb. 1.6). Interleukin-6 ist ein stabiler Faktor, der in der Blutbahn lange zirkulieren und auf diese Weise auch eine Wirkung an anderer Stelle haben kann (◼ Abb. 1.6). So kann das Interleukin-6 aus Immunzellen der Milz zumindest kurzfristig die weit entfernte Hirnanhangsdrüse und die fernen Nebennieren zur Produktion von Cortisol und Adrenalin anregen. So könnte man Interleukin-6 auch Hormon des Entzündungsherdes nennen.

Zytokine werden in der Regel nur in größeren Mengen im Blut gefunden, wenn irgendwo ein Entzündungsherd existiert. Übrigens führen diese Zytokine auch zu einer Entzündungskonstellation, die wir anhand einer erhöhten Blutkörperchensenkungsgeschwindigkeit

---

[1] Bei dem Ausrufezeichen handelt es sich um ein phonetisches Zeichen in der Klicksprache.

(abgekürzt BSG) oder eines erhöhten Spiegels von C-reaktivem Protein (CRP) erkennen können.

1.15 Stresshormone und Zytokine setzen Energie frei

Endlich kommen wir zu den Faktoren für die Freisetzung der Energie aus den Speichern, nachdem wir oben die entsprechenden Speicherfaktoren genannt haben. Noradrenalin ist ganz entscheidend für die Freisetzung von Fettsäuren aus dem großen Fettgewebespeicher. Dort liegen die sympathischen Nervenfasern in nächster Nähe zu Fettzellen, sodass bei Ausschüttung von Noradrenalin die Fettsäurenfreisetzung aktiviert wird (◘ Abb. 1.6).

Auch Adrenalin kann die Freisetzung von Fettsäuren aus dem Fettspeicher stimulieren, tut dies aber vorrangig im Bauchraumfett und weniger im peripheren Fettgewebe (das ist Aufgabe lokaler sympathischer Nervenfasern und des Noradrenalins). Allerdings ist das Bauchraumfett auch am schnellsten abbaubar, wie man nach kurzem Hungern schon selbst mit großer Freude und Glücksgefühl feststellen kann. Die ersten 1–2 kg sind beim Abnehmen schnell geschafft.

Neben den beiden Botenstoffen des sympathischen Nervensystems kann auch Cortisol in normalen Mengen den Fettabbau stimulieren. Daran erkennt man, dass alle drei Stresshormone Fettsäuren aus dem Fettgewebespeicher freisetzen. Allerdings kann Cortisol in höheren Mengen Fett an ungewöhnlichen Stellen einlagern (Gesicht, Nacken), sodass bei der Therapie das typische „Cortison"-Aussehen resultiert. Dieser Sonderfall spielt aber für die Energiespeicherung kaum eine Rolle.

Auch Zytokine wie TNF sind an der Freisetzung der Fettsäuren aus dem Fettgewebe beteiligt, da sie die Wirkung des Speicherhormons Insulin hemmen. Außerdem aktivieren Zytokine wie Interleukin-6 im Sinne der Fernwirkung das sympathische Nervensystem und setzen so Noradrenalin und Adrenalin frei. Des Weiteren aktivieren viele Zytokine die Hirnanhangsdrüse, und diese stimuliert wiederum die Cortisol-Freisetzung. So können die Zytokine indirekt die Fettspeicher abbauen.

Ähnlich ist es auch mit der Mobilisierung von Glukose, die von den drei Stresshormonen stimuliert wird. Diese Glukose liegt in der Speicherform der Stärke in der Leber und im Muskel vor. Allerdings reichen die Reserven in der Leber nur für etwa 6 Stunden (◘ Abb. 1.5), und die Muskeln geben die Glukose quasi nicht ab, weil sie nur selbst darauf zugreifen wollen (bezüglich der Glukose ist der Muskel egoistisch). Insofern ist der Glukosespeicher in der Leber als Energiespeicher eher kläglich, wenn man ihn mit den Fettspeichern im Fettgewebe vergleicht. Allerdings bewirken alle drei Stresshormone eine Neubildung der Glukose aus Vorstufen, was bereits als Regeneration der Glukose bezeichnet wurde und in der Leber stattfindet.

Neben dem Einfluss auf die Fettfreisetzung und die Glukoseregeneration kann Cortisol auch den Muskelabbau fördern und dort zur Freisetzung von wichtigen Aminosäuren führen, die auch in die Glukoseregeneration eingeschleust werden können. Diese Funktion haben auch manche Zytokine wie TNF.

Des Weiteren sind Noradrenalin, Adrenalin, Cortisol und manche Zytokine wie TNF, Interleukin-1 und Interleukin-6 **knochenabbauende** Faktoren. Bei Cortisol kennt man diesen Zusammenhang in der Therapie, da Knochenabbau eine gravierende Nebenwirkung der „Cortisontherapie" mit höheren Dosen darstellt (man nennt das Knochenschwund oder Osteoporose, z. B. bei Therapie von Patienten mit entzündlichen Rheumakrankheiten).

Neben den drei wichtigsten Stresshormonen und den Zytokinen des Immunsystems gibt es noch drei weitere Stressbotenstoffe, die hier kurz besprochen werden müssen. Das **Wachstumshormon** aus der Hirnanhangsdrüse steigert die Glukoseregeneration und den Fettabbau, die **Schilddrüsenhormone** unterstützen Noradrenalin und Adrenalin, und die **RAA-Hormone** (s. Infobox „Erklärung") aus der Niere und Leber leisten Glukosefreisetzung und bauen Knochen ab. Alle stehen auf der Seite der Energiefreisetzung oder des Knochenabbaus (Freisetzung von Kalzium, Magnesium, Phosphat).

An dieser Stelle sei eine Frage erlaubt: Wäre es denn nicht sinnvoll, wenn die energiefreisetzenden Faktoren die Wirkung der energiespeichernden Faktoren hemmen würden und andersherum auch? Das ist tatsächlich so, denn Noradrenalin, Adrenalin, Cortisol, die Zytokine wie TNF, Wachstumshormon, Schilddrüsenhormone und die RAA-Hormone hemmen alle die Wirkung von Insulin, dem Hauptspeicherhormon. Sie setzen sozusagen die Wirkung des Insulins direkt an der Zelle außer Kraft, indem sie die Zelle resistent gegenüber Insulin machen. Dann funktioniert die Aufnahme von Glukose oder Fettsäuren in die Speicherzelle nicht mehr. Diese Energieträger stehen dann anderen Organen zur Verfügung. Außerdem geht die Aktivierung des sympathischen Nervensystems (Noradrenalin/Adrenalin) mit einer Hemmung des Vagus einher, sodass auch auf diese Weise deutlich eingegriffen werden kann, weil dann die Insulinausschüttung gehemmt wird. Es wird nichts mehr gespeichert, weil das Speicherhormon Insulin fehlt.

Erklärung: RAA-Hormone (Renin, Angiotensin, Aldosteron)

Die RAA-Hormone haben die Hauptaufgabe bei der Blutdruckeinstellung. Man fragt sich vielleicht, warum die Blutdruckeinstellung etwas mit akutem Stress zu tun hat. Nun, wenn Sie einem Löwen in der Savanne begegnen, dann gibt es schon viel Sinn, wenn der Blutdruck ansteigt. Ein erhöhter Blutdruck macht leistungsfähiger, weil die Durchblutung des Gehirns und der Muskeln angekurbelt wird. Dann können Sie besser kämpfen oder schneller wegrennen. Das andere Extrem ist ein ganz niedriger Blutdruck wie bei Kreislaufschock, ein Zustand völliger Leistungseinbuße.

Bei stressvollen Ereignissen muss der Blutdruck hoch sein, und die Energiebausteine müssen geliefert werden. Wenn die Systeme also gekoppelt sind, dann ist das sinnvoll. Die Kopplung ist insofern perfekt, als das sympathische Nervensystem mit seinen Botenstoffen Noradrenalin und Adrenalin das RAA-Hormonsystem stimuliert. Beide, das sympathische Nervensystem und das RAA-Hormonsystem, heben also den Blutdruck an und sorgen für die Bereitstellung von zirkulierenden Energiebausteinen.

Übrigens funktioniert die Blutdrucksteigerung auf folgende Weise: Das RAA-Hormonsystem und das sympathische Nervensystem heben den Blutdruck dadurch an, dass sie die Ausscheidung von Wasser in der Niere erniedrigen und die Gefäße enger stellen. Das Wasser bleibt also im enger gestellten Gefäßsystem zurück, und das steigert den Blutdruck.

Auch Zytokine wie TNF und Interleukin-1, die in einem Entzündungsherd freigesetzt werden, hemmen die Aktivität des Vagusnervs und des Insulins. Das sind also gute Voraussetzungen, um alle Speichervorgänge einzustellen, wenn kurzfristig Energie benötigt wird.

Ist es nicht faszinierend, wie diese Stresshormone alle zusammen Energiebausteine aus den Speichern freisetzen, gleichzeitig den Blutdruck steigern und auch den Knochen und Muskel abbauen? Ohne Zweifel, diese Hormone – Noradrenalin, Adrenalin, Cortisol,

Wachstumshormon, Schilddrüsenhormone und die RAA-Hormone – feuern unseren Körper richtig an. Sie sind die Partner beim Sport, beim Kampf, bei Blutungen, bei Notfällen, bei Verletzungen, bei Begegnungen mit Löwen, bei Stress in jeglicher Form.

Diese Hormone müssen unheimlich gut sein. Sie sind die Spritze der Adrenalin-Junkies, die sich mit dem Seil in die Tiefe stürzen (Bunjee Jumping), mit dem Motorrad über Abgründe springen, Fallschirmspringen (Parachuting) mit Skiern über Felsabhänge hüpfen (Freeride Skiing), in Flügelanzügen von hohen Felskanten ins Tal donnern (Base Jumping), Handstände auf den Tragseilen der Golden Gate Brücke machen (Handstanding), durch enge Schluchten auf dem nassen Hosenboden in die Tiefe rutschen (Canyoning) und noch vieles mehr. Es ist nicht nur Adrenalin, die anderen Hormone helfen mit.

Dagegen werden die proentzündlichen Zytokine nur ganz gezielt im Entzündungsfall oder Entzündungsstress freigesetzt, sie können aber auch in der Blutbahn kreisen und Fernwirkung entfalten, und sie besitzen viele ähnliche Wirkungen wie die Stresshormone, nämlich Energiefreisetzung, Muskelabbau und Knochenabbau. Allerdings sind sie definitiv keine Junkie-Faktoren, denn ihre Freisetzung ist mit Krankheitsgefühl verbunden, und das macht gar nicht fröhlich. Das ist ein großer Unterschied zwischen den Stresshormonen einerseits und den Zytokinen andererseits. Warum das so sehr verschieden ist, wird später genauer besprochen.

■ Abb. 1.9 zeigt die Regulation der Energiefreisetzung, und ■ Tab. 1.3 fasst Energiespeicherung und Energiefreisetzung noch einmal zusammen. Kehren Sie immer wieder zu ■ Tab. 1.1, ■ Abb. 1.8 und ■ Abb. 1.9 zurück, und Sie werden große Teile des Buches verstehen.

1.16 Ein neuer Blick auf die CAEN („controllable amount of energy")

Wir wollen dieses Kapitel mit der Betrachtung der CAEN beenden. Es wurde gezeigt, dass der Grundbedarf an Energie nicht verhandelbar ist (im obigen Beispiel in ■ Tab. 1.1 waren es 7.500 kJ [1.791 kcal]), und dass nur die CAEN von maximal 12.500 kJ (2.986 kcal) zwischen den Organen verhandelt werden kann (■ Abb. 1.4). Zur Verhandlung werden die Energiefreisetzungsfaktoren benutzt (■ Abb. 1.9 und ■ Tab. 1.3). Wenn es drei große Verbraucher gibt, „The Big Three", so kann man annehmen, dass diese drei Hauptverbraucher – Gehirn, Muskeln, Immunsystem – wesentlich an der Verhandlung beteiligt sind. Je nachdem, welche Verbraucher die Energie benötigen, werden diese entsprechend eingreifen, um die CAEN für sich zu reklamieren.

In ■ Abb. 1.9 und ■ Tab. 1.3 erkennen wir an den Energiefreisetzungsfaktoren viele vom Gehirn beeinflusste Hormone und das sympathische Nervensystem mit seinen Botenstoffen. Daneben erkennen wir auch die Zytokine (beispielsweise TNF, Interleukin-1 und Interleukin-6) und die zellulären Gefahrensignale als wichtige Faktoren für die Energiefreisetzung. Interessanterweise kann der Muskel auch Interleukin-6 produzieren, und so dürfte dieser ebenfalls an der Energiefreisetzung beteiligt sein. Allerdings ist die willkürliche Muskelarbeit (auch die Herzarbeit) hauptsächlich vom Gehirn abhängig, sodass der aktive Muskel selbst nicht sehr für die Freisetzung von Energiespeichern sorgen muss, wenn das Gehirn mit den passenden Hormonen und dem abhängigen sympathischen Nervensystem dies bereits übernimmt.

Wir werden im nächsten Kapitel genauer darauf eingehen, wer denn nun wirklich die großen Verhandlungspartner zur Verteilung der CAEN sind. Man wird erkennen, dass sich diese Frage mit einfachen Überlegungen aus dem Gebiet der Evolutionsmedizin klären lässt.

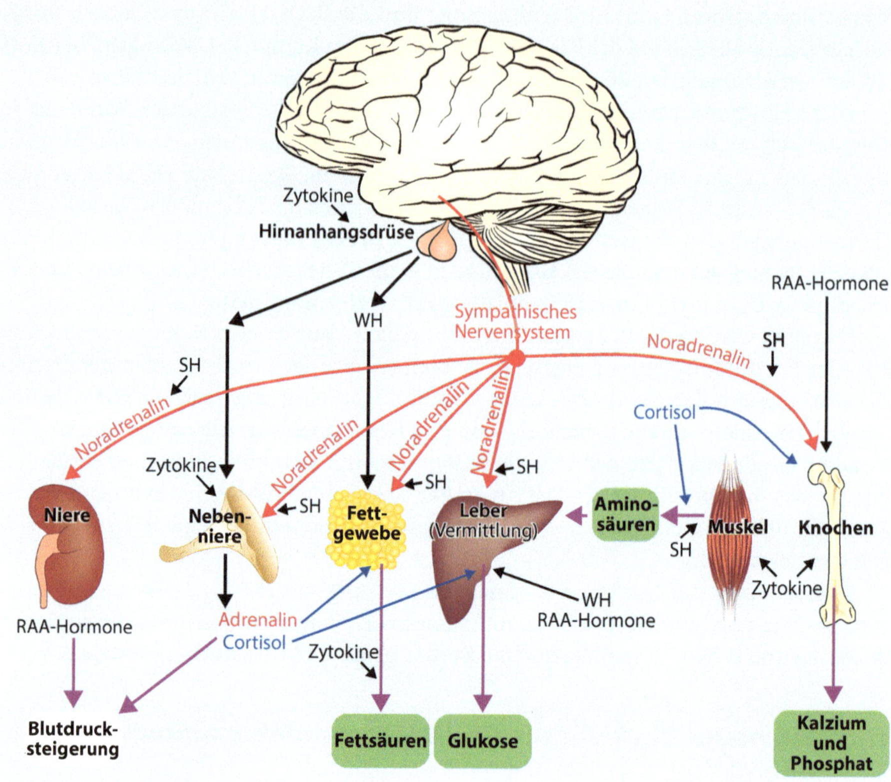

Abb. 1.9 Regulation der Energiefreisetzung im menschlichen Körper

Die Verhandlungspartner müssen ganz notwendigerweise viele Geschicke im Körper bei Gesundheit und, wie wir später sehen werden, auch bei Krankheit beeinflussen.

Ein Satz zum Schluss dieses Kapitels: Auch wenn ▶ Kapitel 1 etwas schwierig war, lassen Sie sich nicht vom weiteren Lesen abhalten! Es wird jetzt immer einfacher, weil sie in ▶ Kapitel 1 mit dem Handwerkszeug ausgestattet wurden, um die Energieregulation unseres Körpers zu verstehen. Die Dinge wiederholen sich, und man bekommt schnell ein Bild für das Gesamte. Die Abbildungen des ▶ Kapitels 1 mit den dazugehörigen Verweisen werden im Laufe des Buchs immer wieder angesprochen.

Sie haben die größte Hürde genommen.

Tab. 1.3 Regulation der Energiespeicherung und Energiefreisetzung im menschlichen Körper

	Fettgewebe (Fettsäuren)	Muskeln (Aminosäuren)	Leber (Glukose)	Knochen (Kalzium, Phosphat)	Blutdruck
Energiespeicherung					
Vagusnerv	Aufnahme		Aufnahme		
Insulin	Aufnahme	Aufnahme	Aufnahme		
Testosteron*		Wachstum		Wachstum	
Androgene*		Wachstum		Wachstum	
Östrogene*	Aufnahme	Aufnahme		Wachstum	
Vitamin D		Wachstum		Wachstum	
Energiefreisetzung					
Sympathisches Nervensystem (Noradrenalin/Adrenalin)[#]	Abgabe	Abgabe	Abgabe	Abgabe	Erhöhung
Cortisol[#]	Abgabe	Abgabe	Abgabe	Abgabe	Erhöhung
Wachstumshormon[#]	Abgabe	Abgabe	Abgabe		Erhöhung
Schilddrüsenhormone[#]	Abgabe	Abgabe	Abgabe	Abgabe	Erhöhung
RAA-Hormone[#]			Abgabe	Abgabe	Erhöhung
Zytokine (TNF)[#]	Abgabe	Abgabe		Abgabe	Erniedrigung
Zytokine (Interleukin-6)[##]	Abgabe[##]	--	Abgabe[##]	Abgabe[##]	
Gefahrsignale[###]	Abgabe	Abgabe		Abgabe	

*Diese Faktoren fördern Insulin in seiner Wirkung.
[#]Diese Faktoren hemmen die Insulinwirkung.
[##]Interleukin-6 stimuliert die Hirnanhangsdrüse und das sympathische Nervensystem, sodass es indirekt zur Abgabe von Energiebausteinen kommt (Wirkung nur kurzfristig).
[###]Gefahrsignale werden beim Zerfall von Zellen freigesetzt und von Immunzellen erkannt, die daraufhin Zytokine produzieren und so indirekt Energieträger freisetzen (nicht in **Abb. 1.9** eingezeichnet).

Auf den Punkt gebracht

- In einem isolierten System bleibt die Energie konstant. Ein *Perpetuum mobile* existiert nicht.
- Es gibt verschiedene Formen der Energie (z. B. Wärmeenergie, Bewegungsenergie, chemische Energie), die ineinander überführt werden können.
- Der menschliche Körper ist energetisch betrachtet ein offenes System, das Wärmeenergie und chemische Energie aufnimmt und abgibt.

- Es werden drei entscheidende Nahrungsstoffe als Energieträger aufgenommen: Kohlenhydrate (z. B. Glukose), Fette (Fettsäuren) und Eiweiße (auch Proteine genannt, Baustein: Aminosäure).
- Der Abbau der Energieträger erfolgt in jeder Zelle, und es wird die Energiemünze ATP (Adenosintriphosphat) hauptsächlich in der Münzfabrik mit Namen Mitochondrium produziert.
- In sitzender Körperhaltung brauchen wir etwa 10.000 kJ (2.388 kcal) pro Tag, beim Ruhen im Bett benötigen wir einen Grundbedarf von etwa 7.500 kJ (1.791 kcal) pro Tag, und das Aufnahmelimit im Darm beträgt 20.000 kJ (4.777 kcal) pro Tag.
- Hieraus errechnet sich die verhandelbare, kontrollierbare Energie, kurz CAEN, zu 20.000 kJ (4.777 kcal) minus 7.500 kJ (1.791 kcal) = 12.500 kJ (2.986 kcal). CAEN kann zwischen den Organen geregelt verhandelt werden.
- *„The Big Three"* oder die großen drei Energieverbraucher sind Muskeln, Gehirn und Immunsystem.
- Wenn *„The Big Three"* sehr aktiv sind, wird kaum Nahrung aufgenommen, weswegen Energiespeicher vorhanden sein müssen, um den Bedarf durch Umverteilung aus den Speichern zu decken.
- Die Auszehrungszeit bei Krankheit und Nahrungsstopp beträgt etwa 6 Wochen.
- Hauptenergiespeicher ist das Fettgewebe gefolgt von den Muskeln; die Leber ist eine Vermittlungszentrale, die Energieträger ineinander umwandelt und Glukose aus Abbauprodukten regeneriert, was auch Energie verbraucht.
- Energiespeicherfaktoren sind:
  - Vagusnerv,
  - Insulin,
  - Testosteron und andere Androgene,
  - Östrogene und Vitamin D.
  - Energiefreisetzungsfaktoren sind:
  - sympathisches Nervensystem mit Noradrenalin und Adrenalin,
  - Cortisol,
  - Wachstumshormon,
  - Schilddrüsenhormone,
  - die blutdruckstabilisierenden RAA-Hormone (= Renin, Angiotensin, Aldosteron) und
  - viele Zytokine des Immunsystems.
- Energiefreisetzungsfaktoren sind für die kontrollierte Verteilung der CAEN („controllable amount of energy") zuständig.
- Die Hauptverbraucher – Gehirn, Muskeln, Immunsystem – sind Partner bei der Verhandlung der CAEN.

Literatur

Black AE, Coward WA, Cole TJ, Prentice AM (1996) Human energy expenditure in affluent societies: an analysis of 574 doubly-labelled water measurements. Eur J Clin Nutr 50: 72–92

Blaxter K (1989) Energy metabolism in animals and man. Cambridge University Press, Cambridge New York New Rochelle Melbourne Sydney

Caneva KL (1993) Robert Mayer and the conservation of energy. Princeton University Press, Princeton

Hirschberger J (2007) Die Geschichte der Philosophie in 2 Bänden. Komet Verlag, Köln

King BM, Carpenter RG, Stamoutsos BA, Frohman LA, Grossman SP (1978) Hyperphagia and obesity following ventromedial hypothalamic lesions in rats with subdiaphragmatic vagotomy. Physiol Behav 20: 643–51

Literatur

Margulis L (1999) Die andere Evolution. Spektrum Akademischer Verlag, Heidelberg Berlin
Meulders M, Garey L (2010) Helmholtz – from enlightenment to neuroscience. Massachusetts Institute of Technology Press, Cambridge
Planck M (1887) Das Princip der Erhaltung der Energie. B.G.Teubner Verlag, Leipzig Dresden
Straub RH (2015) The origin of chronic inflammatory systemic diseases and their sequelae. Academic Press, San Diego
Wenzl A (1951) Hans Driesch – Persönlichkeit und Bedeutung für Biologie und Philosophie von heute. Verlag Reinhardt, München
Yamauchi T, Sato H (2000) Nutritional status, activity pattern, and dietary intake among the Baka hunter-gatherers in the village camps in cameroon. Afr Study Mongr 21: 67–82

Evolutionsmedizin

© Springer-Verlag GmbH Deutschland 2018
R. H. Straub, *Altern, Müdigkeit und Entzündungen verstehen*,
https://doi.org/10.1007/978-3-662-55787-7_2

2.1   Darwin, Wallace & Co. – Gleichzeitigkeit einer Entdeckung

Charles Darwin kam am 12. Februar 1809 in Shrewsbury, England, auf die Welt. Nach der Grundschule studierte er Humanmedizin an der Universität von Edinburgh. Allerdings bemerkte sein Vater bald, dass der Sohn kein Interesse an der Medizin zeigte, eher mit naturkundlichen und naturhistorischen Studien zubrachte und mehr an den Schriften des Großvaters Erasmus Darwin – einem Naturphilosoph – interessiert war.

So schickte er ihn auf das Christ's College in Cambridge, und Charles musste die Laufbahn eines Pfarrers einschlagen. Allerdings waren die schulischen Leistungen nicht gut genug, um diese Ziele erreichen zu können. Indessen war er sehr viel mehr an naturphilosophischen Dingen interessiert, und er schloss sein Studium mit einem *Bachelor of Art* in Theologie im Jahre 1831 ab – mit diesem Ausbildungsniveau konnte er nicht Pfarrer werden. In dieser Zeit begann er seine berühmte Käfersammlung. Stimuliert durch die amerikanische Forschungsreise von Alexander von Humboldt von 1799–1804 wollte Charles Darwin nun selbst einen Beitrag zu naturkundlichen Studien leisten.

Glücklicherweise hatte er seine Fühler früh ausgestreckt, und sein Botanikprofessor John Henslow vermittelte ihm die Anstellung als Naturforscher auf der HMS Beagle (HMS = His Majesty's ship), die am 27. Dezember 1831 für eine fast fünfjährige Reise in See stach. Diese Reise mit Stopps auf den Galapagos-Inseln und in Australien war für Charles Darwin eine Quelle neuer Einsichten, die ihm schon während der Reise einen Namen als englischer Naturforscher einbrachten.

Sein Vater organisierte privates Vermögen und verhalf ihm so zu einem finanziell sorgenfreien Leben als Wissenschaftler. Charles Darwin war viele Jahre mit der Ausarbeitung seiner Aufzeichnungen und der Sortierung der mitgebrachten Sammlung beschäftigt. Aus den Notizbüchern geht klar hervor, dass er bereits Elemente seiner Evolutionstheorie, die 20 Jahre später so bedeutend werden sollte, in den Jahren 1837 und 1838 eingearbeitet, aber noch nicht publiziert hatte. Wenn man nun fragt, warum Charles Darwin diese Erkenntnisse erst so viele Jahre später – erst 1859 – publizierte, dann gibt es dafür mehrere Antworten.

Sicherlich litt er unter einer chronischen Krankheit, deren Art aufgrund der mangelnden Kenntnisse für uns heute ungeklärt bleibt. Er hatte mehrere Schübe, die ihn vielfach an der Ausübung seiner Arbeit hinderten. Nach der Heirat mit seiner Cousine ersten Grades, Emma Wedgwood, im Jahre 1839 bekamen sie zwischen 1839 und 1856 zehn Kinder, und drei der Kinder starben in jungen Jahren. Darunter war auch seine innig geliebte Anne Elizabeth, die im Alter von 10 Jahren an einer Infektionskrankheit zu Tode kam. Auch diese in mancher Hinsicht betrüblichen Vaterpflichten dürften ihn zum Teil behindert haben. Des Weiteren empfand er, dass die Grundlagen seiner Theorie durch zusätzliche Beobachtungen untermauert werden mussten. Der wohl wichtigste Hindernisgrund war aber die Tatsache, dass er die eigenen neuen Überlegungen als Wagnis empfand, weil sie zu einer grundlegenden Änderung der theologischen Anschauungen – nämlich des Schöpfungsdogmas aus dem ersten Buch Moses (Genesis) – führen musste. Er schrieb: „Mir ist, als gestünde ich einen Mord ein" – den Mord am Schöpfungsakt.

Letztendlich stimulierte ihn im Juni 1858 – also 20 Jahre nach der Beagle-Fahrt – ein ihm zugesandtes Manuskript von Alfred Russel Wallace, der dort die Prinzipien der natürlichen Selektion aufzeigte. Alfred Russel Wallace (1823–1913) gilt heute als gleichberechtigter Urheber der frühen Form der Evolutionstheorie. Er führte selbst umfangreiche Studien im Amazonasgebiet und in der Inselwelt Malaysias durch. Nach ihm ist die Grenzlinie verschiedener Ökozonen zwischen Asien und Australien benannt (*Wallace Line*).

Die Ökozonen unterteilen die Erde in verschiedene biogeographische Bereiche mit unterschiedlichen ökologischen Merkmalen. Wer in Australien in freier Wildbahn einmal ein Känguru, ein Wombat, einen Schnabeligel, einen Koala, den lachenden Hans (Kookaburra) und andere kuriose, anderswo unbekannte Tiere gesehen hat, der kann nachvollziehen, wie Wallace hier auf die Idee einer Grenzlinie und demzufolge auf die natürliche Selektion kam.

Das Manuskript von Wallace erschien dann zeitgleich mit einer bis dato unveröffentlichten Arbeit von Charles Darwin aus dem Jahre 1844 in Form einer Lesung vor der englischen Carl von Linné'schen Gesellschaft in Abwesenheit beider Autoren (1. Juli 1858). Vielleicht hatten sie Angst vor der unmittelbaren Kritik, wobei sich interessanterweise sofort nach der Lesung nicht die übliche Diskussion entwickelte. Die Schrift von Wallace stimulierte nun Darwin, sein aufwendiges Buch *On the Origin of Species* (Über die Entstehung der Arten) innerhalb der nächsten eineinhalb Jahre fertigzustellen. Es erschien am 22. November 1859.

Was besagt nun die Evolutionstheorie?

2.2   Darwin'sche Evolution – Arten und Auslese

Wir wollen im Folgenden den Artenbegriff und die Darwin'sche Evolutionstheorie genauer schildern und werden am Ende sehen, welche enorme Bedeutung sie für die Medizin erlangt hat. Aber was ist eigentlich der Artenbegriff (◻ Abb. 2.1).

◻ **Abb. 2.1**   Systematik im Reich der Tiere mit dem speziellen Blick auf die Art „Homo sapiens"

Reich (Tiere)

Stamm (Wirbeltiere)

Klasse (Säugetiere)

Ordnung (Primaten)

Familie (Menschenaffen)

Gattung (Homo)

Art (Homo sapiens)

Systematik im Reich der Tiere mit dem speziellen Blick auf die Art „Homo sapiens." Der Homo sapiens gehört zu der Familie der Menschenaffen und zu der Gattung Homo. Die Art wird definiert auf dem Boden von morphologischen Kriterien, biologischen Funktionen (Fortpflanzung als Kriterium: nur Vertreter einer Art können fruchtbaren Nachwuchs zeugen) oder stammesgeschichtlicher Zugehörigkeit. Nach der letztgenannten Definition beginnt eine Art nach einer stammesgeschichtlichen Artspaltung und endet nach dem Aussterben oder mit einer neuerlichen Artspaltung. Alle Definitionen haben Vor- und Nachteile und führen zu unterschiedlichen Einteilungen. Die Systematiken gehen auf *Carl von Linné* (*Linnæus*) zurück.

Darwin selbst tat sich mit dem Begriff der Art schwer, und die Definition wird in seinen Büchern nicht behandelt. Der Artbegriff ist bei Darwin wohl am ehesten eine Fortpflanzungsgemeinschaft, sodass er die biologische Definition benutzte. Diese biologische Definition wird ab der zweiten Hälfte des 20. Jahrhunderts besonders favorisiert (von Theodosius Dobzhansky und Ernst Mayr). Ernst Mayr schrieb:

„Eine Art ist eine Fortpflanzungsgemeinschaft von Populationen und bezüglich der Vermehrung von anderen Fortpflanzungsgemeinschaften isoliert. Die Art nimmt eine spezifische Nische in der Natur ein."

Die Evolutionstheorie geht auf mehrere Personen zurück, die zwischen 1858 bis zur Mitte des 20. Jahrhunderts Beiträge lieferten. Im nachfolgenden Text sind die entscheidenden Elemente der Theorie in fetter Schrift hervorgehoben. Das oben genannte erste Buch Darwins enthält bereits folgende entscheidenden Grundsätze der frühen Form der Theorie:[1]

- Es besteht ein **Nachkommenüberschuss**. Trotz dieses ständigen Überschusses ändern sich die Populationsgrößen nicht (die Zahl der Individuen bleibt stabil). Es folgt daraus ein entsprechender Abbau des Nachkommenüberschusses.
- Es herrscht eine vererbte Variabilität (**Vererbbarkeit** und **Variation**).
- Daraus folgt, dass die der jeweiligen Umgebung besser angepassten Individuen die größere Wahrscheinlichkeit besitzen, im Konkurrenzkampf zu überleben (**natürliche Selektion**, im Deutschen **natürliche Auslese**). Wir sagen zu einer heute noch existierenden Art, dass sie **positiv selektioniert** wurde. Das bedeutet, die Art oder ein Merkmal eines Lebewesens (z. B. ein roter Hahnenkamm) erfuhr nach vielen Generationen eine positive Auswahl, ist also noch da. Das Merkmal wurde positiv selektioniert. Im Gegensatz dazu erfuhren alle Arten, die heute nicht mehr existieren und ausgestorben sind, eine negative Auslese, sie wurden **negativ selektioniert**.
- Diese Auswahl der besseren Varianten führt fortschreitend zum Wandel des Artbildes (**Evolution**).

Die Formulierung „*Survival of the Fittest*" (Überleben des Tüchtigsten) stammt übrigens nicht von Darwin selbst, sondern wurde von dem Sozialphilosophen Herbert Spencer geprägt (1864). Darwin verwendete allerdings in späteren Auflagen seines ersten Buches diesen Begriff auch. Obwohl in diesem ersten Buch die wesentlichen Elemente der Evolutionstheorie festgehalten wurden, sind im Laufe der Zeit Ergänzungen vorgenommen worden, die die moderne Form der Evolutionstheorie ausmachen.

2.3   Darwin'sche Evolution – moderne Ergänzungen

Nach dem Tode Darwins kamen bald genauere Vorstellungen von Vererbbarkeit hinzu, die erstmals 1866 von Gregor Mendel formuliert, dann drei Jahrzehnte vergessen und schließlich um 1900 wiederentdeckt wurden. Man nennt sie auch die Mendel'schen Vererbungsregeln.

Im weiteren Verlauf wurden folgende Punkte ergänzt, die schließlich ab etwa 1940 als „moderne Synthese der Evolutionstheorie" bezeichnet wird:

- Das vererbbare Material ist trotz hoher Konstanz einzelnen, spontan entstandenen Variationen ausgesetzt (**Mutation**, Hugo de Vries, 1901).

---

1   In den deutschen Worten von Gerhard Heberer im Nachwort zur Deutschen Ausgabe des Darwin-Buches im Reclam-Verlag von 1963.

- Das vererbbare Material liegt auf den Chromosomen im Zellkern (**Gen** oder **Gene** definieren das Merkmal oder die Merkmale), und Mutationen können in allen Größenordnungen vorkommen (Thomas Hunt Morgan, 1907–1926).
- Bei der Fortpflanzung entsteht Variation durch Austausch von alternativen Formen desselben Gens (sogenannte Allele) und durch Neuanordnung von genetischem Material, wobei hier ganze Stücke der Erbsubstanz (DNA) hin- und hergeschoben und neu zusammengesetzt werden können (**Rekombination**, auch T.H. Morgan und seine Arbeitsgruppe).
- Die Untersuchung ganzer Populationen erlaubt es, die Häufigkeiten von Merkmalen und damit von zugeordneten Genen in einer Fortpflanzungsgemeinschaft zu bestimmen (**Populationsgenetik**, viele Wissenschaftler,[2] zwischen 1910 und 1940).
- Auf dem Boden dieser populationsgenetischen Überlegungen entstehen Erkenntnisse zur **Isolation, Migration, Gendrift** und **Gründereffekt**, die eine Grundlage der Artbildung darstellen. Isolation wird als reproduktive Isolation (es können keine Nachkommen erzeugt werden, obwohl ursprünglich dieselbe Art vorlag), ökologische Isolation (ökologische Nische) und geographische Isolation (räumliche Trennung von Populationen derselben Art) erkannt. Gendrift ist eine zufällige Änderung der Allelhäufigkeit im Genpool einer Population (kann zum Beispiel durch Aufteilung in kleinere Teilpopulationen geschehen). Der Gründereffekt ist bei Neubesiedlung eines neuen Raumes mit einer kleinen Population wichtig, denn ein Gründervater oder eine Gründermutter könnte eine Erbinformation mitgebracht haben, die überproportional vermehrt wird (ein Beispiel ist im übernächsten Abschnitt genannt).
- Die natürliche Selektion prüft das Neuentstandene und ist der dominierende Evolutionsfaktor, der zur Anpassung (**Adaptation**) der einzelnen Lebewesen einer Population führt. Adaptation bezieht sich dabei auf Anpassung an die Umweltbedingungen.
- **Makroevolution** (d. h. Herausbildung großer Typenunterschiede oberhalb der Artebene, also bei Gattung, Familie, Ordnung und darüber, ▢ Abb. 2.1) und **Mikroevolution** (d. h. Herausbildung kleiner Unterschiede innerhalb der Art, z. B. zwischen Ethnien) lassen sich beide als Kontinuum von der Mikroevolution zur Makroevolution durch Mutationen und Selektion erklären. Es gibt da keine logischen oder biologischen Sprünge (Beispiel: Entwicklung des Auges).

2.4　Hühner von hinten

An dieser Stelle verlassen wir den strengen wissenschaftlichen Aspekt der Evolutionstheorie und machen uns in einfachen Worten nochmals Verschiedenes klar. Die Evolutionstheorie wird oft nicht richtig verstanden, weil wir Menschen auf Ziele ausgerichtet sind. Wir machen uns jeden Tag aufs Neue klar, dass wir dieses und jenes zu erledigen haben, diese Handlung um diese und jene Uhrzeit ausführen müssen, in unserem Leben dieses oder jenes erreichen wollen usw. Wir projizieren hauptsächlich in die Zukunft und haben wenig für die Vergangenheit übrig. Wir denken in selbstgesteckten Zielen und bestimmen

---

2　Theodosius Dobzhansky, Sergej Četverikov, Ronald Fisher, John B.S. Haldane, Godfrey H. Hardy, Julian Huxley, Ernst Mayr, B. Rensch, George G Simpson, Wilhelm R. Weinberg, Sewall Wright, Nikolai Vavilov, George Yule u. v. a. (alphabetische Reihenfolge).

vorher (*a priori*), wie wir danach (*a posteriori*) dieses und jenes erreicht haben. Menschen sind „zielfindungsorientiert".

Aufgrund der Betrachtungen *a posteriori* tut sich die Evolutionsbiologie anders als andere Wissenschaftszweige sehr viel schwerer, von uns Menschen verstanden zu werden. In der Physik, Chemie, Ingenieurswissenschaft etc. denken wir viel mehr in Zielen. Ein Beispiel aus der Physik mag es verdeutlichen: Wenn ich einen Körper einer bekannten Masse beschleunige, brauche ich genau diese Kraft (ich ziele auf eine Kraft). Im Gegensatz dazu braucht man eine besondere passive, wenig handlungsorientierte, beobachtende Einstellung, Evolution als bereits Entstandenes von hinten zu betrachten. Ernst Mayr schrieb einmal: "Anpassung an die Umwelt … ist ein *a posteriori* – Ergebnis und kein *a priori* – Zielfinden."

Wenn man also in seinem Garten zielorientiert gärtnert, dann wachsen bei ein bisschen Geschick die gewünschten Blumen, Sträucher und Bäume. Wir denken in Kategorien von Erreichbarem. Wenn man aber alles wachsen lässt, dann wundert man sich über die ungeahnte Vielfalt. Das Wundern kommt *a posteriori*, was viel Freude machen kann, gerade wenn man *a priori* wenig getan hat.

Die Religionen machen es uns an dieser Stelle auch nicht leichter, denn Religionen sind zielorientiert. Die christliche Religion zum Beispiel formt den Gläubigen und gibt ihm das Ziel des ewigen Lebens vor. Dies erfordert vom religiösen Menschen bestimmtes Verhalten, das in den 10 Geboten und an anderen Stellen festgelegt wird. Wir sind in dieser Denkweise geprägt, weil wir bereits sehr früh den Schöpfungsakt der Welt (Genesis) im Religionsunterricht kennengelernt haben.

Dieses zielorientierte Denken lässt sich auch deutlich im sogenannten Kreationismus erkennen, der besonders in den Vereinigten Staaten an vielen Stellen präsent ist. Das Wort Kreationismus sagt es bereits: „Jemand [Gott] hat etwas geschaffen, damit dieses und jenes erreicht wird." In vielen Schulen werden evolutionsbiologische Ansätze unter den Tisch gekehrt und im Gegensatz dazu Schöpfungsmythen unterrichtet. Der strenge Kreationismus verteidigt die Bibel und die Genesis. Demnach ist die Erde erst 6.000 Jahre alt. Auch in unseren Schulen – besonders in den unteren Klassen – kommt die Evolutionstheorie zu kurz.

An dieser Stelle sollte man einmal auf die Zeiträume der Evolutionsgeschichte eingehen (◘ Tab. 2.1).

Diese in ◘ Tab. 2.1 genannten Zeiträume sind enorm, und man kann die Größenordnung nur schwer abschätzen. Wenn man von gemeinsamen Vorfahren spricht, dann sahen diese nicht aus wie ein Mensch und auch nicht wie die in ◘ Tab. 2.1 genannte Art, denn beide – Mensch und jeweilige Art – haben sich dann entsprechend der in ◘ Tab. 2.1 angegebenen Zeit weiterentwickelt, ohne Ziel, aber möglichst optimal an die jeweilige Umweltbedingung angepasst.

Also war unser gemeinsamer Vorfahre zu den Hühnern weder ein Huhn noch ein Mensch, denn beide hatten 310 Millionen Jahre Zeit, um im Lauf der Evolution eine Änderung der Gestalt, der Gene, der biologischen Funktionen etc. zu erfahren. Wir stammen also nicht von den heutigen Hühnern ab.

Die Evolution muss immer von hinten betrachtet werden, und sie hat keine Richtung vom „Einfachen" zum „Besseren". Das derzeit Präsente ist nicht besser als das Gewesene. Die Dinosaurier waren 200 Millionen Jahre lang präsent, doch heute leben nur noch deren Nachfahren, zum Beispiel Hühner und Krokodile. Sind Hühner und Krokodile besser als Dinosaurier? Blöde Frage, oder?

Wenn wir uns zum Beispiel heute Gedanken über die in ◘ Abb. 2.1 genannten Arten machen, dann schauen wir von hinten auf die stattgefundene Evolution. Und wenn ein Tier ausgezeichnet gut an Umweltverhältnisse angepasst ist, dann ist das eine Betrachtung von

◘ Tab. 2.1 Abstand zwischen Mensch und letzten gemeinsamen Vorfahren der genannten Art in Jahren

Art	Jahre vor unserer Zeitrechnung
Gorilla, Schimpanse, Orang-Utan	6,5 Millionen
Ratte, Maus, Kaninchen	65 Millionen
Schwein, Kuh, Ziege, Pferd	65 Millionen
Hund, Katze	65 Millionen
Dinosaurier	310 Millionen
Huhn, Schlange, Krokodil, Schildkröte	310 Millionen
Frosch, Salamander	360 Millionen
Quastenflosser	400 Millionen
Hai, Rochen	420 Millionen
Neunauge, Schleimaal	460 Millionen
Seegurke, Seeigel, Seescheide	515 Millionen
Kalmar, Tintenfisch, Schnecke, Hummer, Krabbe	530 Millionen
Insekten	530 Millionen
Schwämme	540 Millionen
Pflanzen, Pilze	mehr als 600 Millionen
Erste Bakterien (Stromatolithen)	3,5 Milliarden
Alter der Erde*	4,6 Milliarden*

* Da sind die 6.000 Jahre aus der Bibel vergleichsweise kurz.

hinten, also nachdem alles bereits über Jahrmillionen abgelaufen ist. Nach vorne lässt sich Evolution nicht denken. Wenn also heutige Menschen ein Merkmal aufweisen, dann geht diesem A-posteriori-Ergebnis ein langer Evolutionsprozess voraus, das Ergebnis ist Adaptation (Anpassung), und man darf mit großer Sicherheit davon ausgehen, dass das Merkmal oft auch bei unseren direkten Vorfahren, aber auch bei viel weiter entfernten Vorfahren anderer Arten vorhanden ist.

Und das ist tatsächlich so! Selbst Hühner, mit denen wir den letzten gemeinsamen Vorfahren vor 310 Millionen Jahren teilen, haben eine Nebenniere, ein sympathisches Nervensystem, das Noradrenalin, das Interleukin-6 und überhaupt eine sehr ähnliche Energieregulation, wie sie in ▶ Kap. 1 dargestellt wurde. Wenn ein gutes Prinzip sich bewährt hat, dann wird es nicht einfach wieder aufgegeben. Es bedeutet ja gute Anpassung an Leben auf dieser Erde. Schauen Sie sich in ◘ Tab. 2.1 den Abstand zum gemeinsamen Vorfahren zu Hühnern nochmals an. Somit ist die Energieregulation zwischen Hühnern und Menschen schon seit 310 Millionen Jahren ziemlich – nicht in jedem Detail – ähnlich. Auch die Auszehrungszeit (s. ▶ Kap. 1, ◘ Tab. 1.3 ist relativ ähnlich bei Menschen und Hühnern).

Die Evolutionsmedizin greift auf derartige Kenntnisse zurück und generiert so einen *ultimaten* oder grundlegenden Rahmen, der die biologische und biomedizinische Wissenschaft bereichert. Die medizinische Wissenschaft beschäftigt sich fast durchwegs sehr zielorientiert mit *proximaten* oder in der Nähe liegenden Gegenständen, die ganz unmittelbar dem Nutzen des Menschen dienen. Unsere heutigen Medizinstudenten werden zu Diagnose- und Therapiemaschinen ausgebildet, die ganz unmittelbare, also proximate finanzielle – vielleicht auch mitmenschliche – Erfolge erzielen sollen. Um aber die Probleme des Menschen und seine heutigen Krankheiten einordnen und in ihren Grundlagen verstehen zu können, bedarf es des proximaten **und** des ultimaten Blickes auf den Gesunden und Kranken. Der proximate Blick geht dabei eher auf das Individuum und der ultimate Blick auf die Population oder die Art.

Obwohl dieser ultimate Ausgangspunkt in der Biologie selbstverständlich ist, war und ist die Humanmedizin sehr langsam im Erkennen dieses fundamentalen Ansatzes. Im folgenden Abschnitt werden ultimate Erklärungen kurz vorgestellt, sodass man die Bedeutung der Evolutionsmedizin und deren grundlegenden Ansatz besser abschätzen kann.

2.5   Gründereffekt in Kanada, Laktose-Unverträglichkeit und dicke Babys

Versetzen Sie sich in das 16. und 17. Jahrhundert nach Kanada. In diesen beiden Jahrhunderten sind bereits 125.000 Deutsche in das Gebiet der heutigen USA ausgewandert. Nach Kanada wollten nicht so viele, nur etwa 1–5% davon. Franzosen erfuhren eine stärkere Anziehung nach Kanada, besonders in den Osten (heutiges Quebec). Aber auch im übrigen Gebiet Nordamerikas waren französische Einwanderer anzutreffen. Sie nannten dieses Land Neufrankreich *(Nouvelle France)*. Beauftragt von Ludwig XIV im Jahr 1608 gründeten insgesamt sechs Siedlerfamilien mit insgesamt 31 Personen das heutige Quebec.

Bei den frühen französischen Siedlern waren wohl ein paar Personen präsent, die die Erbanlage zu seltenen Krankheiten mitgebracht haben. Das ist besonders gut für eine Gruppe von Siedlern aus der südlichen Normandie bekannt, die um 1675 in die kanadische Region Charlevoix-Saguenay auswanderten. Sie brachten eine Nervenkrankheit mit, die in einer großen Population in Frankreich selten war und ist, aber in einer neugegründeten kleinen Population viel häufiger vorkam und vorkommt. So ist die Rate an einigen seltenen Krankheiten im französischen Kanada höher als im französischen Mutterland oder in Europa allgemein. Dieses Phänomen wird Gründereffekt genannt, da bei den etwa 2.600 Siedlern, die in dieser Region siedelten, „Krankheitsgründer" anwesend waren.

Auf diese Art und Weise kann eine Migration auch zu Veränderungen führen, die den Gang der Evolution beeinflusst. Wüsste man nicht um diesen Gründereffekt, so würde man vielleicht nach ganz anderen Krankheitsursachen suchen, die nichts mit den Krankheiten zu tun hätten (z. B. Umwelteinflüsse, Arbeitseinflüsse, toxische Einflüsse etc.). Insofern hilft das Erkennen des Gründereffektes – ein Beispiel aus der Evolutionsmedizin – dem Arzt, Krankheiten genetisch erklären und so in Zukunft besser therapieren zu können.

Ein anders Beispiel ist die Laktoseunverträglichkeit, die uns deshalb bekannt sein sollte, weil es laktosefreie Milch und laktosefreie Nahrungsmittel in unseren Supermärkten gibt. Etwa 90% der Deutschen kaufen diese Produkte nicht, aber Personen mit einer Laktoseunverträglichkeit sind darauf angewiesen. In unserem Darm gibt es ein Verdauungsenzym mit dem Namen Laktase (das dazugehörige Gen spielt die Schlüsselrolle). Laktase hat die Aufgabe, Laktose (Milchzucker) zu spalten, sodass sie im Darm aufgenommen werden kann. Da alle Säugetiere und auch der Mensch auf die frühkindliche Versorgung mit Muttermilch angewiesen sind (zumindest war es lange so), sind Säugetiere und Menschen in diesen frühen Jahren auf die Laktase angewiesen. Nach dem Abstillen wird die Aktivität dieses Enzyms allmählich abgeschaltet, sodass wir gegenüber Laktose im Darm empfindlich reagieren (zwischen dem 2. und 5. Lebensjahr). Denn zu viel von dem nicht aufnehmbaren Milchzucker macht Blähungen und Durchfälle, und deshalb geht der Betroffene zum Arzt.

Wenn wir den Blick auf die heutigen Europäer richten, dann vertragen circa 90% der Mittel- und Nordeuropäer die frische Milch bis ins hohe Erwachsenenalter hinein. Auch 90% der Amerikaner und Australier mit europäischer Abstammung vertragen frische Milch im Erwachsenenalter. In den meisten Regionen der Erde, besonders in Asien und Afrika und bei den eingeborenen Australiern und den Ureinwohnern von Nord- und Südamerika, aber auch im Mittelmeerraum ist es ganz anders. In diesen Regionen haben die meisten Menschen eine Laktoseunverträglichkeit. Wenn man die Mehrzahl der Erdbevölkerung betrachtet (Abb. 2.2), dann ist die Laktoseunverträglichkeit also eher normal als krankhaft.

Wenn die Welthilfsorganisation WHO die Laktoseunverträglichkeit als metabolische Krankheit einstuft, dann sind 80% der Erdbevölkerung darmkrank, und das kann ja wohl nicht sein. Die Menschen mit Laktoseunverträglichkeit erfanden nämlich Milchspeisen wie echten Kefir, Joghurt, Buttermilch und Dickmilch, bei denen der Herstellungsprozess mit Hefen zu einer Verdauung des Milchzuckers führt. So können die oben genannten 80% der Erdbevölkerung sehr wohl im Erwachsenenalter noch Milchprodukte zu sich nehmen, nur eben nicht die frische Milch.

Man weiß heute, dass die Toleranz gegenüber Milch durch eine genetische Veränderung im Gen der Laktase etwa um 10.500 Jahre vor unserer Zeitrechnung entstand. Etwa 10.500 Jahre vor unserer Zeitrechnung wurden dann milchproduzierende Tiere von unseren menschlichen Vorfahren zu Haustieren gemacht. Das hat sehr schön zusammengepasst, weil man nun im nördlichen Europa mit der neuen Laktase im Darm die Milch abbauen konnte. Diese genetische Veränderung führte zur Milchverträglichkeit im Kindes- und Erwachsenenalter. Prima Mutation!

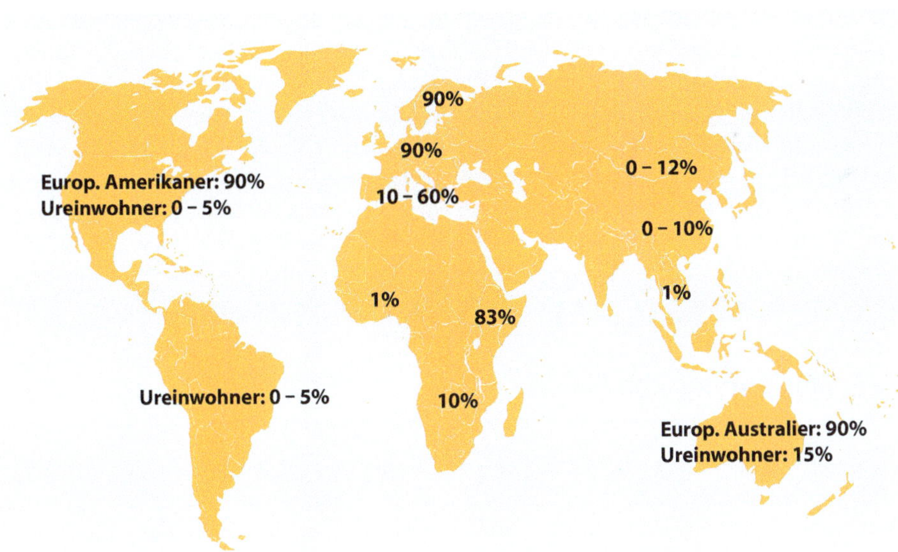

Verteilung der Milchverträglichkeit auf der Erde. Die Prozentzahlen geben die Häufigkeit der Personen an, die frische Milch ohne Probleme vertragen.

Abb. 2.2   Verteilung der Milchverträglichkeit auf der Erde

Nun sind aber nicht nur Nordeuropäer, sondern auch Ostafrikaner, zum Beispiel in Kenia, fähig, Milch im Erwachsenenalter zu genießen. Die Kenianer haben auch eine Veränderung im Gen der Laktase, die zur Milchverträglichkeit führt. Interessanterweise sind die genetischen Veränderungen bei den Mittel- und Nordeuropäern aber ganz andere als bei den Kenianern, doch ist die funktionelle Bedeutung bezüglich der guten Milchverträglichkeit identisch. Dieses Prinzip heißt **konvergente Evolution** (Übereinstimmung zeigend). Die konvergente Evolution führt auf verschiedenen Pfaden zum selben funktionell bedeutenden Merkmal, nämlich der Milchverträglichkeit im Erwachsenenalter.

Weil Beispiele so schön sind, wird nun eine dritte Erkenntnis dargestellt, die auch eine große Bedeutung für die heutigen Menschen besitzt. In ▶ Kap. 1 „Energie und Körper" wurde dargestellt, dass Menschenbabys im Vergleich zu den meisten Tieren einen Körper mit sehr hohem Fettanteil besitzen. Dieser Fettspeicher ist sinnvoll, wenn ein Baby wegen einer Infektion so krank wird, dass es kaum mehr Nahrung aufnehmen kann. Unter diesen Bedingungen zeigt das Baby ein typisches Krankheitsverhalten (engl. „sickness behavior") und lebt von den Speichern, wobei Fettspeicher am meisten Energie aufnehmen können.

Gerade bei kleinen Kindern bis zum 6. Lebensjahr mit einem noch nicht vollständig funktionierenden Immunsystem ist diese „fette Phase" wichtig, da die Gefahr der Infektionskrankheit am höchsten ist. Allerdings ist die „fette Phase" zwischen 0 und 6 Jahren für die Anlage der Fettzellen maßgebend. In diesen frühen Jahren wird die Zahl der Fettzellen festgelegt. Werden in dieser Phase viele Fettzellen angelegt, so bleiben diese ein Leben lang erhalten, und man kann prima Fett speichern. Für den steinzeitlich lebenden Menschen ist dies sehr praktisch, weil er ausreichende Energiespeicher anlegen konnte. Dies nutzte ihm besonders bei Infektionskrankheit, aber auch bei Nahrungsmangel.

Gab es also in unserer Vorgeschichte eine oder mehrere genetische Veränderungen (Mutation), die zu einer frühkindlichen Zunahme der Zahl der Fettzellen führte, und war diese Mutation vor der Pubertät – also vor der Fortpflanzung – ein Überlebensvorteil, dann wurde diese vorteilhafte Mutation bei Fortpflanzung gerne an die nächste Generation weitergegeben. Man sagt dann: „Die Mutation blieb im Genpool erhalten" oder „die Mutation wurde im Laufe unserer Evolutionsgeschichte beibehalten." Da diese frühkindliche Anlage von Fettzellen bei unseren heutigen Kindern noch immer existiert, muss sie wohl eine wichtige Sache in unserer Evolutionsgeschichte gewesen sein. Wäre diese übertriebene Fettspeicherung bei unseren neugeborenen Vorfahren ein offensichtlicher Nachteil gewesen und hätten daher die fetten Kinder nicht bis zum Fortpflanzungsalter überlebt, dann würde das Phänomen heute nicht mehr existieren. Da es aber heute noch existiert, war es wohl ziemlich sinnvoll. Leider ist damit aber auch die Möglichkeit zur übertriebenen Fettspeicherung früh festgelegt, was uns im Erwachsenenalter dann Probleme bereitet.

2.6   Das egoistische Gehirn

An dieser Stelle des Buches haben Sie genügend Basiswissen erlesen, um nun wieder zurück zur Energieregulation zu kommen. In ▶ Kap. 1 „Energie und Körper" haben Sie gelernt, dass die Hauptenergieverbraucher in unserem Körper das Gehirn, die Muskeln und das Immunsystem sind. Für diese drei Organe werden die Energiespeicher hauptsächlich angelegt. Es wurde auch schon angedeutet, dass *The Big Three* wohl auch die wichtigsten Partner bei der Verhandlung der kontrollierbaren Energie im menschlichen Körper sind. Die kontrollierbare Energie – CAEN – ist verhandelbar, und dafür gibt es entsprechende Faktoren. Es wurden die Speicherfaktoren (◘ Abb. 1.8) und die Freisetzungsfaktoren (◘ Abb. 1.9) besprochen. ◘ Tab. 1.3 gibt den Überblick für beide.

An dieser Stelle des Buches verknüpfen wir nun Evolutionsmedizin und Energieregulation, um die wesentlichen Verhandlungspartner der CAEN kennenzulernen.

Im Gedankenexperiment versetzen wir uns in einen steinzeitlichen Jäger, der mit männlichen Artgenossen in der Savanne auf die Jagd geht. Man ist angespannt, geradezu elektrisiert. Besonders die Unerfahrenen stehen unter Strom. Man hat sich kriegerisch gekleidet und das Gesicht bemalt. Sie tragen Federn auf dem Kopf, um das Körperbild zu vergrößern und um gefährlicher auszuschauen. Man trägt einen Wurfspeer und ein Messer aus Stein. Alles wurde gut ausgearbeitet, und die Erfahrenen bereiteten die Unerfahrenen auf die Jagd vor. Man spürt das Adrenalin, denn es kann jeden Moment ein Löwe aus dem Dickicht brechen. Nach Jared Diamond, dem weltbekannten Evolutionsbiologen, setzen sich die steinzeitlichen ! Kung-Krieger aus der Kalahari vielfach solchen Situation aus. Und dann passiert es tatsächlich – Löwen greifen an.

Wer entscheidet in dieser absolut angespannten Situation in unserem Körper? Wer erkennt, ob man lieber flüchten oder kämpfen soll? Wer dirigiert, wie wir mit den Jagdpartnern zusammenarbeiten sollen, und welche Methoden benutzt werden? Das Gehirn mit der Verschaltung zu Auge und Ohr und zum Rest des Körpers ist nun die entscheidende Steuerinstanz. Egal, wie wir uns entscheiden – ob Flucht oder Kampf, das Gehirn dominiert die Entscheidung und fordert in jedem Fall die willkürliche Muskulatur und die Herzmuskulatur zur Tat auf.

An diesem Beispiel wird die enge Verzahnung von Gehirn, willkürlich steuerbaren Muskeln und Herzmuskel deutlich. Jede Flucht- oder Kampfhandlung zieht eine hohe Aktivität der willkürlichen Muskulatur und des Herzmuskels nach sich. Und jetzt versteht man auch, warum die Muskeln nicht gerne die gespeicherte Energie hergeben (z. B. Glukose, Stärke oder Fettsäuren). Wenn Muskeln auf den Kampf vorbereitet sein sollen, dann dürfen sie in Ruhezeiten nichts abgeben.

Gehirn und Muskeln sind also eng gekoppelt. Unter normalen Bedingungen ist es nie der Muskel, der das Gehirn auffordert, aktiv zu werden, sondern es ist immer andersherum. Aufgrund der hohen Bedeutung im Überlebenskampf nimmt das Gehirn eine absolut zentrale Position in dieser Kampf- und Fluchtreaktion ein. Pointiert ausgedrückt kann man sagen, dass das Gehirn bei Kampf- und Fluchtreaktionen dominiert, weil es so am besten für das Überleben des Individuums ist.

Kampf- und Fluchtreaktionen können aber nur kurze Zeit dauern, da sie sehr hohe Energieausgaben bedingen. Es wurde gesagt: „Pheidippides – der erste Marathonläufer um etwa 490 vor unserer Zeitrechnung – lief etwa 40 km und nicht den ganzen Tag, und nach der Legende starb er an Erschöpfung." Kampf- und Fluchtreaktionen können nicht lange dauern. In ◻ Abb. 1.5 wurden die Energiespeicher im Fettgewebe und Muskel besprochen. Diese Energiespeicher erlauben es uns bei einer Energiemehrausgabe durch eine Infektionskrankheit, 41 Tage ohne Nahrung zu überleben. Wir sagten: „Die Auszehrungszeit beträgt bei einer Infektionskrankheit ungefähr 41 Tage." Wenn wir aber am Tag so viel wie ein Marathonläufer ausgeben würden (140.000 kJ [33.432 kcal], wenn er den ganzen Tag läuft), dann reduziert sich diese Zeit rein rechnerisch auf nicht mal 4 Tage bis zum Tod – mal ganz abgesehen davon, dass man zwischendrin ein unglaubliches Schlafbedürfnis hätte und schon deshalb nicht 4 Tage am Stück Marathon laufen könnte (die einzige Ausnahme ist vielleicht Forrest Gump im gleichnamigen Roman von Winston Groom, der ewig laufen konnte und einen langen Bart bekam). Man würde nach 4 Tagen sicher den Erschöpfungstod sterben.

Zusammengefasst lässt sich also festhalten, dass das Gehirn bei Kampf und Flucht die willkürliche Muskulatur und das Herz dominiert und daher die oberste Instanz für die Verteilung der CAEN darstellt. So haben wir schon einen der beiden wichtigen Regulatoren der

CAEN gefunden. **Wir nennen das Gehirn daher egoistisch**, weil es die CAEN für sich und die von ihm abhängigen Muskeln reklamiert. Das Gehirn „fragt" nicht, ob irgendein anderes Organ etwas einzuwenden hat. Es bleibt einfach nicht die Zeit, kostspielig zu verhandeln, da das Leben ganz unmittelbar bedroht ist. Der **Egoismus des Gehirns** wurde in unserer Evolutionsgeschichte beibehalten. Auch bei Hitze, Kälte oder beim Hungern ist das Gehirn die höchste Instanz.

2.7   Das egoistische Immunsystem

Nun kommen wir zur Betrachtung des Immunsystems, das als Hauptverbraucher bereits erkannt wurde. Wir versetzen uns in der Evolutionsgeschichte zurück in die Zeit der Neandertaler. Wenn sich ein Neandertaler beim Spiel mit einem Speer eine Fleischwunde zuzog, und diese Wunde sich unglücklicherweise infizierte, dann riskierte er bereits sein Leben. Antibiotika existieren erst seit 1928, als Alexander Fleming in England das Penicillin entdeckte. Nicht umsonst impfen wir heute Personen gegen Tetanus (Wundstarrkrampf), die mit solchen Fleischwunden in die Notaufnahme kommen. Der Neandertaler hatte beides nicht zur Verfügung, weder Penicillin noch Tetanusimpfung. Die Neandertaler waren auf die Fähigkeiten der Wundreinigung und auf die Abwehrzellen, also das Immunsystem, angewiesen. Das Immunsystem aber braucht Energie.

Unter günstigen Bedingungen, guter Wundreinigung, geringer Erregerzahl, minderer Erregergefährlichkeit und anständiger Abwehrleistung des Immunsystems war der Neandertaler bald wieder gesund. Sollte sich aber eine ernsthafte Infektion daraus entwickelt haben, sollten die Bakterien in die Tiefe eingedrungen sein, sollte sich ein Abszess im Gewebe gebildet haben, sollte dies eine erhebliche Infektionsproblematik hervorgerufen haben, dann wäre es möglicherweise kritisch geworden. Der enorme Energieverbrauch des Immunsystems hätte zum Tod führen können.

Abszesse sind auch bei den heute unter steinzeitlichen Verhältnissen lebenden Menschen eine große Gefahr. Einfache Kratzwunden können sich zu schweren lokalen Infektionen ausweiten und den Tod bedeuten. Jared Diamond beschreibt diese Situation in einem Buch aus dem Jahr 2012. Dort kam er in Neuguinea einem Menschen zu Hilfe, der seit vielen Tagen krank in einer Strohhütte lag, weil er sich aufgrund einer Kratzwunde eine schwere lokale Infektion zugezogen hat. Die mitgebrachten Antibiotika besserten den Zustand des Kranken schnell. Wir wollen ein anderes Beispiel machen.

Man denke an die sogenannte Spanische Grippe, die in der Zeit zwischen 1918 und 1920 mindestens 25 Millionen Todesopfer weltweit forderte. Ist es im direkten Vergleich nicht überraschend, dass der gerade zu Ende gegangene Erste Weltkrieg „nur" 10 Millionen Todesopfer forderte? Die Menschen waren erstens nach dem zu Ende gegangenen Ersten Weltkrieg geschwächt, zweitens waren die Nahrungsreserven gering, drittens war die Ernährungslage der Menschen schlecht und die gespeicherte Energie jedes einzelnen Menschen war auf einem Tiefpunkt.

Gerade die Grippe oder Influenza kann zu einer langen Krankheitsdauer und starken Auszehrung führen, weil sekundäre Probleme wie bakterielle Lungenentzündung und Ähnliches dazu kommen können. Bei diesem Energiemangel wird der Kranke ans Bett gebunden oder im Falle der Neandertaler an das Lager in der Höhle. Je nach Ausmaß der Infektionsproblematik kann hier ein längerer Krankheitsprozess resultieren, der bei deutlich verringerter Nahrungszufuhr wegen Krankheitsverhalten (*„sickness behavior"*) zu einer kritischen Belastung der Energiereserven führen kann. Und dann gilt:

Ohne Energie keine Infektabwehr!

In beiden Fällen – bei Verletzung oder bei Grippe – dominiert das Immunsystem. Das Immunsystem „fragt" nicht, ob irgendein anderes Organ etwas einzuwenden habe. Hier werden die anderen Organe wie Gehirn, Magen-Darm-Trakt (nicht die Leber), willkürliche Muskulatur und Herzmuskel heruntergefahren. Es bleibt einfach nicht die Zeit, kostspielig zu verhandeln, da das Leben ganz unmittelbar bedroht ist. Der Egoismus des Immunsystems ist in unserer Evolutionsgeschichte beibehalten worden; dieser Egoismus des Immunsystems ist heute noch präsent. Wir nennen das Abwehrsystem daher **egoistisches Immunsystem**. Ähnlich wie bei der Betrachtung des Gehirns muss nun das Immunsystem die Fähigkeit besitzen, die CAEN für sich zu reklamieren.

2.8 Wenn zwei sich streiten …

Sollten sich Gehirn und Immunsystem in die Quere kommen, dann kann es richtig kritisch werden, da beide auf die Speicher zugreifen. Wir können eine solche Situation abschätzen, bei der wir zum Beispiel aus beruflichen Gründen ein großes Arbeitspensum verrichten müssen, aber gleichzeitig mit einer Infektionskrankheit geplagt sind. Das sind sehr kritische Situationen, da weder das Gehirn noch das Immunsystem richtig funktionieren. Beide beeinflussen sich in negativer Art und Weise, sie versuchen sich gegenseitig zu hemmen. Ein solches inneres Gefecht kann man wahrscheinlich nicht lange durchhalten.

Im Falle der erhöhten Arbeitsanforderung bei gleichzeitigem Infekt siegt nach der Erfahrung des Autors meistens das Immunsystem. Deshalb sagte einer meiner Kollegen kürzlich einmal, dass das Immunsystem noch egoistischer als das Gehirn sein muss. Irgendwann liegen wir im Bett. Die CAEN wandert in Richtung Immunsystem. Die Verhandlungen waren für das Gehirn negativ. Hier könnte man einwenden, dass sie doch auch letztendlich für das Gehirn positiv sind, da wir uns nur so von Infektionskrankheiten erholen und überleben können.

Die Betrachtung der Evolutionsgeschichte des Menschen half uns dabei, uns leichter in eine Zeit steinzeitlicher Jäger zu versetzen (die gibt es gegenwärtig noch). Es ist eben nicht wie heute, wenn wir vor dem Regal im Supermarkt stehen und der Hausarzt gleich um die Ecke wohnt. Auch können wir weitere Schlüsse aus der Betrachtung der Evolutionsgeschichte ziehen. So wie es dem steinzeitlich lebenden Jäger geht, so geht es auch den direkten Vorfahren (Homo), den Menschenaffen, allen Primaten, den Säugetieren ganz allgemein, den Wirbeltieren im weiteren Sinne und so ziemlich allen Tierarten, die kämpfen, flüchten und an Infektionen erkranken. Unter Betrachtung unserer Evolutionsgeschichte wird verständlich, dass auch weiter entfernte Tiere ähnliche Mechanismen aufweisen müssen. Wer flüchtet oder kämpft, braucht ein erkennendes Gehirn und Nervensystem und eine Muskulatur, die das tut, was das Gehirn anordnet – Kämpfen oder Weglaufen. Wer sich einem Infektionsprozess aussetzt, braucht ein erkennendes Immunsystem, das den Infektionserreger überwindet oder die Wundheilung befördert. Da die Speicher begrenzt sind, Kampf/Flucht oder Immunabwehr aber viel kosten, muss die Reaktion zeitlich begrenzt sein. Die meisten anderen, an dieser Reaktion nicht beteiligten Organe müssen auf ihre Grundausgabe heruntergefahren werden.

Am Ende dieses Abschnitts wird hoffentlich deutlich, dass wir zwei sich möglicherweise streitende Verhandlungspartner bezüglich der CAEN besitzen:
- das egoistische Gehirn und
- das egoistische Immunsystem.

Diese grundsätzliche Überlegung führt zu einem wichtigen Regelprinzip: Gehirn und Immunsystem müssen die Verhandlungen möglichst mit ihren eigenen Mitteln führen, sodass der jeweils andere wenig dagegen tun kann. Das führt uns unmittelbar zur Betrachtung der in ◘ Abb. 1.9 genannten Faktoren für die Energiefreisetzung.

Auf den Punkt gebracht

- Charles Darwin und Alfred Russel Wallace waren 1858 für die erste Abfassung der Evolutionstheorie maßgeblich.
- In die erste Form der Evolutionstheorie wurden eingearbeitet:
    - Nachkommenüberschuss,
    - Vererbbarkeit,
    - Variabilität,
    - natürliche Selektion (positive und negative Selektion),
    - Anpassung (Adaptation) wandelt Artenbild (Evolution)
- Die moderne Evolutionstheorie ergänzt:
    - Chromosom,
    - Gene,
    - Mutation,
    - Rekombination von Erbmaterial;
    - Populationsgenetik definiert Regeln und führt zu Vorstellungen über Isolation, Migration, Gendrift und Gründereffekte;
    - Makro- und Mikroevolution stellen ein Kontinuum dar.
- Eine Art ist eine Fortpflanzungsgemeinschaft von Populationen und bezüglich der Vermehrung von anderen Fortpflanzungsgemeinschaften isoliert. Die Art nimmt eine spezifische Nische in der Natur ein (Ernst Mayr).
- Menschen denken *a priori*, also zielfindungsorientiert; Evolution muss man jedoch von hinten betrachten: *a posteriori*.
- Große Zeiträume von Millionen oder gar Milliarden Jahren sind schwer zu fassen. Bei einem durchschnittlichen zeitlichen Abstand zwischen 2 aufeinanderfolgenden Generationen von 20 Jahren (heutiger Mensch: 25 Jahre) erhält man in einer Million Jahre 50.000 Generationen. Von den ersten Wirbeltieren trennen uns 460 Millionen Jahre (Neunauge, Schleimaal).
- Der Mensch stammt nicht vom Huhn ab. Huhn und Mensch hatten vor 310 Millionen Jahren einen gemeinsamen Vorfahren, der weder ein Huhn noch ein Mensch war. Beide hatten genug Zeit, sich anders zu entwickeln.
- Die Evolutionsmedizin ist ein neues Fachgebiet, das zur Erklärung von Krankheitsursachen beiträgt: zum Beispiel seltene Krankheiten im französischen Kanada (z. B. Charlevoix-Saguenay), Laktoseunverträglichkeit ohne Krankheitswert, sowie die Fettspeicherung, die bei unseren Vorfahren existierte und bei uns immer noch existiert.
- Das Gehirn ist bei Kampf und Flucht akut tätig (Muskel und Herz sind vom Gehirn abhängig). Das Immunsystem ist bei Infektabwehr und Wundheilung akut tätig. Die verbrauchte Energie kann nicht größer sein als die Energiereserven. So kann man die Auszehrungszeit berechnen.
- Es gibt ein egoistisches Gehirn und ein egoistisches Immunsystem. Die jeweils unbeteiligten Organe werden bei akuter Aktivierung auf die Grundbedürfnisse heruntergefahren.
- Es gibt zwar *„The Big Three"* (Gehirn, Muskeln, Immunsystem), aber bezüglich der Verhandlung der CAEN („controllable amount of energy) gibt es nur zwei Egoisten, da das Gehirn die Aktivität von Herzmuskel und Skelettmuskulatur kontrolliert.

> Aus evolutionsmedizinischer Sicht sollten Gehirn und Immunsystem dominant und weitgehend unabhängig voneinander in der Beschaffung der CAEN tätig sein. Es müssen also getrennte Faktoren des Gehirns bzw. des Immunsystems vorliegen.

Literatur

Darwin C (1963) Die Entstehung der Arten. Reclam, Stuttgart

Diamond J (2012) The world until yesterday: what we can learn from traditional societies. Viking Penguin, New York

Fischer EP (2008) Das große Buch der Evolution. Fackelträger Verlag, Köln

Ganten D, Spahl T, Deichmann T (2009) Die Steinzeit steckt uns in den Knochen. Piper Verlag, München

Gluckman P, Beedle A, Hanson M (2009) Principles of evolutionary medicine. Oxford University Press, Oxford New York

Jahn I (2000) Geschichte der Biologie. Spektrum Akademischer Verlag GmbH, Heidelberg Berlin

Laberge AM, Michaud J, Richter A, Lemyre E, Lambert M, Brais B, Mitchell GA (2005) Population history and its impact on medical genetics in Quebec. Clin Genet 68: 287–301

Mayr E (1982) The Growth of Biological Thought. The Belknap Press of Harvard University Press, Cambridge (Massachusetts) London

Spalding KL, Arner E, Westermark PO, Bernard S, Buchholz BA, Bergmann O, Blomqvist L, Hoffstedt J, Naslund E, Britton T, Concha H, Hassan M, Ryden M, Frisen J, Arner P (2008) Dynamics of fat cell turnover in humans. Nature 453: 783–7

Gehirn und Immunsystem – zwei konkurrierende Reiche

© Springer-Verlag GmbH Deutschland 2018

R. H. Straub, *Altern, Müdigkeit und Entzündungen verstehen*,

https://doi.org/10.1007/978-3-662-55787-7_3

Es ist wie mit den ungleichen Halbbrüdern Kastor und Pollux, die am gleichen Tag geboren wurden und unzertrennlich waren. Sie waren Schutzherren von Sparta, Retter in Schlachten zu Land und zu Wasser. Kastor war ein gewandter Pferdezähmer und Pollux ein großer Faustkämpfer. Beide nahmen an den Fahrten des Jason und der Argonauten teil, und sie begleiteten Herakles auf seiner Reise zu den Amazonen. Hart rangen sie, und der sterbliche Kastor fiel im Kampf. Der unsterbliche Pollux wollte ihm in das Schattenreich folgen, doch Zeus verbot es, gewährte aber täglich wechselnde Treffen der beiden im Reich des Olymp und im Schattenreich.

So unzertrennlich sind auch Gehirn und Immunsystem. Sie bewachen denselben Körper, jeder in seinem Reich, sie treffen sich täglich und kämpfen für die Sache des Ganzen.

3.1   Energiefreisetzung – konkurrierende Rolle von Gehirn und Immunsystem

In ▶ Kap. 1 und 2 wurde die dominante Rolle von Gehirn (und damit auch von Muskulatur, Herzmuskel) und Immunsystem im jeweiligen akuten Kontext einer Gefahrensituation beleuchtet. Nun müssen die getrennten und akuten Beschaffungsmaßnahmen nochmals genauer betrachtet werden. Dabei werden die Ausführungen durch ◘ Abb. 3.1 unterstützt, die immer wieder angesprochen wird. Lassen Sie sich vom Text leiten und gehen Sie stets zur ◘ Abb. 3.1, um das Gelernte einzuordnen.

Bei Kampf und Flucht aktiviert das Gehirn die Hirnanhangsdrüse, die Nebennieren und das sympathische Nervensystem. Das sind die direkt abhängigen Steuerglieder. Es werden die folgenden Hormone auf diese Weise bei akutem Kampf und Flucht freigesetzt:

- Cortisol,
- Adrenalin,
- Noradrenalin,
- Wachstumshormon,
- Schilddrüsenhormone und
- die RAA-Hormone (gemäß ◘ Tab. 1.3).

Diese Hormone hemmen allesamt die Wirkung von Insulin an den drei wichtigsten Speicherorganen Leber, Fettgewebe und Muskulatur (nicht am Herzmuskel). Sie erinnern sich: Insulin war das wichtigste Speicherhormon. Energieträger werden nicht mehr gespeichert und somit im Blutstrom frei verfügbar, was zeigt, dass in diesem Fall die CAEN im Wesentlichen durch das egoistische Gehirn kontrolliert wird. Dieser Vorgang ist von einer akuten Appetitlosigkeit begleitet (Anorexie), und die Magen-Darm-Tätigkeit wird weitgehend eingestellt. Oder könnten Sie sich vorstellen, eine Sahnetorte während des Kämpfens oder Flüchtens zu essen und zu verdauen? Betrachten Sie dazu in Ruhe die obere Hälfte und die linke Seite der ◘ Abb. 3.1 (Pfeil auf „Hemmung der Insulinwirkung“).

Bei einer Entzündung sieht es dagegen folgendermaßen aus: Obwohl eine Entzündungsreaktion möglichst lokal und begrenzt sein soll, kann eine Entzündung auch den ganzen Körper einschließen. Das ist dann der Fall, wenn Zytokine oder Immunbotenstoffe in die Blutbahn gelangen und so andere Organe beeinflussen, oder wenn aktivierte Immunzellen in der Blutbahn wandern und in hormonbildenden Drüsen Einlass finden und Einfluss nehmen. Eine Fernwirkung der Zytokine ist auch über die Aktivierung der Schmerzbahnen

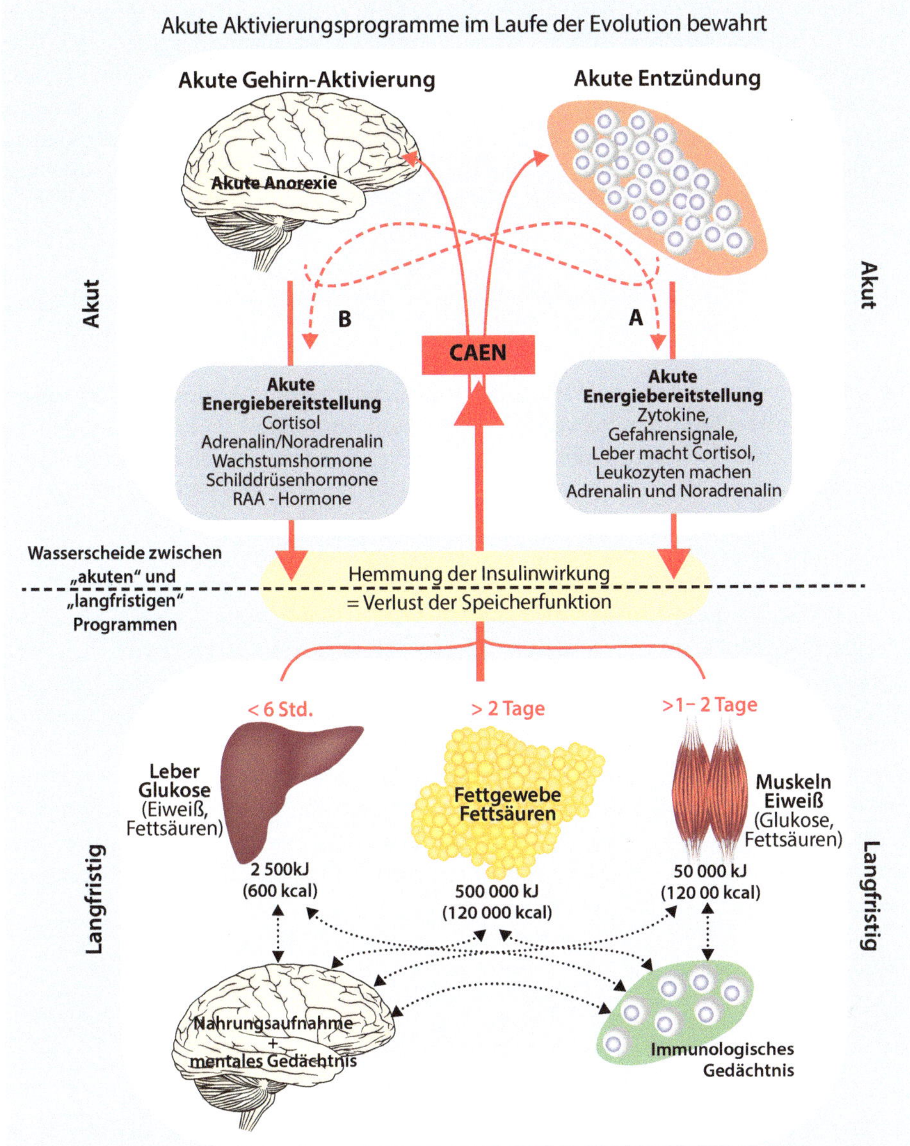

Die zwei Reiche der akuten Energiebereitstellung (oben) im Gegensatz zum langfristigen Programm der Energiespeicherung (unten). Diese Graphik ist eine zentrale Abbildung des Buches. Aus dem Text dieses Kapitels sollte die Abbildung klar werden, da im Text immer wieder Bezug zu dieser Abbildung hergestellt wird. Die gestrichelten Pfeile in der unteren Hälfte zeigen Querverbindungen zum Schutz der Energiespeicher. Die dünnen Pfeile in der oberen Hälfte, die mit **A** und **B** bezeichnet sind, zeigen die gegenseitige Soforthilfe der zwei egoistischen Reiche an. Weitere Erklärungen im Text.

Abb. 3.1   Die zwei Reiche der akuten Energiebereitstellung (obere Hälfte) im Gegensatz zum langfristigen Programm der Energiespeicherung (untere Hälfte).

möglich, da Zytokine Schmerzreize auslösen, die dann an das Gehirn weitergeleitet werden können. Zum Beispiel gibt es bei einer Wundheilung diese Beteiligung des gesamten Körpers dann, wenn das Wundproblem groß genug ist. Erinnern Sie sich an den Mann aus Neuguinea mit der Kratzwunde, der vom zufällig eintreffenden Forschungsreisenden Antibiotika bekam. Bei einer Grippe liegt von vornherein eine schwere allgemeine Entzündungsaktivität vor, die mit hohen Blutspiegeln der Zytokine und vielen aktivierten Immunzellen einhergeht.

Im Gegensatz zum Gehirn bedient sich das Immunsystem

- der Zytokine, der Gefahrensignale aus abgestorbenen Zellen,
- der aktivierten und zirkulierenden Immunzellen und
- der eigenständigen Produktion von Hormonen wie Adrenalin und Noradrenalin in beteiligten Immunzellen.

Diese Faktoren hemmen alle die Wirkung von Insulin. Energieträger werden nicht mehr gespeichert und sind im Blutstrom frei verfügbar. In diesem Fall wird die CAEN im Wesentlichen durch das egoistische Immunsystem kontrolliert. Dieser Vorgang ist von einer akuten Appetitlosigkeit begleitet (Anorexie), und die Magen-Darm-Tätigkeit wird weitgehend eingestellt.

Auch hier sei die Frage erlaubt, ob man Sahnetorte bei heftiger Grippe essen und verdauen kann. Betrachten Sie dazu die obere Hälfte und die rechte Seite der ◘ Abb. 3.1 (Pfeil auf „Hemmung der Insulinwirkung").

Es ist auch bezeichnend, dass die Faktoren des jeweils dominanten Organs das andere egoistische System hemmen. So können Cortisol, Adrenalin und Noradrenalin viele wichtige proentzündliche Funktionen des Immunsystems hemmen. Wird also das egoistische Gehirn aktiv, dann hemmt es das Immunsystem. Und andersherum kann die Entzündung – genauer die Zytokine und die aktivierten wandernden Immunzellen – das Gehirn und die Stressachsen bremsen, was wir bei einer Infektionskrankheit als Müdigkeit, Abgeschlagenheit, erhöhtes Schlafbedürfnis und depressive Symptome wahrnehmen (*„sickness behavior"*). Wird also das egoistische Immunsystem aktiv, dann hemmt es das Gehirn und die Stressachsenhormone. Diese gegenseitige Hemmung wird besonders bei längerer Aktivierung des ein oder anderen egoistischen Systems notwendig.

Ganz akut – also innerhalb von ein paar Stunden bis zu ein paar Tagen – kann es auch eine gegenseitige Soforthilfe geben.

3.2 Energiefreisetzung – gegenseitige Soforthilfe

Im oberen Teil der ◘ Abb. 3.1 sind zwei dünne Pfeile mit (A) und (B) bezeichnet, die auf eine gegenseitige Aktivierung von Gehirn einerseits und Immunsystem andererseits hinweisen. Sind also Gehirn und Immunsystem doch nicht ganz unabhängig voneinander tätig?

Eine Aktivierung des Gehirns führt tatsächlich zu einer milden Aktivierung des weitgehend inaktiven Immunsystems. Die Aktivierung des Immunsystems bei psychologisch stressvollen Ereignissen erkennt man an einer zwei- bis dreifachen Steigerung der Blutspiegel von Interleukin-6. Das bedeutet dann eine Erhöhung von etwa 1–2 pg/ml (Picogramm pro Millilieter) auf 5 pg/ml. Ist das viel? Nein, es ist nicht viel, denn bei einer richtigen Entzündungskrankheit wird Interleukin-6 auf 100 pg/ml bis 10.000 pg/ml erhöht. Diese lediglich sanfte Kreuzaktivierung mag somit eine akute leichte Unterstützungsreaktion sein, dominant ist aber das Gehirn mit den Hormonen der Hirnanhangsdrüse, den Nebennieren und dem sympathischen Nervensystem (also den beiden Stressachsen).

Andersherum kann eine Aktivierung des Immunsystems mit einer sofortigen Aktivierung des Gehirns einhergehen, wenn die Immunreaktion groß genug ist und den ganzen Körper betrifft. So können auch hier die Hirnanhangsdrüse, die Nebennieren und das sympathische Nervensystem zunächst stimuliert werden. Diese Aktivierung dauert aber nicht lange an, weil hier eine baldige Normalisierung der beiden Stressachsen beobachtet wird. Untersuchungen am Menschen haben ergeben, dass die Injektion von Interleukin-6 oder anderer Zytokine zwar kurz eine deutliche Reaktion zeitigen, langfristige Gaben über ein paar Tage haben aber kaum mehr eine Bedeutung. Nach ein paar Tagen der heftigsten Infektion sieht man noch eine milde Aktivierung der Stressachsen, sodass die Blutspiegel von Cortisol und Adrenalin allenfalls geringgradig erhöht sind. Diese sanfte Kreuzaktivierung mag somit eine milde Unterstützungsreaktion sein, dominant ist aber das Immunsystem mit seinen eigenständigen Möglichkeiten der Energiefreisetzung besonders über die Zytokine.

Wenn wir also die zwei dominanten Reiche des Gehirns und des Immunsystems betrachten, dann agieren die eingeschalteten Faktoren weitgehend unabhängig vom jeweils anderen. Trotz einer gegenseitigen Soforthilfe des jeweils anderen Organs bei kurzfristigen Situationen kann man daher von einer egoistischen, Energie einfordernden Haltung der zwei dominanten Reiche ausgehen.

Auffällig ist allerdings, dass die Aktivierung der zwei Reiche zu einer weitgehenden Abschaltung der Nahrungsaufnahme (Anorexie) und der Magen-Darm-Tätigkeit führt. Diese Abschaltung hat drei gravierende Bedeutungen:

- Die Organe im Leber-Magen-Darm-Bereich brauchen viel Energie, und die Abschaltung spart diese Energie.
- Die Organe im Leber-Magen-Darm-Bereich verlieren schnell an Gewicht, wenn gehungert oder die Energieaufnahme eingestellt wird. Muskeln verlieren weniger Gewicht als Bauchorgane.
- Die kurzfristige Abschaltung der Magen-Darm-Tätigkeit führt zur vollständigen Abhängigkeit von Speichern.

Die letztere Tatsache ist von außerordentlicher Bedeutung, da die Zufuhr externer Energieträger (Glukose, Eiweiß, Fett), von Kalzium, Phosphat, Magnesium, Vitaminen und Spurenelementen (z. B. Eisen) damit unterbunden wird. Im Kontext dieser akuten Reaktionen (Kampf/Flucht und Entzündung) muss somit auf Energiereserven und auf vorhandene Speicher von Kalzium, Phosphat, Magnesium, Vitaminen und Spurenelementen zugegriffen werden. Es ist deshalb überhaupt nicht verwunderlich, dass sowohl die Faktoren der Stressachsen (Cortisol, Noradrenalin, Adrenalin, Schilddrüsenhormone und die RAA-Hormone), aber auch die Zytokine und Immunzellen direkt den Knochen abbauen.

Kommen wir nun zur unteren Hälfte der ◘ Abb. 3.1, die die Energiespeicherung nochmals aufgreift (s. auch ◘ Abb. 1.8).

3.3 Energiespeicherung – Gedächtnisfunktion von Gehirn und Immunsystem

Im Laufe des Evolutionsprozesses werden auch Programme des Gehirns und des Immunsystems für eine langfristige Auslegung gebraucht. Es ist ja nicht alles Kampf, Flucht und akute Entzündung. Es gibt da noch Wachstum, Reparatur und Fortpflanzung, für die Energie gebraucht wird.

Unter normalen Verhältnissen ohne diese akuten Überlebensprogramme und ohne den Einsatz der damit verbundenen Energiebereitstellungsfaktoren führen wir ein friedliches und gesundes Leben. Wenn wir überschüssige Energieträger aufnehmen, dann speichern wir sie im Fettgewebe. Die Essprogramme und Sättigungsprogramme sollten einer bilanzierten Nahrungsaufnahme dienen, wobei die Bewegung und damit die Muskeltätigkeit nicht zu kurz kommen dürfen, da die Muskeln sonst abgebaut werden.

Das Gehirn besitzt die Fähigkeit zum Speichern wichtiger Inhalte, sodass unter anderem auch das Nahrungssuchverhalten gespeichert wird.

3.3.1 Gedächtnis des Gehirns

Es wurde nachgewiesen, dass Menschen und Tiere unter natürlichen Bedingungen jene Orte besonders gut speichern können, die reich an guten Nahrungsvorkommen sind. Für Jäger und Sammler ist diese Eigenschaft sehr wichtig. Für uns heutige Menschen ist die Kenntnis der Lage der Supermärkte und Weinhandlungen weniger wichtig, obwohl es doch auffällig ist, wie jeder genau weiß, wo er seine Lieblingsspeisen und -getränke bekommt. So sind die Nahrungsaufnahme, das Nahrungssuchverhalten und die Speicherung für eine langfristige Anwendung im Laufe der Evolutionsgeschichte erhalten geblieben (■ Abb. 3.1, untere Hälfte).

Auch auf der Seite des Immunsystems gibt es wichtige Programme, die keinesfalls etwas mit akuter Entzündung zu tun haben und langfristig gebraucht werden. So ist es faszinierend, dass sowohl das Gehirn als auch das Immunsystem eine **Gedächtnisfunktion** besitzen. Andere Organe mit derart großer Gedächtnisfunktion wie Gehirn und Immunsystem gibt es nicht. Auch dies spricht für die wesentliche Bedeutung der zwei egoistischen Reiche. Denn wenn jemand etwas in Erinnerung behält, dann hat es bestimmt etwas mit Energiesparen für schlechte Zeiten zu tun. Dazu wollen wir ein Beispiel aus der Energiewirtschaft heranziehen.

Wenn wir Gas in einer Gaskugel oder Erdöl in Erdöltanks speichern, dann tun wir das, weil wir für knappe Zeiten Energieträger bereithalten wollen. Vor mehr als 40 Jahren, im Jahr 1973, drehten die OPEC-Länder den Ölhahn zu, weil sie damit auf die Probleme des arabisch-israelischen Jom Kippur-Krieges aufmerksam machen wollten. Es kam zu einer akuten Erdölverknappung mit autofreien Sonntagen, weil Erdöl Mangelware war. Im darauffolgenden Jahr musste die Bundesrepublik Deutschland 17 Milliarden Deutsche Mark mehr bezahlen als im Jahr zuvor, und dies hatte soziale und wirtschaftliche Folgen. Im Energiesicherungsgesetz von November 1973 wurde die Sicherung der Energieversorgung rechtlich geregelt. Die Gaskugeln wurden allerdings in Deutschland schon in den 1930er-Jahren eingeführt.

Und es ist dann auch eine Leistung des mentalen Gedächtnisses, dass sich in Krisenzeiten jemand an die Gaskugeln erinnert und weiß, wie man den Hahn aufdreht. Doch wie sieht das Gedächtnis des Immunsystems aus?

3.3.2 Gedächtnis des Immunsystems – Tetanus und so

Das Immunsystem speichert Auseinandersetzungen mit Infektionserregern im immunologischen Gedächtnis. Jeder von uns kennt die Bedeutung des immunologischen Gedächtnisses. Wenn man zum Beispiel eine Tetanusimpfung bekommt, dann wird das gefährliche Tetanustoxin in kleinsten Mengen gespritzt. Das Tetanustoxin wird im Krankheitsfall normalerweise von Tetanusbakterien in rauen Mengen hergestellt, und das ist gefährlich, weil das Tetanustoxin die Nerven- und damit die Muskelfunktionen lähmt. Bekommt man aber nur kleine Mengen des Tetanustoxins, so gibt es keinen Wundstarrkrampf.

Im Gegenteil: Nun erkennt das Immunsystem das fremde Tetanustoxin und kann reagieren. Man nennt dieses fremde Eiweiß, also das Tetanustoxin, auch Fremdantigen. Nun entwickelt das Immunsystem eine Abwehrstrategie, indem es sogenannte Antikörper bildet, die das Tetanustoxin unschädlich machen. Der Erfolg der Impfung kann dann auch über die Zahl von Antikörpern gegen Tetanustoxin im Blut gemessen werden; je mehr, desto besser. In ◘ Abb. 3.2a ist das Tetanustoxin in räumlicher Struktur dargestellt.

Die Wirkung dieser Tetanusimpfung hält 10 Jahre an, was so viel heißt wie 10-jähriger Schutz vor Wundstarrkrampf. Dann muss man die Impfung wiederholen, um wieder 10 Jahre geschützt zu sein.

Da die Antikörper immer weiter produziert werden, muss es so etwas wie ein Gedächtnis des Immunsystems geben. Sollte während der 10 Jahre das Tetanustoxin in unserem Körper

◘ **Abb. 3.2**   a, b Räumliche Struktur von Tetanustoxin (**a** Fremdantigen) und Insulin (**b** Autoantigen)

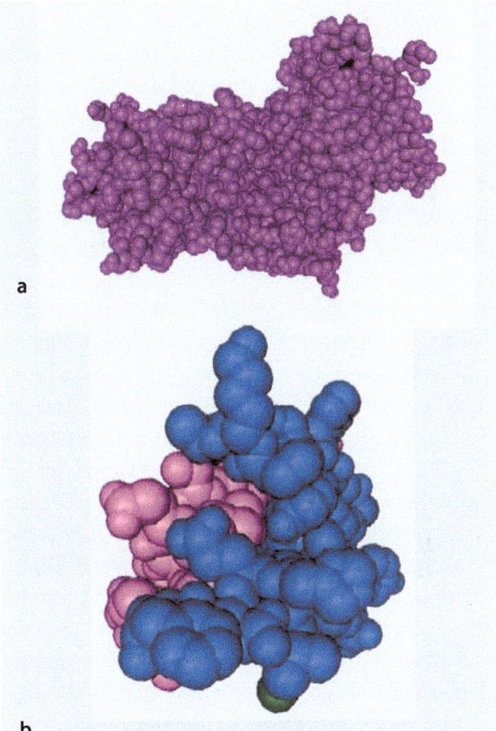

Räumliche Struktur von Tetanustoxin (oben, Fremdantigen) und Insulin (unten, Autoantigen). Die blauen und pinkfarbenen Kugeln stellen die Aminosäuren im Molekül dar. Beide sind so klein, dass man sie im Lichtmikroskop nicht erkennen kann. Es handelt sich hier um Modelle der räumlichen Anordnung dieser beiden Eiweißmoleküle. Das Tetanustoxin ist ein Fremdantigen, wohingegen Insulin ein Autoantigen ist. Diese Eiweißmoleküle werden von den Antennen der Immunzellen erkannt.

auftauchen, dann wird das Gedächtnis aktiviert, es werden Antikörper gegen das Fremdantigen produziert und das Tetanustoxin wird unschädlich gemacht.

Prima Sache, so eine Impfung, die übrigens zum ersten Mal in großem Stil in Konstantinopel im Jahr 1717 gegen Pocken im Auftrag von Sultan Ahmed III (1673–1736) durchgeführt wurde. Der Engländer Edward Jenner hat dann eine abgewandelte Methode in Bristol im Jahr 1796 eingeführt. Er nannte sie Vakzinierung, weil er das Impfmaterial von Kühen mit Kuhpocken bekam (vacca, lat. Kuh).

Wenn wir dieses Gedächtnis im Zusammenhang mit Tetanus betrachten, dann erkennen wir hier die Auseinandersetzung mit einem fremden Eiweiß oder Fremdantigen. Wir erkennen auch ein immunologisches Gedächtnis gegen das Fremdantigen. Das Immunsystem führt also einen Angriff gegen Fremdantigene durch. Dieser Angriff hat besondere Charakteristika, die uns die Bedeutung für das Energiesparen sichtbar machen.

Beim ersten Treffen der Immunzellen und des Fremdantigens, zum Beispiel bei einer Impfung im Kleinkindalter, braucht das Immunsystem circa 14 Tage, bis es maximal gut das Fremdantigen erkennen und angreifen kann. Es macht einen mühsamen Reifungsprozess durch, was in den Lymphknoten, der Milz und im Knochenmark stattfindet. Dabei ist der Zellumsatz deutlich erhöht (es werden viele Zellen generiert). Diese 14 Tage können wirklich lang sein, da man während der Zeit und auch noch eine Woche danach ein erhebliches Krankheitsgefühl erlebt. Erinnern Sie sich an die Abschaltung der Nahrungsaufnahme und an die Auszehrungszeit; es werden die Speicher gebraucht.

Beim zweiten Treffen der Immunzellen und des Fremdantigens, zum Beispiel bei Impfung im fortgeschrittenen Kindesalter (mit dem gleichen Impfstoff), also nach stattgehabtem erstem Treffen, reagiert nun das Immunsystem sehr viel schneller, da die Gedächtnisfunktion eingeschaltet wird. Jetzt gibt es bereits von Anfang an perfekte Immunzellen, die das Fremdantigen sofort erkennen. Innerhalb von 3–5 Tagen hat man bereits eine mustergültige Immunantwort, die das Fremdantigen unschädlich macht. So können die Tetanusbakterien zwar Tetanustoxin produzieren, aber die neutralisierende Antwort ist schneller verfügbar, und es kommt nicht zum Wundstarrkrampf.

Im Vergleich zu den 14 Tagen bei Erstkontakt ist der Aufwand des Immunsystems beim Zweitkontakt energetisch gesehen sehr viel geringer. Außerdem erleben wir beim Zweitkontakt kein gravierendes Krankheitsgefühl und können mehr oder weniger normal essen und trinken. Hier sieht man klar den energetischen Vorteil.

Dieses Gedächtnis wird oft in jungen Jahren angelegt, weswegen wir viele Kinderkrankheiten im höheren Alter auch nicht mehr durchmachen müssen. Stellen Sie sich vor, dass wir alle 3 Jahre Windpocken hätten. Hinsichtlich der erneuten Infektion nimmt das Gedächtnis des Immunsystems eine langfristige energiesparende Rolle ein (◘ Abb. 3.1, untere Hälfte). Diese langfristige Rolle wurde in der Evolutionsgeschichte im Kontext von Infektionskrankheiten gegenüber Fremdantigenen beibehalten.

3.3.3 Fremdantigen, Autoantigen und Gedächtnis

Nun sprachen wir von einem Fremdantigen wie Tetanustoxin, das auf jeden Fall vom Immunsystem erkannt und unschädlich gemacht werden muss. Wie ist es aber mit den vielen Eiweißmolekülen in unserem eigenen Körper, die eventuell auch als Antigen erkannt werden können? Diese eigenen Antigene nennt man Autoantigene im Gegensatz zu den Fremdantigenen (autós, gr. selbst, eigen). Insulin ist beispielsweise ein Autoantigen. Insulin, das Speicherhormon, besteht aus 51 aneinandergehängten einzelnen Aminosäuren, die ein Eiweißknäuel bilden (◘ Abb. 3.2b). Solche Eiweißknäuel wie Insulin können Autoantigen sein, und diese Autoantigene können eine Immunreaktion hervorrufen, die man dann Autoimmunreaktion nennt. Viele Menschen zeigen gegenüber Insulin eine Autoimmunreaktion, die aber meistens völlig harmlos ist.

Anders als bei Fremdantigenen fehlen bei den harmlosen Autoantigenen die entsprechenden Steuersignale zum richtigen Vollangriff. Das ist dann so ähnlich, als wenn der Trompeter bei der Jagd zum Angriff bläst, aber die Trompete nicht funktioniert. Der volle Angriff unterbleibt, aber das Immunsystem merkt sich trotzdem das Autoantigen im immunologischen Gedächtnis. Es merkt sich dort, dass das Autoantigen „unschädlich" sein muss, weil es ja nicht mit einem richtigen Angriffssignal verknüpft wurde. Das immunologische Gedächtnis erkennt die Autoantigene und ordnet ihnen die Bedeutung „eigen" und „unschädlich" zu.

Nun kann es aber auch einmal passieren, dass ein Autoantigen im Kontext fremder Angriffssignale wie zum Beispiel bei einer Viruserkrankung oder einer bakteriellen Erkrankung präsentiert wird. Unter solchen unglücklichen Umständen kann es geschehen, dass das Autoantigen als Fremdantigen erkannt wird und der Angriff in voller Stärke erfolgt.

Hier macht das Immunsystem einen gravierenden Fehler, der zu einer sogenannten Autoimmunkrankheit führt, einer Krankheit, die gegen das Selbst gerichtet ist. Etwa 6% der Bevölkerung leiden an Autoimmunkrankheiten. Wo 94% der Menschen von den Funktionen des Immunsystems bei der Auseinandersetzung mit einem Fremdantigen profitieren, führt das gleiche Immunsystem bei 6% zu einer Autoimmunkrankheit, einer chronischen Entzündungskrankheit (Beispiele: rheumatoide Arthritis, Schilddrüsenentzündung, multiple Sklerose, Schuppenflechte u. a.).

Wir wollen diesen Abschnitt aber mit einer positiven Erinnerung beenden. Das mentale Gedächtnis im Gehirn und das immunologische Gedächtnis dienen dem **Einsparen von Energie.** Diese beiden Gedächtnisleistungen sind im Laufe der Evolution beibehalten worden, weil sie für das gesamte System günstig sind. Diese Elemente spielen für die Energiespeicherung in ◘ Abb. 3.1 in der unteren Hälfte eine zentrale Rolle.

Auf den Punkt gebracht

- Das egoistische Gehirn aktiviert die Hirnanhangsdrüse, die Nebennieren und das sympathische Nervensystem zur Energiebeschaffung.
- Auf diese Weise werden bei akutem Kampf und Flucht, aber auch bei psychologischem Stress Hormone oder Botenstoffe des sympathischen Nervensystems freigesetzt, die Insulin (das Speicherhormon par excellence) oder die Insulinwirkung hemmen:
  - Cortisol,
  - Adrenalin,
  - Noradrenalin,
  - Wachstumshormon,
  - Schilddrüsenhormon und
  - die RAA-Hormone.
- Das egoistische Immunsystem benutzt dazu die Zytokine, Gefahrsignale und wandernde Immunzellen mit ihren mitgebrachten Immunbotenstoffen zur Energiebeschaffung.
- Auf diese Weise werden bei Abwehrreaktionen Immunbotenstoffe freigesetzt, die Insulin oder die Insulinwirkung hemmen:
  - TNF,
  - Interleukin-6,
  - Gefahrsignale,
  - Hormone aus Immunzellen (Noradrenalin),
  - Hormone aus der Leber (entzündungsbedingt stimuliertes Cortisol).

- Bei länger dauernden Situationen hemmen die Faktoren des egoistischen Gehirns das egoistische Immunsystem und andersherum. Bei kurzfristigen Situationen helfen sich beide auf eine milde Art und Weise (gegenseitige Soforthilfe).
- Die Appetitlosigkeit begleitet die Kampf- und Fluchtreaktion des Gehirns, aber auch die Abwehrreaktion des Immunsystems. Daher muss der Körper in diesen Situationen auf gespeicherte Energieträger, Kalzium, Phosphat, Magnesium, Vitamine und Spurenelemente (z. B. Eisen) zurückgreifen.
- Das egoistische Gehirn und das egoistische Immunsystem besitzen je ein eigenes Gedächtnis, das dem Energiesparen dient. Nur diese beiden egoistischen Organe haben ein Gedächtnis.
- Ein Fremdantigen ist ein nicht zu unserem Körper gehörendes Molekül (meistens ein Eiweißmolekül), das vom Immunsystem erkannt und mittels Antikörper gebunden und unschädlich gemacht wird.
    - Es gibt ein immunologisches Gedächtnis für „fremd".
    - Beispiel: Tetanustoxin.
- Ein Autoantigen ist ein zu unserem Körper gehörendes Molekül (meistens ein Eiweißmolekül), das vom Immunsystem als „eigen" und „unschädlich" erkannt wird.
    - Es gibt ein immunologisches Gedächtnis für „eigen".
    - Beispiel: Insulin.
- Bei einer Autoimmunkrankheit kommt es irrtümlicherweise zu einem Angriff gegen ein eigenes, unschädliches Antigen. Etwa 6% der Menschen leiden an einer Autoimmunkrankheit. Dagegen profitieren 94% der Menschen von den Fähigkeiten des Immunsystems bei Infektion.
- Zwischen den akuten Aktivierungsphasen des egoistischen Gehirns und des egoistischen Immunsystems bleiben friedliche Zwischenphasen, die für Wachstum, Reparatur und Fortpflanzung genutzt werden. Um diese Funktionen zu gewährleisten, müssen die Egoisten – das Gehirn und das Immunsystem – weitgehend gezähmt sein.

Literatur

Dorn LD, Susman EJ, Pabst S, Huang B, Kalkwarf H, Grimes S (2008) Association of depressive symptoms and anxiety with bone mass and density in ever-smoking and never-smoking adolescent girls. Arch Pediatr Adolesc Med 162: 1181–8

Ramsey JJ, Harper ME, Weindruch R (2000) Restriction of energy intake, energy expenditure, and aging. Free Radic Biol Med 29: 946–68

Wahlbeck K, Forsen T, Osmond C, Barker DJ, Eriksson JG (2001) Association of schizophrenia with low maternal body mass index, small size at birth, and thinness during childhood. Arch Gen Psychiatry 58: 48–52

Energieausgaben im Rampenlicht

Das Immunsystem, das wir im ersten Teil als egoistisch entlarvt haben, erzeugt viele Probleme im gesamten Körper, wenn dort eine Entzündung vorliegt, die langwierig und stark ist. Der Autor des Buches sammelte viel Erfahrung im Bereich der chronischen Rheumakrankheiten, besonders der rheumatoiden Arthritis, der Polymyalgia rheumatica und der chronisch entzündlichen Darmkrankheiten. Rein historisch lag daher der Fokus der Betrachtungen anfangs auf den eher „starken Entzündungen". Diese starken Entzündungen können den Blick auf die „milderen Entzündungszustände" verstellen. Außerdem ist bei diesen starken Entzündungskrankheiten das Immunsystem sehr egoistisch, was besonders dann sichtbar wird, wenn die Krankheiten noch nicht oder nicht gut therapiert sind. Die Energieausgabe durch das Immunsystem kann dann ganz enorm sein.

Im Laufe des wissenschaftlichen Arbeitens wurde aber klar, dass auch mildere Formen der Entzündung gepaart mit zusätzlichen energieverbrauchenden Prozessen, zum Beispiel während des Alterns, ganz ähnliche langfristige Probleme erzeugen, wie man sie bei den Rheumakrankheiten beobachtet. Im Unterschied zu den Rheumakrankheiten, die schnell eine hohe Entzündungsaktivität und Energieausgabe bedingen können, sind die Prozesse während des Alterns langwieriger und kumulativer. Es kommen mehrere energieverbrauchende Faktoren aus unterschiedlichen Bereichen zusammen, führen aber zu ähnlichen Problemen.

In Teil II des Buches werden nun die verschiedenen Zustände, die dazu führen können, dass mehr Energie ausgegeben wird, genauer ins Visier genommen. Dies ist eine wichtige Plattform, um vor allen Dingen die Situation beim Altern besser einschätzen zu können.

Im Teil III des Buches kommen wir dann auf die langfristigen Probleme einer erhöhten Energieausgabe zu sprechen. Sie werden erkennen, dass sich die angesprochenen Probleme mit Hilfe der Energieüberlegungen und der Evolutionsmedizin aus Teil I und Teil II erklären lassen.

Entzündung und Energie

4.1   Historische Definition von Entzündung

Historisch wird die Entzündung seit Celsus (Schriftsteller in Rom; um 25 vor bis circa 50 nach Beginn unserer Zeitrechnung) und Galen (Arzt in Rom; 129 bis 210 nach Beginn unserer Zeitrechnung) mit den fünf Kardinalsymptomen beschrieben (s. Infobox).

Die fünf Kardinalsymptome der Entzündung
- 1) Rötung
- 2) Überwärmung
- 3) Schwellung
- 4) Schmerz
- 5) Funktionseinschränkung

Alle Punkte sind in ◘ Abb. 4.1 erkennbar, wobei die Punkte 1–4 vor allen Dingen in der unteren Abbildung (◘ Abb. 4.1b) sichtbar werden (Pfeil). Das klinische Bild der Hände (oben, ◘ Abb. 4.1a) macht uns klar, dass sich hieraus zwangsweise die Funktionseinschränkungen ergeben müssen. Ein Operationsbild mit Blick auf die Knorpelschicht würde uns klar machen, dass ein Entzündungsgewebe existiert, das sich an die Stelle des normalen Knorpelgewebes setzt. Es sieht aus, als ob ein rotes Unkraut über die heile gelbliche Knorpelschicht hinwegwuchere, wie es im *Krieg der Welten* von H.G. Wells geschildert wird, wenn dort das rote Unkraut vom Mars die Erde überwuchert. Das gesunde Gewebe wird durch ein rotes – gut durchblutetes – Entzündungsgewebe ersetzt.

Entzündungsgewebe bedeutet, dass Immunzellen einwandern und lokale Zellen aktiviert werden. Des Weiteren kommt es zu einer Gefäßerweiterung.

- Die Rötung ist mit der größeren Zahl an roten Blutkörperchen pro Fläche im Kontext der Gefäßerweiterung bestens erklärt.
- Die Erwärmung erklärt sich dadurch, dass die Gefäße weit gestellt werden und wärmeres Blut in die Entzündungsregion eintritt.
- Die Schwellung kommt zustande, weil Gefäße undicht werden. Dieses Undichtwerden ist bei einem Wundgeschehen wichtig, weil hierdurch wandernde Abwehrzellen überhaupt erst ins Entzündungsgebiet eintreten können.
- Wenn wir so etwas bei einer chronischen Entzündungskrankheit sehen, dann müssen wir uns vergegenwärtigen, dass dieser Mechanismus im Zusammenhang mit akuten Wundinfektionen in unserer Evolutionsgeschichte beibehalten wurde (nicht für die chronische Entzündungskrankheit).
- Schmerzen entstehen, weil Entzündungsfaktoren die Schmerznervenfasern aktivieren. Die Ausführungen zum Thema Schmerz werden im nächsten Kapitel (▶ Kap. 5) noch einmal detaillierter aufgegriffen.

Wenn eine Entzündung nur für einen kurzen Zeitraum existiert, dann ist sie meist ein positives Zeichen, das zur Beseitigung eines Infektionserregers, zur Reinigung einer Wunde, zur Beseitigung eines Fremdkörpers und zur Wundreparatur beiträgt. Wir hatten in ▶ Kap. 2 „Evolutionsmedizin" festgestellt, dass eine Entzündung wegen eines möglichen hohen Energieverbrauches nicht lange bestehen darf. Wir haben auch gelernt, dass das Immunsystem

◘ Abb. 4.1   a, b Typische Veränderungen bei der schweren Gelenkentzündung mit Namen rheumatoide Arthritis. **a** Veränderung der Gelenkstellung. **b** Rötung und Schwellung sowie Knötchen entlang der Strecksehnen von Muskeln, die die Finger bewegen (Rheumaknötchen)

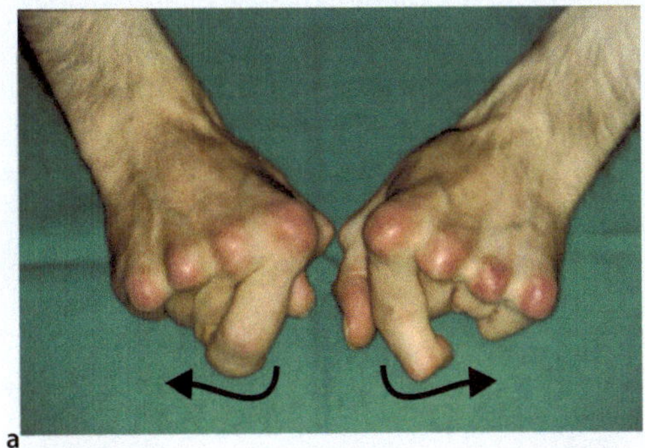

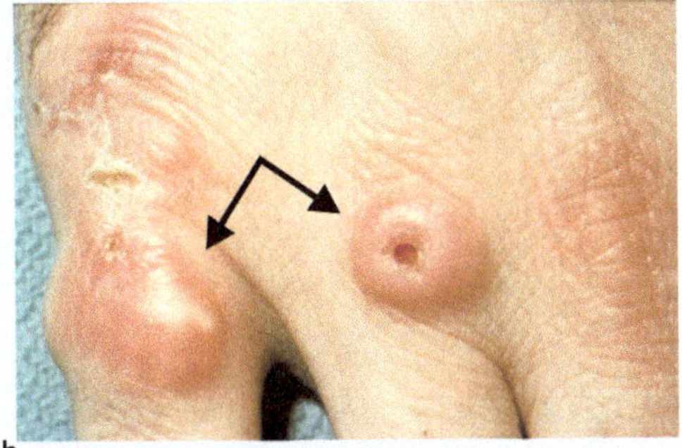

Typische Veränderungen bei der schweren
Gelenkentzündung mit Namen rheumatoide Arthritis.
a) Veränderung der Gelenkstellung.
b) Rötung und Schwellung sowie Knötchen entlang
der Strecksehnen von Muskeln, die die Finger
bewegen (Rheumaknötchen)

egoistisch ist und daher hohe Energieressourcen nicht langfristig für sich reklamieren darf. Kommt es zu langwierigen Entzündungen, dann entstehen Folgeprobleme, mit denen wir uns im dritten Teil des Buches befassen.

Zuvor wollen wir die Stärke der Entzündung und den Energieverbrauch näher betrachten.

4.2   Entzündungsstärke: Rosendorn, Rheuma und Blutvergiftung

Stellen Sie sich ein bewaffnete Auseinandersetzung vor, bei der die gegnerischen Parteien je eine Pistole mit einem Schuss Munition verwenden, z. B. wie in Thomas Manns berühmtem Roman *Der Zauberberg*, als Lodovico Settembrini auf Leo Naphta trifft. Der Pistolenschuss reicht etwa 100 Meter weit und hat am Auftreffpunkt eine kleine ungefährliche Energie von weniger als 0,5 kJ. Dieses Pistolengefecht hat daher nur eine geringe Stärke und Ausbreitung. Es kostet schließlich wenig Energie.

Dagegen fliegt eine Sprenggranate von 1.200 kg Gewicht aus der „Dicken Bertha" des ersten Weltkriegs rund 9 Kilometer und hat die Auftreffenergie von 58.000 kJ. Das ist nun keinesfalls harmlos, zumal die Sprenggranate beim Auftreffen explodiert und so noch viel mehr vernichtende Energie freisetzt, insgesamt 1 Million kJ. Vergleicht man die Spreng-granate der Dicken Bertha mit der Atombombe *Fat Man*, die über Nagasaki im zweiten

Weltkrieg explodierte, so ist die Energie der Sprenggranate in relativen Einheiten geringgradig größer als die einer Pistolenkugel in Relation zur Sprenggranate der Dicken Bertha. Die Atombombe von Nagasaki hatte eine freiwerdende Energie von ungefähr 84 Milliarden kJ.

Übersetzt man dies in das kriegerische Geschehen bei einer Entzündungsreaktion des Immunsystems, so ist die Pistolenkugel mit einem in die Haut eingedrungenen Rosendorn, die Atombombe aber mit einer schweren Blutvergiftung zu vergleichen. Im einen Fall haben wir eine lokal begrenzte Abwehrreaktion, bei der weniger lokale Immunzellen und lokale Energievorräte einbezogen sind, und die sich nicht ausbreitet. Im anderen Fall ist der gesamte Körper in Mitleidenschaft gezogen, eine Unzahl von Immunzellen ist im Einsatz, und es werden große Energiereserven benötigt. Der Tagesbedarf kann sich bei der Blutvergiftung von 10.000 kJ (2.388 kcal) auf 15.000 kJ (4.777 kcal) erhöhen. Hier ist die Stärke hoch, und das Ausbreitungsgebiet ist mit dem gesamten Körper gleichzusetzen.

Als sehr gutes Maß für die Stärke der Entzündung im menschlichen Körper haben sich die Blutkörperchensenkungsgeschwindigkeit, die Blutwerte des C-reaktiven Proteins oder des Interleukin-6 bewährt. Will der Hausarzt eine Entzündung ausschließen, so verwendet er mindestens einen dieser Parameter. Alle drei Faktoren hängen eng miteinander zusammen, wobei das Zytokin Interleukin-6 sehr wichtig ist, weil es die anderen zwei Faktoren stimuliert. Da es am Anfang der Ursachen-Wirkungs-Kette steht, ist Interleukin-6 – das Hormon der Entzündung – bedeutend.

Ein junger Mensch im Alter von 20 Jahren hat einen Interleukin-6-Spiegel von 1 pg/ml, der im Laufe des Alterns bis auf etwa 2,5 pg/ml ansteigt. Daran erkennt man die Zunahme einer milden entzündlichen Konstellation während des Alterns. Wird ein alter, aber sonst gesunder Mensch in einem neuen Zuhause untergebracht, zum Beispiel in einem Altenheim, dann führt dieser psychologische Stress zusammen mit dem Alter schon zu einer Anhebung des Interleukin-6 auf 3,5 pg/ml. Bei Lebensereignissen, die mit erhöhtem Stress verbunden sind, wie beispielsweise bei der Dauerpflege eines Alzheimer-Angehörigen, steigt Interleukin-6 auf etwa 6 pg/ml an.

Eine gut eingestellte Rheuma- oder Autoimmunkrankheit zeigt Interleukin-6-Spiegel von etwa 8–10 pg/ml, und das sollte auch immer das Ziel des behandelnden Arztes sein. Er wird sich möglicherweise nach der Blutkörperchensenkungsgeschwindigkeit oder dem C-reaktiven Protein richten, aber diese sollten möglichst in der Nähe des oberen Normwertes oder noch darunter sein. In einer unserer Studien zur rheumatoiden Arthritis am Universitätsklinikum Regensburg waren bei den moderat erkrankten Patienten die Spiegel des Interleukin-6 vor der Therapie bei 26,0 pg/ml und nach erfolgreicher Therapie bei 8,5 pg/ml. In einer anderen Studie an Patienten mit rheumatoider Arthritis ging der Interleukin-6-Spiegel innerhalb der ersten Woche der Therapie von 65,3 pg/ml auf 14,1 pg/ml herunter. Hier weiß der Arzt, dass gut therapiert wurde, da sich die Entzündung innerhalb kürzester Zeit stark verringerte und sich noch weiter verringern wird. Je schneller die Entzündungswerte abfallen, desto günstiger ist die Prognose bezüglich der Gelenkschädigung.

In einer weiteren Studie an Patienten mit Blutvergiftung, die am Universitätsklinikum in Regensburg durchgeführt wurde, hatten Patienten in der ersten Woche nach stationärer Aufnahme einen Mittelwert von 2.910 pg/ml Interleukin-6, in der zweiten Woche 359 pg/ml und in der dritten Woche 211 pg/ml. Im Verlauf wurde es also besser. Bei dieser Studie bestimmte man bei einem Patienten den Interleukin-6 – Spiegel zu 107.259 pg/ml. Das ist die Atombombe der Entzündung.

◘ Abb. 4.2 fasst diese Befunde noch einmal graphisch zusammen. Es wird dort klar, dass die Entzündung – gemessen anhand des Spiegels des Interleukin-6 – von 1,0 pg/ml bis 100.000 pg/ml unterschiedlich stark sein kann. Offensichtlich entspricht 1 pg/ml einer

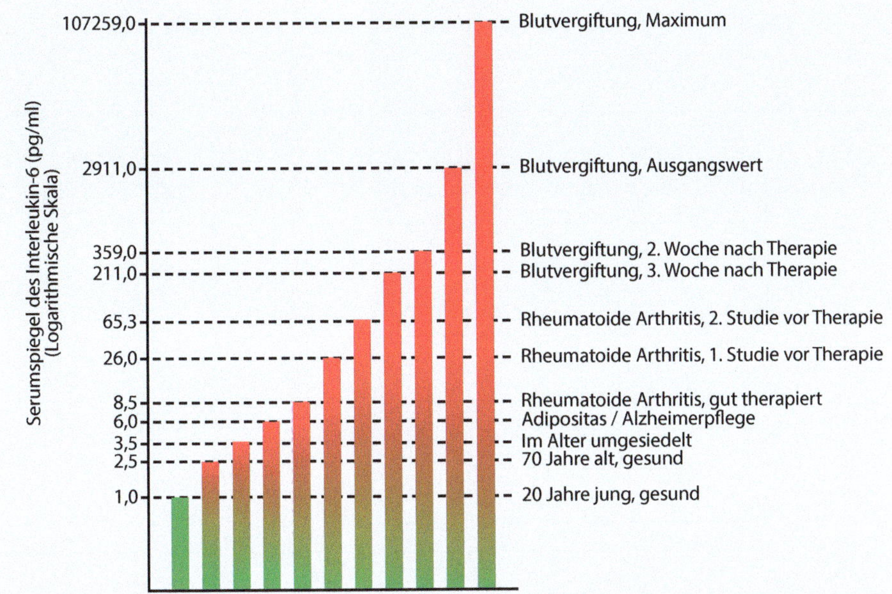

Serumspiegel des Interleukin-6 bei verschiedenen Zuständen. Für die y-Achse wurde eine logarithmische Skala benutzt, die man gerne bei exponentiellem Wachstum verwendet. Die grüne Farbe zeigt die normale Situation an. Bei höherer Entzündung geht die Farbe in Rot über und deutet so eine schwerere Entzündungssituation an. Bei der rheumatoiden Arthritis sind zwei Beispiele für den Serumwert des Interleukin-6 vor Therapiebeginn angegeben, weil diese Krankheit mehr oder weniger stark beginnen kann (manche Patienten haben Serumwerte bis zu 200 pg/ml). Das Maximum bei der Blutvergiftungsstudie trat bei einem Patienten auf. Die anderen Angaben zur Blutvergiftung sind Mittelwert von sehr vielen Patienten.
Von Adipositas(= Fettsucht) spricht man ab einem Body-Mass-Index (BMI) (= Gewicht in kg geteilt durch Größe in m im Quadrat) von 30 kg/m² und mehr.

Abb. 4.2   Serumspiegel des Interleukin-6 bei verschiedenen Zuständen

Situation ohne Entzündung, wohingegen 1.000–100.000 pg/ml eine starke Entzündung darstellen. Es ist aber nicht einfach, die exakte Grenze zwischen „schwach" und „stark" zu ziehen, da die Menschen ganz unterschiedlich empfindlich sind. Außerdem kann man wohl mit einem einzelnen Faktor wie Interleukin-6 nur annähernd das volle Ausmaß der Situation abschätzen.

4.3   Entzündung verursacht erhöhte Energieausgabe

In einer vielzitierten Untersuchung von gesunden Personen konnte eine Arbeitsgruppe am amerikanischen nationalen Gesundheitsinstitut *(National Institute of Health)* bei Washington zeigen, dass die Gabe von Interleukin-6 mittels Spritze unter die Haut die Spiegel desselben Interleukin-6 erhöht und dass dies zu einer verstärkten Energieausgabe des gesamten Körpers führte (Abb. 4.3).

Erhöhte man die Spiegel des Interleukin-6 von den üblichen 1 pg/ml auf 6 pg/ml, dann nahm die Energieausgabe um 250 kJ (60 kcal) pro Tag zu (Abb. 4.3). Ist ein Patient mit einer Rheumakrankheit gut therapiert, dann liegt der Spiegel des Interleukin-6 bei 10 pg/ml. Im Experiment an gesunden Personen führte die Zunahme von den üblichen 1 pg/ml auf 10 pg/ml zu einer Steigerung der Energieausgaben um 300 kJ (72 kcal) pro Tag.

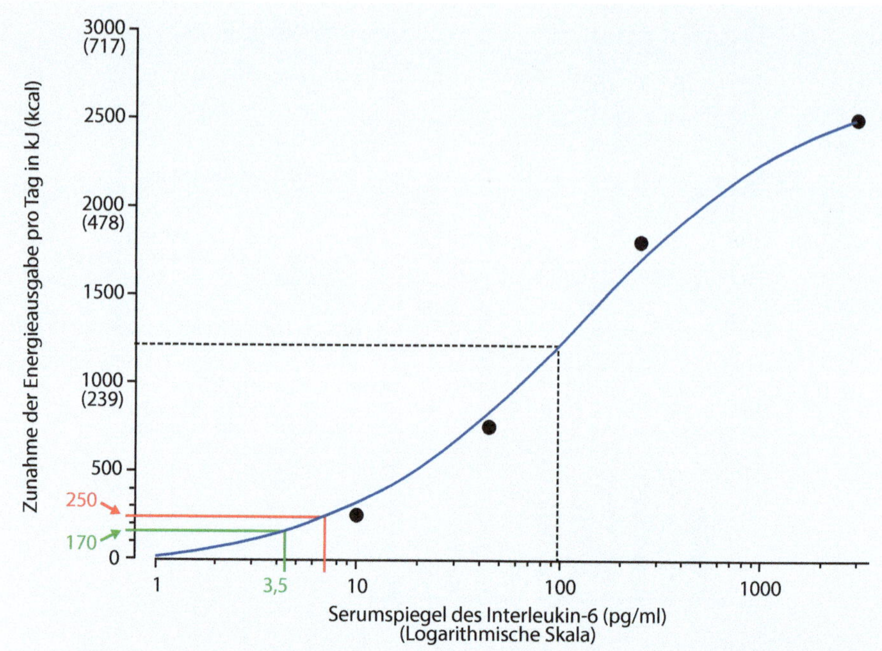

Die Zunahme des Interleukin-6 – Spiegels erhöht Energieausgabe pro Tag. Bei den untersuchten Personen wurde das Zytokin Interleukin-6 mit einer Spritze unter die Haut gespritzt. Nach kurzer Zeit stieg der Blutspiegel des Interleukin-6 auf die angegebenen Werte an (schwarze Punkte). Gleichzeitig wurde die Zunahme der Energieausgabe über den normalen Grundbedarf hinaus gemessen. Zum Beispiel bedeutet 500 kJ auf der Y-Achse eine um 500 kJ erhöhte Energieausgabe, die auf die Injektion von Interleukin-6 und die damit verbundene Zunahme der Entzündung zurückzuführen ist. Die blaue Kurve ist so bestimmt worden, dass die schwarzen Messpunkte der Versuchspersonen möglichst genau auf der Kurve liegen. Man erkennt: Mit ansteigenden Spiegeln des Interleukin-6 auf der X-Achse steigt die Energieausgabe auf der Y-Achse an. Bei einer Erhöhung des Blutspiegels auf 3,5 pg/ml (grüne Linien) nimmt die Energieausgabe um 170 kJ (40 kcal) pro Tag zu. Bei einer Erhöhung des Spiegels auf 6,0 pg/ml (rote Linien) nimmt die Energieausgabe entsprechend auf 250 kJ pro Tag zu. Bei einer Erhöhung des Spiegels auf 100 pg/ml (schwarze gestrichelte Linien) nimmt die Energieausgabe pro Tag um etwa 1200 kJ zu.

Abb. 4.3   Zunahme des Interleukin-6-Spiegels erhöht Energieausgabe pro Tag

Nun sind 250 kJ und 300 kJ unter Energiegesichtspunkten keine sehr große Menge, denn diese zusätzlichen Ausgaben würden die Auszehrungszeit bei einem heutigen Menschen in sitzender Körperhaltung bei vollständigem Nahrungsstopp von 55 Tage auf 53 Tage verkürzen. Es wird klar, dass diese Energiemehrausgabe unwesentlich ist, und das erkennt man auch unter Betrachtung der Energieausgabe in ■ Tab. 1.1.

Ziemlich anders ist das schon mit den hohen Spiegeln des Interleukin-6 von 1.000– 3.000 pg/ml in ■ Abb. 4.3, die zu einem Anstieg der Energieausgaben um 2.500 kJ (600 kcal) pro Tag führen. Diese zusätzlichen Ausgaben würden die Auszehrungszeit bei vollständigem Nahrungsstopp bei einem heutigen Menschen von 55 auf 44 Tage verkürzen. Das ist dann so ähnlich wie in dem Beispiel mit der Grippekrankheit, die bei der Berechnung der Auszehrungszeit in ■ Tab. 1.2 verwendet wurde. Bei einer derartigen Verkürzung der Auszehrungszeit um so viele Tage muss man von einer starken Entzündung ausgehen. Eine Schwangere benötigt am Tag nach ■ Tab. 1.1 etwa 474 kJ (113 kcal) mehr an Energie und beim Stillen etwa 1.778 kJ (425 kcal). Beide Werte sollen uns in Relation zu den in diesem Abschnitt genannten 2.500 kJ (600 kcal) klar machen, dass eine heftige Entzündung sich kaum mit diesen anderen Dingen vereinbaren lässt.

In diesem Beispiel der Arbeitsgruppe am amerikanischen nationalen Gesundheitsinstitut wurde nur Interleukin-6 gespritzt, und das ist bekanntlich nur ein Faktor der Entzündung. Um den Zusammenhang zwischen mehreren Faktoren der Entzündung und der Energieausgabe besser beleuchten zu können, müssten statt Interleukin-6 mehrere Faktoren gleichzeitig gespritzt werden, und so etwas Ähnliches hat eine schweizerische Arbeitsgruppe aus Lausanne beim Menschen gemacht.

Die Schweizer imitierten eine bakterielle Krankheit beim Menschen durch die Injektion von Bakterienbestandteilen. Diese Bestandteile können sich nicht vermehren, weswegen die dadurch ausgelöste Entzündung kurzfristig und daher weitgehend ungefährlich ist. Aus ethischen Gesichtspunkten dürfen solche Studien an kleinen Gruppen von Normalpersonen durchgeführt werden. Auch in Deutschland wurden solche Studien bereits durchgeführt. Außerdem werden nur kleine Mengen verabreicht, sodass sich allenfalls eine mittelgradige Entzündungssituation für eine kurze Zeit (12 Stunden) einstellt. Anders als beim Interleukin-6 werden aber durch dieses Verfahren viele Faktoren der Immunzellen freigesetzt, und das könnte die Energieausgaben kräftig beeinflussen.

In der Tat ergaben sich durch dieses Vorgehen deutlich höhere Energieausgaben von 2.100 kJ (500 kcal) pro Tag, obwohl der Spiegel des Interleukin-6 nur auf 100 pg/ml anstieg. Betrachtet man ◘ Abb. 4.3, dann erkennt man, dass bei einem Anstieg des Interleukin-6 auf 100 pg/ml nur eine Energiemehrausgabe von etwa 1.200 kJ (287 kcal) zu erwarten ist. Im Schweizer Experiment ist die Energieausgabe aber fast doppelt so hoch, und das kann folgendermaßen erklärt werden: Bei der Injektion von Interleukin-6 steigt nur das Interleukin-6 an, und nur dieser eine Entzündungsfaktor stimuliert dann die Energieausgabe. Bei der Injektion von Bakterienbestandteilen steigt aber zusätzlich zum Interleukin-6 auch das proentzündliche TNF an. In den Schweizer Experimenten stieg TNF von 1,0 pg/ml auf 150 pg/ml an. Weitere Faktoren des Immunsystems wurden nicht gemessen, aber es ist anzunehmen, dass da noch mehr solcher Botenstoffe der Immunzellen messbar sein könnten. Man kann schlussfolgern, dass Bakterienbestandteile eine sehr viel breitere Immunreaktion bedingen und damit eine höhere Energieausgabe zeitigen.

Die in dem Schweizer Experiment festgestellten erhöhten Energieausgaben dürfen als erheblich gewertet werden. Sie würden die bekannte Auszehrungszeit von 55 auf 45 Tage reduzieren. Es ist schon verblüffend, dass eine kleine Menge an Bakterienbestandteilen eine solch starke Energieausgabe stimuliert. Wenn nun eine entzündliche Rheumakrankheit ganz neu auftritt, noch nicht behandelt ist und viele Entzündungsfaktoren (Zytokine) deutlich erhöht sind, dann haben wir vielleicht eine ähnliche Konstellation. Es gibt eine breite Entzündungsreaktion mit einer hohen Energieausgabe.

So konnte man bei Kindern mit frischer Gelenkentzündung beobachten, dass die Energieausgaben im Vergleich zu gesunden, gleichaltrigen und gleichschweren Kindern um 21% höher lagen. Hochgerechnet auf die Situation beim Erwachsenen, der etwa 10.000 kJ (2.388 kcal) pro Tag verbraucht, wären das 2.100 kJ (500 kcal). Das ist dann sehr ähnlich wie bei der Injektion von Bakterienbestandteilen im Schweizer Experiment. In anderen Untersuchungen konnte klar der Zusammenhang zwischen Entzündung und zunehmender Energieausgabe herausgearbeitet werden. Demnach gehen die Energieausgaben um 15–25% nach oben, wenn Personen an einer Rheumakrankheit leiden.

An dieser Stelle wollen wir noch kurz einen anderen wichtigen Faktor der Entzündung vorstellen, das C-reaktive Protein (oder CRP). Typischerweise messen unsere Hausärzte, wenn sie etwas über Entzündung wissen wollen, eher das C-reaktive Protein oder die Blutkörperchensenkungsgeschwindigkeit als das Interleukin-6. Für alle drei gilt aber, je höher der Wert ist, desto stärker ist die Entzündung. Es wäre daher vielleicht interessant zu wissen, ob es einen ähnlich guten Zusammenhang zwischen den Blutspiegeln des C-reaktiven Proteins und der Energieausgabe pro Tag gibt. Dieser Zusammenhang bei Rheumapatienten wurde von uns in Zusammenarbeit mit einer italienischen Gruppe aus Marcon bei Venedig näher beleuchtet. Die ◼ Abb. 4.4 zeigt den Zusammenhang bei Patienten mit rheumatoider Arthritis.

An dieser Stelle wird auch verständlich, dass man bei chronisch entzündlichen Krankheiten in erster Linie die Entzündung bekämpfen muss, um die Energieausgaben und damit die Folgeprobleme in den Griff zu bekommen. Heutzutage kann man das mitunter sehr gezielt, indem Zytokine wie Interleukin-6 und TNF direkt neutralisiert werden. Allerdings sind diese

◼ **Abb. 4.4** Zusammenhang zwischen den Blutspiegeln des C-reaktiven Proteins und der Energieausgabe pro Tag bei Patienten mit rheumatoider Arthritis

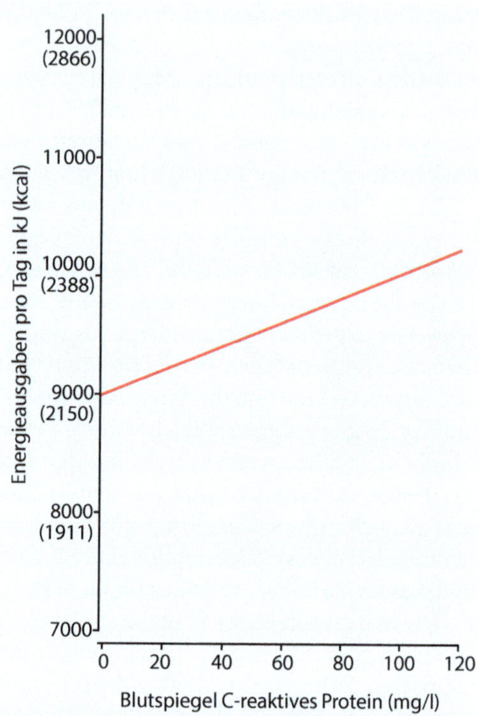

Zusammenhang zwischen den Blutspiegeln des C-reaktiven Proteins und der Energieausgabe pro Tag bei Patienten mit rheumatoider Arthritis. Hier wurden bei Patienten mit rheumatoider Arthritis der Blutspiegel des C-reaktiven Proteins und gleichzeitig die Energieausgaben pro Tag gemessen. Wenn man keine Entzündung hat und der Blutspiegel des C-reaktiven Proteins also bei 0 mg/l liegt, dann liegen die täglichen Energieausgaben in dieser Patientengruppe mit unterschiedlichem Gewicht bei etwa 9.000 kJ (2.150 kcal). Dort schneidet die rote Linie die y-Achse. Bei sehr hohen Werten des C reaktiven Proteins auf der rechten Seite der x-Achse gehen die Werte über 10.000 kJ (2.388 kcal) pro Tag hinaus (rechtes Ende der roten Linie). Man erkennt also einen Anstieg von etwa 1.000 kJ (239 kcal) von ganz links nach ganz rechts. Die Daten stammen aus einer wissenschaftlichen Zusammenarbeit des Autors mit Dario Boschiero, Marcon, Italien.

Therapien sehr teuer, weswegen in der therapeutischen Stufenleiter ebenfalls hocheffektive, aber billigere Medikamente mit ähnlichem Erfolg zuerst verabreicht werden. Wir werden an dieser Stelle nicht weiter über die Therapien dieser Krankheiten sprechen, da dies den Rahmen des Buches sprengen würde.

Wir können hier einmal mehr zusammenfassen, dass Entzündung viel Energie verbraucht. Diese Aussage gilt für die akute Injektion von Interleukin-6 oder von Bakterienbestandteilen genauso wie für das Neuauftreten einer chronischen Entzündungskrankheit. Allerdings könnte es sein, dass eine Entzündung nicht die alleinige Ursache für eine Zunahme der Energieausgabe ist. So könnte begleitender Schmerz auch eine Zunahme der Energieausgaben bewirken, und das wollen wir im nächsten Kapitel behandeln (▶ Kap. 5).

Auf den Punkt gebracht

- Die historische Definition der Entzündung umfasst die wichtigen Symptome: Rötung, Überwärmung, Schwellung, Schmerz und Funktionsausfall (Kardinalsymptome).
- Man unterscheidet schwache, lokale Entzündungen (Rosendorn, der Pistolenschuss) von starken, weit ausgedehnten Entzündungen (Blutvergiftung, die Atombombe).
- Interleukin-6 ist ein gutes Maß für die Entzündungsstärke. Eine Grenze zwischen „gesund" und „entzündlich" liegt bei etwa 3–5 pg/ml Interleukin-6 im Blut.
- Während des Alterungsprozesses geht der Blutspiegel von Interleukin-6 leicht nach oben.
- Akute entzündliche Zustände wie nach Injektion von Interleukin-6 oder Bakterienbestandteilen erhöhen die Energieausgaben des gesamten Körpers.
- Je mehr Faktoren (z. B. die Zytokine Interleukin-6 und TNF) durch den akuten Stimulus angeschaltet werden, desto höher sind die Energieausgaben. Vergleicht man die Injektion von Interleukin-6 alleine mit der Injektion von Bakterienbestandteilen, dann erzeugen Letztere deutlich höhere Energieausgaben.
- Das C-reaktive Protein ist ein anderes Maß der Entzündung, das mit einer erhöhten Energieausgabe pro Tag verknüpft ist.
- Chronische entzündliche Krankheiten wie zum Beispiel chronische Gelenkentzündung (Arthritis) erhöhen die Energieausgaben ähnlich wie nach Injektion von Bakterienbestandteilen.
- Allerdings sind bei diesen chronischen Entzündungskrankheiten die Energieausgaben dauernd erhöht. Chronische Autoimmunkrankheiten sind mit hohen Energieausgaben vergesellschaftet, was besonders dann stimmt, wenn sie nicht gut oder gar nicht therapiert sind.

Literatur

Knops N, Wulffraat N, Lodder S, Houwen R, de MK (1999) Resting energy expenditure and nutritional status in children with juvenile rheumatoid arthritis. J Rheumatol 26: 2039–43

Lutgendorf SK, Garand L, Buckwalter KC, Reimer TT, Hong SY, Lubaroff DM (1999) Life stress, mood disturbance, and elevated interleukin-6 in healthy older women. J Gerontol A Biol Sci Med Sci 54: M434–M439

Metsios GS, Stavropoulos-Kalinoglou A, Panoulas VF, Koutedakis Y, Nevill AM, Douglas KM, Kita M, Kitas GD (2008) New resting energy expenditure prediction equations for patients with rheumatoid arthritis. Rheumatology (Oxford) 47: 500–6

Michaeli B, Martinez A, Revelly JP, Cayeux MC, Chiolero RL, Tappy L, Berger MM (2012) Effects of endotoxin on lactate metabolism in humans. Crit Care 16: R139

Straub RH, Georgi J, Helmke K, Vaith P, Lang B (2002) In polymyalgia rheumatica serum prolactin is positively correlated with the number of typical symptoms but not with typical inflammatory markers. Rheumatology (Oxford) 41: 423–9

Straub RH, Müller-Ladner U, Lichtinger T, Schölmerich J, Menninger H, Lang B (1997) Decrease of interleukin 6 during the first 12 months is a prognostic marker for clinical outcome during 36 months treatment with disease-modifying anti-rheumatic drugs. Br J Rheumatol 36: 1298–303

Straub RH, Zeuner M, Lock G, Schölmerich J, Lang B (1997) High prolactin and low dehydroepiandrosterone sulphate serum levels in patients with severe systemic sclerosis. Br J Rheumatol 36: 426–32

Tsigos C, Papanicolaou DA, Defensor R, Mitsiadis CS, Kyrou I, Chrousos GP (1997) Dose effects of recombinant human interleukin-6 on pituitary hormone secretion and energy expenditure. Neuroendocrinology 66: 54–62

Schmerz und Energie

© Springer-Verlag GmbH Deutschland 2018
R. H. Straub, *Altern, Müdigkeit und Entzündungen verstehen*,
https://doi.org/10.1007/978-3-662-55787-7_5

5.1   Die Schmerzempfänger und die Schmerzstabilisierung

Wir haben Schmerzen, um Verletzungen und Funktionsstörungen im Körper erkennen und dann behandeln zu können. Akute Schmerzen warnen uns und führen zu entsprechenden Handlungen wie Auslöser entfernen, Schonen, Hilfe suchen und schließlich Heilen. Schmerzen wurden im Evolutionsprozess nicht abgeschafft sondern beibehalten, um Vermeidungsstrategien zu lernen und entsprechende Hilfshandlungen rasch einzuleiten.

In unserem Körper existieren in fast allen Geweben Nervenfasern, die Schmerzreize aus der Peripherie zu den zentralen Steuergebieten im Rückenmark und Gehirn senden. Schmerzen können auf mechanische Reize, Temperaturreize oder chemische Reize entstehen. In den verschiedenen Geweben gibt es für die unterschiedlichen Reizformen unterschiedliche Empfängerantennen, nennen wir sie Schmerzempfänger. Ein solcher Schmerzempfänger ist am peripheren Ende einer Schmerznervenfaser zu finden. Das andere, zentrale Ende der Schmerznervenfaser befindet sich im Rückenmark.

Für die chemischen und thermischen Reize gibt es einen sehr raffinierten Schmerzempfänger, der in ◗ Abb. 5.1 dargestellt ist.

Im Rückenmark werden die Eingänge von den Schmerznervenfasern kontrolliert. Ist der Schmerzreiz stark genug, dann wird das Signal auf lange Nervenbahnen zum Gehirn umgeschaltet, und das Schmerzsignal erreicht schließlich die Großhirnrinde, wo der Schmerz ins Bewusstsein gelangt und eine entsprechende Handlung herbeiführt und meist negative Gefühle auslöst.

Interessant ist nun, dass Schmerzreize eine außergewöhnliche Stabilisierung erfahren. Statt Stabilisierung wird das auch Sensibilisierung genannt, weil der Schmerzreiz verstärkt

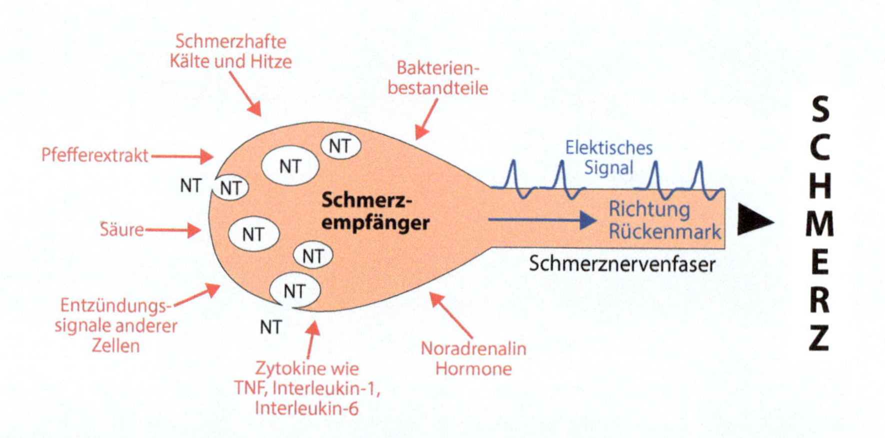

Schmerzempfänger am Ende einer Schmerznervenfaser. Verschiedene Reize können den Schmerzempfänger sensibilisieren, sodass ein elektrisches Signal entlang der Schmerzfaser zum Rückenmark gesandt wird. Wenn der Schmerzempfänger stark genug erregt wird, dann setzt er Neurotransmitter (NT) frei, die rund um das Nervenendköpfchen verschiedene Funktionen entfalten. Der Neurotransmitter „Substanz P" kann z. B. lokale Abwehrzellen aktivieren, Abwehrzellen anlocken und die Gefäße in der Umgebung erweitern, sodass es zur Rötung, Überwärmung des Gebietes und zum Einwandern von Abwehrzellen kommt (ist im Bild nicht eingezeichnet).

◗ **Abb. 5.1**   Schmerzempfänger am Ende einer Schmerznervenfaser

wiedergegeben wird und man sensibler wird. Ein schmerzhaftes Ereignis darf nämlich nicht einfach beiseite geschoben werden, da eine helfende Handlung sofort erforderlich ist. Diese Sensibilisierung geschieht auf verschiedenen Ebenen:

- am Schmerzempfänger selbst,
- an den Schmerznervenfasern,
- an der zentralen Umschaltstelle im Rückenmark und
- ganz zentral im Gehirn.

Nun kann das Gehirn aber auch den Eingang der Schmerzen kontrollieren und zum Teil eindämmen.

Akute Schmerzen können so durch körpereigene, Morphin-artige Substanzen gehemmt werden. Ja, wir haben unsere eigenen Schlafmohnkugeln, die an verschiedenen Stellen des Körpers Morphin-artige Substanzen produzieren. Ob nun ein Schmerz stabilisiert oder eingedämmt wird, hängt mit der Stärke des Schmerzreizes zusammen. Starke Reize dürfen nicht missachtet werden, wohingegen leichte Reize auch unterdrückt werden dürfen. Außerdem hängt es mit unserer Verfassung zusammen, da wenig gestresste, ausgeruhte und ausdauertrainierte Menschen Schmerzen besser eindämmen können. Hier bekommt der Ausdauersport eine ganz wichtige Bedeutung.

5.2 Entzündung macht Schmerz – der sechste Sinn

Entzündungsreize wie Bakterienbestandteile, Zytokine wie TNF, Interleukin-1 und Interleukin-6 und verschiedenartige Gefahrsignale von Abwehrzellen und anderen Körperzellen können die Schmerzempfänger direkt aktivieren (◘ Abb. 5.1). Insofern kann der Entzündungszustand buchstäblich gemessen und diese Information über die Schmerznervenfaser direkt ins Gehirn weitergeleitet werden. Edwin Blalock aus Birmingham, Alabama, nannte dies in einer Übersichtsarbeit in den 1980er-Jahren einst „den sechsten Sinn," weil es neben den bekannten fünf klassischen Sinnen – dem Sehen, Hören, Riechen, Schmecken und Tasten – auch eine Art der Sinnesempfindung darstellt.

Man darf sich das Messen dieses Sinneseindruckes aber nicht wie mit einem Messgerät vorstellen, sodass uns ein exaktes Ausmaß der Entzündung bewusst wird. Da die Empfindung viele Aktivierungen auch unterhalb der Bewusstseinsebene auslöst, ist das Ganze eher mit einem unfrohen allgemeinen Krankheitsgefühl und einer lokalen Schmerzwahrnehmung verknüpft.

In den letzten Jahren stellte sich mehr und mehr heraus, dass Schmerznervenfasern für diese Entzündungsübertragung zuständig sind. Entdeckt wurde diese Übertragung von Entzündungszuständen am Vagusnerv, den wir bei der Energiespeicherung in ◘ Abb. 1.8 kennengelernt haben. Und wie es manchmal in der Wissenschaft zugeht, wurde diese wichtige Entdeckung von zwei verschiedenen Gruppen in Frankreich und in den USA im Jahre 1994 zeitgleich gemacht. Die beiden Arbeitsgruppen haben sich hernach hinsichtlich der Priorität gestritten.

In den darauffolgenden Jahren wurde derselbe Befund auch für Schmerznervenfasern in der Haut oder im Rachenraum nachgewiesen. Denken Sie an Rachenschmerzen nach einer durchzechten Nacht, in der Sie geraucht und Hochprozentiges zu sich genommen haben. Im Rachen hat sich eine Entzündung ausgebreitet, und Zytokine treiben ihr Unwesen im lokalen Gewebe. Die entzündlichen Faktoren in der Rachenschleimhaut aktivieren dann die Schmerznervenfasern. Es entsteht Rachenschmerz.

Eine andere Arbeitsgruppe aus Jena (Neurophysiologie) hat sich besonders mit den Schmerznervenfasern in Gelenken beschäftigt. Diese Schmerznervenfasern können durch Zytokine wie TNF, Interleukin-1 und Interleukin-6 aktiviert werden. Da Gelenke besonders gut mit Schmerznervenfasern versorgt sind, dürfte gerade in den Gelenken die Entzündungsstärke besonders gut gemessen und ins Gehirn weitergeleitet werden. Und das ist tatsächlich so, denn entzündliche Gelenke sind ausgesprochen schmerzhaft.

5.3   Wenn der Muskel sauer wird, tut es weh

Andere untersuchten Schmerzen im Zusammenhang mit einer Sauerstoffunterversorgung im Gewebe. Warum ist die Sauerstoffunterversorgung, zum Beispiel beim Herzinfarkt oder beim Gefäßverschluss am Bein, so schmerzhaft? Wir hatten bei der Betrachtung der Energiebausteine (Glukose, Fettsäuren und Aminosäuren) in ▶ Kap. 1 „Energie und Körper" bereits erwähnt, dass die Energieträger in Anwesenheit von Sauerstoff zur Herstellung der Energiemünze ATP genutzt werden (◘ Abb. 1.3). Wenn der Sauerstoff aber ausfällt, was bei Gefäßverschluss der Fall ist, dann wird vorrangig Glukose benutzt, da Glukose auch im sauerstoffarmen Milieu zur Herstellung von ATP verwendet werden kann. Sie erinnern sich? Allerdings hat dies einen großen Nachteil, weil die Glukose im Gewebe direkt zu Laktat (Milchsäure) abgebaut wird und Laktat eine Säure ist.

Wenn man Sport treibt, kann die Anhäufung von Laktat im Muskel auch ein Problem werden, weil die Sauerstoffversorgung unzureichend ist. Wenn der Abtransport des Laktats über die Venen geringer ist als die Neuproduktion aus den Muskelzellen, dann kommt es zur Übersäuerung des Muskels. Man nennt das dann: „Der Muskel wird sauer." Wenn nun also bei Sauerstoffarmut vorrangig Laktat hergestellt wird, dann häuft sich diese Säure im Gewebe zunehmend an.

Betrachten Sie nochmals ◘ Abb. 5.1. Auf der linken Seite des Schmerzempfängers steht dort das Wort „Säure". Genau diese Säure kann den Schmerzempfänger aktivieren, sodass es bei Übersäuerung mit Laktat (Milchsäure), dem Abbauprodukt der Glukose, zu Schmerzen kommen kann. Außerdem werden in einem sauerstoffverarmten Gewebe zunehmend die Zytokine TNF, Interleukin-1 und Interleukin-6 gebildet, die den Schmerzempfänger auch aktivieren können.

Eine Sauerstoffunterversorgung ist ein starkes Entzündungssignal, sodass sehr bald auf verschiedenen Wegen der Schmerzempfänger der ◘ Abb. 5.1 und danach die Zentren im Rückenmark und Gehirn aktiviert werden. Deshalb sind Gefäßverschlüsse schnell sehr schmerzhaft.

5.4   Hitze, Kälte und Pfeffer – wo kommt es im Gehirn an?

Eine andere Art der Schmerzauslösung geschieht über schmerzhafte Hitze und Kälte. Beide können am Schmerzempfänger ein Signal auslösen, das von der Peripherie ins Gehirn übertragen wird. Es ist nun faszinierend, dass die Antenne für schmerzhafte Hitze gleichzeitig die Antenne für Säure und auch für Pfefferextrakte ist (◘ Abb. 5.1). Pfeffer auf der Zunge empfinden manche als Schmerzreiz. So sind Hitze, Säure, Entzündung und auch Pfefferstoffe, die im eigenen Körper bei Entzündung und Sauerstoffarmut hergestellt werden, eng miteinander verknüpft. Der Schmerzempfänger integriert dabei die verschiedenen Signale und sendet bei Überschreiten eines Schwellenwertes ein entsprechendes Signal aus der Peripherie zum Rückenmark und ins Gehirn. Der Schmerz dringt in das Bewusstsein.

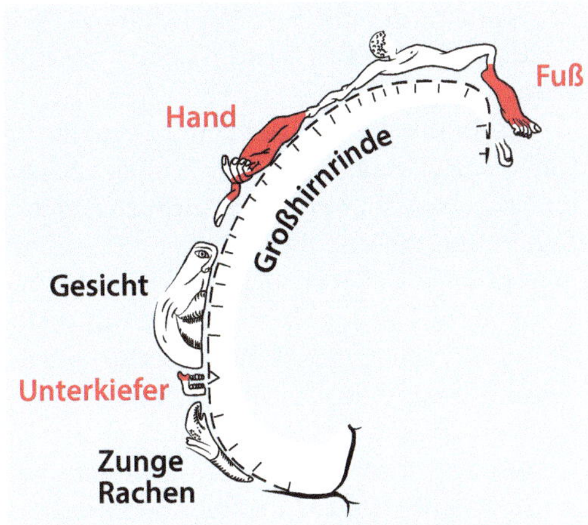

 Abb. 5.2 Repräsentation der verschiedenen Körperareale in der Großhirnrinde

Repräsentation der verschiedenen Körperareale in der Großhirnrinde. Groß dargestellte Areale werden besonders gut repräsentiert, d. h. dort treffen besonders viele Schmerznervenfasern aus der Peripherie ein. Je größer ein Gebiet im Gehirn repräsentiert wird, desto dichter ist die Versorgung mit Schmerznervenfasern in dem entsprechenden Gebiet. Die Areale, die bei der rheumatoiden Arthritis besonders betroffen sind, sind hier rot markiert.

Wir wollen noch einmal zusammenfassen, dass sehr viele Entzündungsfaktoren eine Erregung der Schmerznervenfaser bewirken können. Im Unterschied zu den im Blut strömenden Entzündungsfaktoren wie Interleukin-6 ist die lokale Aktivierung von Schmerzempfängern und Schmerznervenfasern sehr ortsabhängig. Sehr viele Schmerznervenfasern befinden sich an den Fingern, der Hand, den Zehen, am Fuß, den Lippen, im Gesicht, an der Zunge und im Rachenraum. Das sind die empfindlichsten Regionen des Körpers, und diese Gebiete werden im Gehirn besonders gut repräsentiert (Abb. 5.2). Wenn in diesen Regionen Entzündungen herrschen, ist der Entzündungsschmerz besonders stark.

5.5   Akute und chronische Schmerzen

Akute Schmerzen dauern in der Regel nur ein paar Tage bis maximal 2 Wochen an. Sie sind mit einer akuten Aktivierung des Körpers – z. B. den Stressachsen – verknüpft. Wir können hier sehr schnell die richtigen Handlungen einleiten und den Schmerz sehr bald kontrollieren. Die Schmerzen lassen bald nach, weswegen wir sie auch akut nennen.

Chronische Schmerzen dauern Wochen bis Monate und sogar Jahre. Sie sind oft mit Missempfindungen (z. B. normale Berührung fühlt man als Elektrisierung), geistiger Erschöpfung, Depression und Leistungsstörungen aller Art verknüpft. Wenn chronische Schmerzen vorliegen, dann sind zu Beginn und möglicherweise auch im weiteren Verlauf dieselben Reize verantwortlich, wie wir sie in Abb. 5.1 kennengelernt haben. Beim Tumorschmerz, beim Entzündungsschmerz und beim Schmerz durch Sauerstoffarmut sind die bekannten Entzündungsfaktoren wie Zytokine, Gefahrsignale und die Gewebeübersäuerung wichtige Faktoren. Bei Kompression von Nervenfasern kommt es zu einer Dauerreizung der Schmerznervenfasern und Funktionsveränderungen. Schmerzen können aber auch im Rückenmark selbst oder im Gehirn bei entsprechender Reizung der Zentren ausgelöst werden.

Im chronischen Verlauf kommt es aufgrund der oben bereits erwähnten Sensibilisierung zu einer Veränderung des Schmerzcharakters und zu einer Fixierung, wobei der auslösende initiale Reiz mehr und mehr an Bedeutung verlieren kann. So kann es sein, dass ein früher schmerzhafter, aber seit einiger Zeit amputierter Fuß immer noch Schmerzen bereitet, obwohl das nach Entfernung des Fußes nicht mehr sein dürfte. Man nennt dies auch Phantomschmerz. Das liegt daran, dass die Bahnen für den amputierten Fuß im Rückenmark und im Gehirn immer noch vorhanden sind, und dass sich dort der frühere Schmerz auf Dauer eingenistet hat; es hat eine Sensibilisierung im Rückenmark und im Gehirn stattgefunden. Die Betroffenen werden den Schmerz nicht los, obwohl der Fuß schon längst abgetrennt ist.

Wenn bei akuten Schmerzen diese Sensibilisierung noch günstig ist, ist sie beim chronischen Schmerzgeschehen sehr problematisch. Wenn ein Dorn einer Rose in die Haut eindringt und akuten Schmerz verursacht, ist die Sensibilisierung sinnvoll, um Abhilfe zu schaffen und Wundversorgung zu leisten. Im Kontext chronischer Schmerzen ist die Sensibilisierung allerdings ein Problem, weil Schmerzen unnötig verstärkt und aufrechterhalten werden. Einmal mehr wird klar, dass Prinzipien des akuten Schmerzgeschehens im Laufe der Evolutionsgeschichte bewahrt wurden. Leider werden dieselben Prinzipien auch bei chronischen Schmerzen angewendet, obwohl es dort nicht sinnvoll ist.

5.6   Stromschlag, Schmerz und Energieausgabe

Um den Zusammenhang zwischen Schmerz einerseits und erhöhten Energieausgaben andererseits abzuschätzen, muss man sich bei Untersuchungen am Menschen geeigneter Methoden der Schmerzauslösung bedienen, die ethisch vertretbar sind. Man denke an die berühmten Experimente von Stanley Milgram, der im Jahr 1961 an der Yale University ein schauderhaftes psychologisches Experiment durchführte (s. Infobox „Erklärung"), um die Bereitschaft zur Gehorsamkeit unter Anwendung von Schmerzreizen durch eine Versuchsperson an einer anderen Person zu testen. Schmerzexperimente bedürfen daher einer ganz besonderen Prüfung durch die zuständigen Ethikkommissionen.

Das Milgram-Experiment

Eine Versuchsperson, die als Lehrer fungierte, gab einem Schüler dann Stromschläge, wenn eine Aufgabe nicht richtig durchgeführt wurde. Allerdings war der Schüler ein Schauspieler, und wenn er fingierte Stromschläge erhielt, dann schrie er laut auf.
Im Laufe des Versuchs erhöhte die Versuchsperson (Lehrer) auf Aufforderung durch einen Versuchsleiter zunehmend die Stromstärke bei Häufung von Fehlern, sodass der Schüler immer lauter schrie. Auf diese Art und Weise verabreichten die Versuchspersonen (die Lehrer) ihren Schauspieler-„Schülern" sehr hohe Stromschläge, weil sie sich den Anweisungen des Versuchsleiters nicht widersetzen wollten und übertriebenen Gehorsam zeigten.
Das Experiment war damals so bedeutend, da man sah, dass selbst harmlos erscheinende Versuchspersonen jederzeit zu drastischen Handlungen bereit waren.

In einer Untersuchung in Nanjing in China gaben die Versuchsleiter im Jahre 2013 einer Gruppe von frisch operierten Patienten 3 Tage lang ein Schmerzmittel und dann ab Tag 3 entweder ein Scheinmedikament (Placebo) oder ein Schmerzmittel. Dann untersuchten sie die Zunahme der Schmerzen und der Energieausgabe in den beiden Gruppen in den Tagen nach der Operation. Wie man erwarten würde, beobachteten sie bei den scheintherapierten Patienten eine erhöhte Schmerzwahrnehmung ab Tag 3 bis zum Versuchsende am Tag 7. Parallel bestimmten sie die erhöhte Energieausgabe pro Tag. Die scheintherapierte Gruppe brauchte im Durchschnitt 940 kJ (225 kcal) mehr Energie pro Tag als die Gruppe mit Schmerzmedikamenten. Die Gruppen waren sehr homogen ausgewählt, sodass die erhöhte Energieausgabe mit großer Sicherheit durch die erhöhten Schmerzen bedingt war. Andere Untersuchungen bestätigen in etwa die erhöhten Energieausgaben bei Schmerzen nach Operationen.

In einem anderen Experiment an der Universität von Aarhus in Dänemark im Jahr 2009 wurden elektrische Schläge an der Bauchhaut in der Nähe des Nabels zugefügt. Die Versuchsperson stellte die Höhe des Schmerzes selbst ein und applizierte sich den elektrischen Schlag selbst. Allerdings sollte der Schmerz höhergradig sein. Auf einer subjektiven Skala von 0 [niedrig] bis 10 [hoch] sollte der Wert 8 erreicht werden. Wer es nicht erreichen konnte, musste nicht mitmachen. Bei diesem Experiment wurden dieselben Versuchspersonen drei verschiedenen Szenarien ausgesetzt:

- 1) mit elektrischen Schlägen,
- 2) mit elektrischen Schlägen und Betäubung der Bauchhaut, und
- 3) ohne elektrische Schläge und ohne Betäubung der Bauchhaut.

Beim Vergleich der verschiedenen Szenarien zeigte sich, dass die Personen mit den elektrischen Schlägen ohne Betäubung etwa 69% mehr Energie verbrauchten als dieselben Personen im Kontext der anderen Szenarien. Hochgerechnet auf den Tag verbrauchten sie 12.409 kJ (2.964 kcal), während unter den beiden Kontrollsituationen nur etwa 7.787 kJ (1.860 kcal) verbraucht wurden. Des Weiteren stellten die Untersucher fest, dass in der Gruppe mit elektrischen Schlägen und ohne Betäubung die Blutspiegel der Stresshormone stark anstiegen.

Dieses kontrollierte Experiment zeigt ganz eindeutig, dass Schmerzen mit einer deutlichen Erhöhung der Energieausgaben vergesellschaftet sind. Außerdem werden die Stresshormone Cortisol, Noradrenalin und Adrenalin freigesetzt, und es wird eine Situation erzeugt, die die Wirkung des Speicherhormons Insulin stark hemmt. Die Hemmung der Insulinwirkung wurde von den Autoren eindeutig nachgewiesen. Auf diese Weise werden die Energiebausteine wie Glukose aus den Speichern freigesetzt oder in der Leber neu produziert. Alle Befunde dieser dänischen Arbeitsgruppe zeigen, dass die hohen Energieausgaben durch sofortige Umstellungsreaktionen des Stoffwechsels verursacht werden. Diese Umstellungsreaktionen zeigen eindeutig, dass vor allen Dingen vermehrt Glukose als Energieträger zur Verfügung gestellt wird. Dies ist eine typische Sofortreaktion der Stressachsen.

Ähnliche Untersuchungen wurden bei Patienten mittels chronischer Schmerzen nicht ausgeführt, weil sie ethisch nicht vertretbar sind. Man darf aber anhand obiger Befunde annehmen, dass auch chronische Schmerzen mit einer deutlich verstärkten Energieausgabe einhergehen können, was besonders dann der Fall sein wird, wenn die Schmerzen nicht gut kontrolliert oder therapiert sind.

5.7   Hitze, Kälte und Energieausgabe

Wenn wir ◼ Abb. 5.1 betrachten, dann erkennen wir, dass auch Hitze und Kältereize über diese Nervenfasern übertragen werden. Hitzesituationen wie beim Saunabesuch erhöhen bekanntlich nicht unerheblich die Energieausgaben. So konnte in einer finnischen Studie gezeigt werden, dass eine Saunasituation mit 80°C trockener Hitze über eine Stunde am Tag und über 7 Tage den Grundbedarf der Energieausgabe um 25–33% ansteigen ließ. Gleichzeitig kam es zu einer Erhöhung der Herzfrequenz, was als Zeichen der Aktivierung der bekannten Stressachsen (sympathisches Nervensystem) gewertet werden kann.

Trotzdem kann die Sauna gesund sein, wenn sie in Maßen betrieben wird und wenn der Körper keine Herz-Kreislauf-Probleme, Bluthochdruck oder Arteriosklerose aufweist. Die Sauna kann zu einer besseren Überwachung des Körpers durch das Immunsystem führen, weil die Aktivierung der Stressachsen zu einer Steigerung der Wanderung von Immunzellen im Gefäßsystem und im übrigen Körper beiträgt. Gerade im Winter kann diese gesteigerte „Überwachungsmaßnahme" einen zusätzlichen Schutz vor Infektionserregern bieten.

Hitze und Kälte erhöhen die Energieausgaben, wenn der sogenannte thermoneutrale Bereich verlassen wird. Der thermoneutrale Bereich liegt bei unbekleideten Personen zwischen 25 und 30 Grad Celsius. In diesem Bereich benötigen wir für „das Heizen" und für „das Kühlen" die wenigste Energie. Unterhalb von 25 Grad brauchen wir mehr Energie zum „Heizen" und oberhalb von 30 Grad zum „Kühlen" (Schwitzen, Ionenpumpen). Unsere Nervenfasern erkennen diesen Bereich mit feinabgestimmten Temperatursensoren an dem oben beschriebenen Nervenendköpfchen und veranlassen die Energieausgabe, entweder zum Heizen oder Kühlen.

Auf den Punkt gebracht

- Das Empfinden von Schmerzen wurde in unserer Evolutionsgeschichte nicht abgeschafft, sondern beibehalten, um Vermeidungsstrategien zu lernen und entsprechende Hilfshandlungen rasch herbeizuführen.
- Man unterscheidet mechanische, thermische und chemische Auslöser von Schmerz.
- Zu den chemischen Auslösern, die den Schmerzempfänger aktivieren, gehören
    - Säure,
    - Bakterienbestandteile,
    - Gefahrsignale von Immunzellen,
    - Zytokine,
    - Pfefferextrakt,
    - körpereigene Stoffe vom Typ des Pfefferextrakts,
    - Hormone und
    - Nervenbotenstoffe wie Noradrenalin.
- Die Erkennung des Entzündungszustandes oder der Sauerstoffarmut im Gewebe wird durch Schmerznervenfasern gewährleistet.
- Das Gesicht, die Zunge, Rachen, die Hände und Füße sind am dichtesten mit Schmerznervenfasern versorgt. Dort kann eine Entzündungssituation ganz besonders gut erkannt werden („sechster Sinn").

- Schmerzen verursachen deutlich erhöhte Energieausgaben. In einer dänischen Untersuchung erhöhte sich die Energieausgabe um 69%; also von 10.000 kJ (2.388 kcal) auf 16.900 kJ (4.036 kcal).
- Hitze und Kälte erhöhen die Temperaturausgaben, wenn der thermoneutrale Bereich von 25–30 Grad Celsius verlassen wird. Hitze und Kälte werden ebenfalls über die Nervenfasern gemessen.

Literatur

Basbaum AI, Bautista DM, Scherrer G, Julius D (2009) Cellular and molecular mechanisms of pain. Cell 139: 267–84

Bluthe RM, Walter V, Parnet P, Laye S, Lestage J, Verrier D, Poole S, Stenning BE, Kelley KW, Dantzer R (1994) Lipopolysaccharide induces sickness behaviour in rats by a vagal mediated mechanism. C R Acad Sci III 317: 499–503

Dhaka A, Uzzell V, Dubin AE, Mathur J, Petrus M, Bandell M, Patapoutian A (2009) TRPV1 is activated by both acidic and basic pH. J Neurosci 29: 153–8

Hensellek S, Brell P, Schaible HG, Brauer R, Segond von Banchet G (2007) The cytokine TNFalpha increases the proportion of DRG neurones expressing the TRPV1 receptor via the TNFR1 receptor and ERK activation. Mol Cell Neurosci 36: 381–91

Holland-Fischer P, Greisen J, Grofte T, Jensen TS, Hansen PO, Vilstrup H (2009) Increased energy expenditure and glucose oxidation during acute nontraumatic skin pain in humans. Eur J Anaesthesiol 26: 311–7

Leppaluoto J, Tuominen M, Vaananen A, Karpakka J, Vuori J (1986) Some cardiovascular and metabolic effects of repeated sauna bathing. Acta Physiol Scand 128: 77–81

Schaible HG, Ebersberger A, von Banchet GS (2002) Mechanisms of pain in arthritis. Ann NY Acad Sci 966: 343–54

Schaible HG, von Banchet GS, Boettger MK, Brauer R, Gajda M, Richter F, Hensellek S, Brenn D, Natura G (2010) The role of proinflammatory cytokines in the generation and maintenance of joint pain. Ann N Y Acad Sci : 60–9

Watkins LR, Goehler LE, Relton JK, Tartaglia N, Silbert L, Martin D, Maier SF (1995) Blockade of interleukin-1 induced hyperthermia by subdiaphragmatic vagotomy: evidence for vagal mediation of immune-brain communication. Neurosci Lett 183: 27–31

Xu Z, Li Y, Wang J, Li J (2013) Effect of postoperative analgesia on energy metabolism and role of cyclooxygenase-2 inhibitors for postoperative pain management after abdominal surgery in adults. Clin J Pain 29: 570–6

Psychologischer Stress und Energie

© Springer-Verlag GmbH Deutschland 2018
R. H. Straub, *Altern, Müdigkeit und Entzündungen verstehen*,
https://doi.org/10.1007/978-3-662-55787-7_6

6.1   Was ist Stress?

Wenn man Experten befragt, was nun genau Stress sei, so antworten sie fast uniform, dass ihnen das selbst nicht wirklich klar ist. Im Experiment gibt es nach psychologischem Stress sehr viele verschiedene Reaktionen des Körpers, und keiner weiß genau, was die wichtigste und damit die repräsentativste Antwort ist. Wenn man sich aber in der Wissenschaftsgemeinde über die repräsentative Antwort nicht im Klaren ist, benutzt jeder sein Lieblingsspielzeug. Der eine benutzt psychologische Instrumente wie Fragebögen, der andere physikalische Antworten wie Schweißsekretion oder Herzfrequenz, ein weiterer Untersucher benutzt Symptome wie Schlaflosigkeit, Magen-Darm-Probleme, Kopfschmerzen, wieder andere benutzen Blutwerte wie zum Beispiel Interleukin-6 usw.

Des Weiteren reagieren Menschen sehr unterschiedlich auf Stress, da das Erkennen stressvoller Situationen, die Stressverarbeitung im Gehirn, die Stressbeurteilung und der Umgang mit oder die Antwort auf Stress sehr verschieden sein können. Auch hängt dies stark vom experimentellen Umstand ab, denn Stress kann auf die unterschiedlichsten Arten und Weisen ausgelöst werden.

Eine beliebte Methode, Stress beim Menschen akut auszulösen, ist ein unvorbereiteter Vortrag vor einer „wichtigen" Untersuchungskommission, wobei der Auftritt angeblich über die berufliche Weiterentwicklung entscheiden kann. Der Test heißt *Trier Social Stress Test* (TSST), weil er an der Universität Trier erfunden wurde. Dieser Test wird heutzutage weltweit benutzt.

Stress kann auch durch Platzmangel ausgelöst werden wie zum Beispiel unter Einzelhaftbedingungen oder auch im stillstehenden Fahrstuhl. Hier haben sich die Psychologen bisher nicht auf ein einheitliches Verfahren zur Untersuchung des Stresses einigen können, sodass sehr unterschiedliche Antworten resultieren.

Ein integriertes Konzept bezüglich psychologischem Stress besagt, dass Stress eine Konstellation von Ereignissen darstellt, wobei zunächst ein Stimulus existieren muss (Stressor), der eine Antwort im Gehirn hervorruft (Stresserkennen) und eine Kampf-oder-Flucht-Reaktion im Körper auslöst (Stressantwort). Diese Interpretation scheint sich stark auf ein akutes Ereignis zu beziehen, und chronischer Stress mit den verschiedensten Auslösern ist so wohl nicht vollständig abgebildet. Man unterscheidet nämlich ähnlich wie bei Entzündung und bei Schmerzen zwischen akutem und chronischem Geschehen.

6.2   Akuter Stress – Sport als Modell

Dabei ist akuter Stress weniger schädlich und sogar nützlich, während chronischer Stress krank machen kann. Mit akutem Stress wurden die Vorfahren in unserer Evolutionsgeschichte konfrontiert, und so kann man verstehen, dass viele Mechanismen im Kontext des akuten Stresses im Laufe der Evolution bewahrt wurden (positiv selektioniert wurden). Akuter Stress bereitet uns auf schwierige Situationen vor. Bei akutem Stress kommt es zu einer kurzzeitigen Aktivierung der Stressachsen, und das erkennt man an der Erhöhung von Stresshormonen wie Cortisol, Adrenalin und Noradrenalin. Akuter Stress ist außerdem oft mit einer Stimulierung des Immunsystems verknüpft, was in ▶ Kap. 3 als „gegenseitige Soforthilfe des Gehirns für das Immunsystem" bezeichnet wurde. Interleukin-6 ist ein typisches Signal, das dann gerne leicht ansteigt (s. ◨ Abb. 4.2). Bei Stress werden so vor allen Dingen verschiedene Typen von Immunzellen in die Blutzirkulation entlassen. Man kann also akuten Stress über die Hormone der Stressachse oder die begleitende Mitreaktion des Immunsystems definieren.

Körperliche Bewegung wird oft als Modell benutzt, um akuten Stress zu simulieren. Hier wird die Kampf-und-Flucht-Reaktion nachgestellt, wobei allerdings die akute psychische Anspannung beim moderaten Sport fehlt. Es wurde vielfach nachgewiesen, dass regelmäßiger moderater Sport das Krebsrisiko mindert, das Fortschreiten von Tumorerkrankungen verringert und die allgemeine Sterblichkeit an verschiedenen Gebrechen wie beispielsweise Herz-Kreislauf-Krankheiten senkt. Es konnte auch gezeigt werden, dass moderate körperliche Betätigung Infektionskrankheiten verhindert, auch wenn das Leben ansonsten als recht stressvoll beschrieben wurde.

6.3 Chronischer Stress ist ungesund

Ganz anders sieht die Situation bei chronischem Stress aus. Hier ermüdet die Stressantwort des Gehirns, weil chronischer Stress eine Dauerbelastung darstellt. Zweitens fällt die Antwort der Stressachsen schwächer aus, was als Ermüdung der Stressachsen, der Nebenniere und des sympathischen Nervensystems aufgefasst werden muss. Drittens erkennen wir, dass das Immunsystem durch chronischen Stress gehemmt wird. Die Unterdrückung des Immunsystems muss als typische Reaktion des egoistischen Gehirns gegenüber dem Immunsystem verstanden werden. Des Weiteren stellen sich viele ungünstige Verhaltensweisen wie Rauchen, schlechte Ernährung oder mangelnde Bewegung ein. Dieses Verhalten muss als fehlerhafte Antwort des dauerhaft erschöpften Gehirns angesehen werden.

Als Modell für chronischen Stress wurde intensiver und langdauernder Sport herangezogen. Bei intensiver und langer sportlicher Betätigung oder bei Sport unter extremen Bedingungen kommt es zu einer chronischen Belastung. Hier wird das Individuum anfällig für Infektionskrankheiten, aber paradoxerweise auch für Herz-Kreiskauf-Erkrankungen wie Gefäßverkalkungen und Herzinfarkt. In einem Beitrag vom 27. März 2009 berichtete DIE WELT über einen zu Tode gekommenen Marathonläufer, der wahrscheinlich eine verschleppte Herpes-Infektion hatte und wieder zu früh mit dem Training begann. Bei Fieber und Husten gilt daher Sportverbot.

Eine andere Form der chronischen Belastung wurde in ▸ Kap. 4 „Entzündung und Energie" angesprochen. Es handelt sich um den chronischen Stress bei der familiären Pflege eines Demenzkranken, zum Beispiel wie bei Alzheimer-Krankheit, oder bei der Pflege von behinderten Personen. Im Englischen wurde diese Form des Stresses als *Caregiver-Stress* bezeichnet („care", engl. Pflege; „give", engl. geben). Das ist wahrlich eine sehr schwierige Situation, da dort oft jahrelang eine aufopferungsvolle Arbeit geleistet wird, die mit einem höheren Risiko für verschiedene Krankheiten einhergeht. So konnte nachgewiesen werden, dass familiäre Pflegekräfte ein höheres Risiko für Depressionen, Herz-Kreislauf-Krankheiten und Arteriosklerose haben und eine erhöhte Entzündungsaktivität aufweisen (s. ◘ Abb. 4.2).

Aber auch der demenzielle Patient selbst leidet unter seiner Situation. Die zunehmende Entwicklung einer demenziellen Erkrankung mit Einschränkungen der Wahrnehmung oder einer behindernden körperlichen Krankheit wird vom betroffenen Patienten als chronischer Stress empfunden. Führt die demenzielle Erkrankung zu einem Verlust der gewohnten Kontrolle über das tägliche Leben, zum Beispiel bei Verlust der zeitlichen und räumlichen Orientierung, kann dies einen erheblichen chronischen Stress mit erhöhter körperlicher Aktivität und Schlafstörungen bedeuten. Diese Überforderungssituation wird dann vom Betroffenen selbst und den familiären Pflegekräften als stressvoll empfunden. Da diese Situation oft jahrelang andauert, handelt es sich für den Betroffenen und die Pflegekräfte um chronischen Dauerstress.

Eine chronische Dauerbelastung stellen auch Ereignisse im Kindesalter wie Vernachlässigung, sexueller Missbrauch, Gewalthandlungen, Verarmung, Streit und Scheidung der Eltern, Tod eines Elternteils, schwere Krankheit eines Elternteils, psychische Krankheit bei den Eltern und ähnlich schwerwiegende, langfristig wirksame Beeinflussungen dar. Dieses kindliche Unglück wird als chronischer Stress empfunden und bedeutet Veränderungen im Sinne von Umprogrammieren der Stressachsen. Spätere Folgekrankheiten wie Depression, andere psychiatrische Erkrankungen und chronische Entzündungskrankheiten zeigen die langfristige Beeinflussung, was in vielen Untersuchungen nachgewiesen werden konnte. Das wurde besonders bei der kindlichen Form der chronischen Arthritis herausgefunden.

Körperliche und psychische Traumata wie Kriegserlebnisse, wetterbedingte Katastrophen, Vergewaltigung, Tod einer nahestehenden Person und ähnliche Ereignisse im Erwachsenenalter werden als chronischer Stress empfunden. Es kann sich daraufhin ein sogenanntes posttraumatisches Stresssyndrom entwickeln. Chronische Traumata stellen auch Leiden wie Krebs, Herzinfarkt, Herzschwäche oder Autoimmunkrankheiten dar.

Laut Charles Cooley – einem amerikanischen Soziologen (1864–1929) – sind Menschen soziale Wesen. Einsamkeit wird daher besonders beim alten Menschen als sehr belastend empfunden. Man kennt den Zusammenhang zwischen Einsamkeit und Folgeproblemen wie Depression, Schlafstörungen, Herzinfarkt, Schlaganfall, Häufung von Infektionen und erhöhter Entzündungssituation; oft führt dies zu einer erhöhten Sterblichkeit. Einsamkeit ist für viele Menschen chronischer Stress.

6.4   Chronischer Stress am Arbeitsplatz

Zuletzt sei noch auf den chronischen Stress am Arbeitsplatz hingewiesen. Wer hätte das nicht selbst schon mal erlebt? Viele Komplikationen am Arbeitsplatz werden als stressvoll empfunden, wobei es hier tatsächlich um das persönlich empfundene Stressniveau geht.

Das gravierendste Problem ist allerdings das Missverhältnis zwischen Leistung einerseits und Belohnung andererseits. Manche Menschen übernehmen oft sehr hohe Verpflichtungen, ohne dafür richtig belohnt zu werden. Im Englischen nennt man es *„organizational injustice"* (organisatorische Ungerechtigkeit) oder *„effort-reward imbalance"* (Missverhältnis zwischen Anstrengung und Belohnung). Dieses Missverhältnis zwischen Leistung und Belohnung bildet ein gravierendes chronisches Stresssignal, das zu Depressionen, Herzinfarkten, Bluthochdruck, Adipositas, Schlaganfall und anderen Folgekrankheiten führt.

Manchmal ist es absurd, wie Arbeitgeber die Leistungsbereitschaft von Mitarbeitern ausnützen, ohne sich über die Entwicklung von Folgeproblemen dieses chronischen Stresses ein Bild zu machen. Das geschieht oft dann, wenn diese Vorgesetzten ähnliche Laufbahnen durchlebten und keine Einsicht in Stressfolgeprobleme bei sich oder bei anderen gewonnen haben. Unsere Arbeitskultur verbessert sich zwar nach und nach, Arbeitsmediziner in großen Firmen passen da mehr und mehr auf, aber der Prozess ist gerade in diesem Land mit seiner hohen Arbeitsmoral ausgesprochen langsam. Das ist deshalb bedauerlich, weil die Folgekosten besonders von depressiven und anderen psychischen Krankheiten enorm und diese Probleme stetig auf dem Vormarsch sind.

Irgendwann wird die Allgemeinheit für die Folgeprobleme mehr Geld ausgeben, als die Allgemeinheit durch die erfolgreiche Arbeit der Betroffenen zuvor in Form von Steuern, Beiträgen usw. eingenommen hat. Spätestens dann und besser jetzt schon müssen wir beginnen, konsequent für ein gesundes Arbeitsklima zu sorgen. Das muss ein aktiver und gewollter politischer Prozess sein.

6.5 Stressige Doppeltreffer

Es gibt bestimmt noch viele weitere Aspekte der chronischen Stressbelastung, die hier nicht aufgeführt wurden. Diese Sammlung erhebt also keinen Anspruch auf Vollständigkeit. Eines sollte man aber doch noch erwähnen, und das sind additive und synergistische Effekte. Wenn chronische Stressoren zusammenkommen, so können Effekte auf die Gesundheit sich im Sinne einer Addition oder darüber hinausgehend als Synergismus verstärkt auswirken (Tab. 6.1).

Wir können dieses Zusammenkommen von zwei Faktoren „Doppeltreffer" nennen. Es wurde eindeutig nachgewiesen, dass das Zusammenkommen von depressiver Stimmungslage und einer zusätzlich auftretenden Entzündungskrankheit eine deutliche Verstärkung des Problems bedeutet. Das kann so weit gehen, dass sich daraus eine manifeste Depression entwickelt, wo vorher allenfalls von möglichen depressiven Symptomen oder chronischer Stressbelastung gesprochen werden konnte. Dieses Zusammenkommen von mehreren belastenden Elementen wird in diesem Buch als „Doppeltreffer" immer wieder besprochen.

6.6 Psychologischer Stress verursacht erhöhte Energieausgabe

Kommen wir zurück zum Hauptthema des Buches und fragen uns, ob akuter oder chronischer Stress eine höhere Energieausgabe bedingt. Die Antwort liegt auf der Hand. Sowohl akute als auch chronische Stresssituationen erhöhen die Energieausgaben. Für akute stressvolle Lebensereignisse ist der Zusammenhang allemal klar, da dort eine Kampf-und-Flucht-Reaktion vorliegt, die immer mit einer hohen Energieausgabe einhergeht. Wir hatten besprochen, dass Sport als Modell für akuten Stress benutzt werden kann, und da ist es ja wohl offensichtlich, dass das mehr Energieausgabe bedeutet.

Aber auch im akuten psychologischen Stresstest wie beim *Trier Social Stress Test* kommt es zu einer deutlichen Zunahme der Energieausgaben. In diesem speziellen Fall des psychologischen Stresses konnte eine Lübecker Arbeitsgruppe um Achim Peters eine Überkompensation der freiwilligen Energieaufnahme nach dem Test in Form von schmackhaften Snacks beobachten. Überkompensation bedeutet dabei, dass zu viele Energiebausteine in Relation zur testbedingten Energieausgabe aufgenommen wurden. Der 10-minütige Test führte zu einer stressbedingten Mehraufnahme von 26% der gesamten täglichen Energie, die das Gehirn benötigt, was etwa 571 kJ (137 kcal) entspricht. Das wäre dann so, als ob das Gehirn statt 10 Minuten mehr als 6 Stunden aktiv gewesen wäre. Wenn das immer so

 Tab. 6.1 Was ist Addition und was ist Synergismus?

Addition	Synergismus
Man hat zwei Faktoren A und B, die auf ein biologisches System die beiden Wirkungen mit Bezeichnung **Effekt (A)** bzw. **Effekt (B)** entfalten können.	Man hat zwei Faktoren A und B, die auf ein biologisches System die beiden Wirkungen mit Bezeichnung **Effekt (A)** bzw. **Effekt (B)** entfalten können.
Bei einer **additiven Wirkung** ist die Gesamtwirkung gleich der Summe der Einzeleffekte: Gesamtwirkung = Effekt (A) + Effekt (B)	Bei einer **synergistischen Wirkung** ist die Gesamtwirkung größer als die Summe der Einzeleffekte: Gesamtwirkung > Effekt (A) + Effekt (B)

ist, dann müssen wir uns vor stressbedingten Ereignissen schützen, weil die Gefahr der Gewichtszunahme besteht.

Tatsächlich nehmen unter Stress etwa 40% an Körpergewicht zu, 40% nehmen ab, und 20% der Menschen bleiben gleich (die goldene Mitte). Zum Punkt Gewichtsveränderung kommen wir im Buchteil III noch ausführlich. Dort wird aufgelöst, warum manche unter Stress Gewicht zu- und andere abnehmen.

Betrachten wir den chronischen Stress zum Beispiel als langandauernden intensiven Sport. Selbstverständlich führt diese Form der sportlichen Betätigung zu höheren Energieausgaben, und zwar über lange Zeiträume hinweg. Aber auch familiäre Pflegekräfte, die *Caregiver*, haben höhere Energieausgaben, wie an Familienangehörigen bei Pflege von Kindern nachgewiesen werden konnte. Dort wurde festgestellt, dass *Caregiver* mit einer hohen Herzfrequenz und einem hohen Sauerstoffverbrauch als Maß der Energieausgabe diese Arbeit als besonders belastend empfanden.

Es konnte am Beispiel dieser Personen auch gezeigt werden, dass die Herzschlagrate gut mit der erhöhten Energieausgabe verknüpft ist. Dieser Befund weist auf die Bedeutung des sympathischen Nervensystems als Energiefreisetzer bei dieser Stressbelastung hin. Des Weiteren ist schon schlichtweg die Zunahme der körperlichen Arbeit bei *Caregivern* ein gravierender Punkt für Energiemehrausgabe. So betrug in einer japanischen Studie die Energieausgabe während der üblichen Arbeitszeit etwa 7.482 kJ (1.787 kcal) in 8 Stunden. Rechnen Sie die Energieausgabe einer minimalen Arbeitsleistung für die restlichen 16 Stunden dazu und Sie landen bei etwa 12.482 kJ (2.981 kcal). Das ist die Energieausgabe bei moderater bis schwerer Arbeit.

Auch bei Kindern mit einem Unglück in der Familie oder bei chronischer Misshandlung kommt es zu einer erhöhten Energieausgabe bei gleichzeitig geringerer Energieaufnahme, die man am besten an Gedeihstörungen beobachten kann. Gerät ein Kind unter die 70%-Marke des erwarteten Körpergewichts oder der vorausgesagten Körpergröße, muss man an eine stationäre Aufnahme denken und in jedem Fall das psychosoziale Umfeld prüfen. Auffälligerweise schlafen diese Kinder weniger, sodass dadurch ein Teil der Energiemehrausgaben erklärt werden kann.

Personen mit einem posttraumatischen Stresssyndrom, haben ein ähnliches Schlafdefizit. Zwangsläufig entstehen hierdurch höhere Energieausgaben.

6.7   Demenz und Herzkrankheit erhöhen Energieausgabe

Patienten mit einer Parkinson-Krankheit und Demenz können erhöhte Energieausgaben besonders dann haben, wenn die Krankheit lange andauert, ein höherer Schweregrad und eine höhere muskuläre Aktivität vorliegen. Diese Parkinson-Patienten nehmen auch oft an Gewicht ab, was ein negatives prognostisches Signal darstellt. Auch bei Alzheimer-Patienten kommt es häufig zu Gewichtsverlust, obwohl genügend Energie aufgenommen wird. Das trifft besonders bei den körperlich hoch aktiven Alzheimer-Patienten zu. Auch dies spricht für eine höhere Energieausgabe in diesem chronischen Stress der Demenz. Bei Mäusen mit Alzheimer-Krankheit konnte eine erhöhte Energieausgabe von etwa 24% pro Tag festgestellt werden.

Bei einer anderen Krankheit, die mit einer Demenz einhergeht, der Huntington-Krankheit, sind der Gewichtsverlust und die erhöhte Energieausgabe auch ein bekanntes Phänomen. Hier wurde eine um 11–20% erhöhte Energieausgabe gemessen, und auch hier zeigen Mäuse mit dieser Krankheit einen erhöhten Energieverbrauch. Die Patienten mit

Huntington-Krankheit weisen dabei eine erhöhte willkürliche, aber auch unwillkürliche körperliche Aktivität auf.

Wir können zusammenfassen, dass die Demenz – eine chronische stressvolle Erkrankung – mit erhöhter Energieausgabe und häufig mit Gewichtsverlust vergesellschaftet ist, wenn eine höhere körperliche Aktivität und Schlafprobleme vorliegen.

Aber auch Patienten mit einer chronischen körperlichen Erkrankung, die keine starke Entzündung haben, können eine erhöhte Energieausgabe aufweisen. So konnte an einer großen Untersuchung an Patienten mit Herzschwäche (Herzinsuffizienz) eine höhere Energieausgabe als bei Normalpersonen gemessen werden. Dabei betrug der Grundbedarf der Energieausgabe in Ruhe bei den Patienten 7.319 kJ (1.748 kcal) pro Tag und bei den Normalpersonen 6.611 kJ (1.579 kcal) pro Tag. Es wurde in ◘ Tab. 1.1 in ▶ Kap. 1 bemerkt, dass diese Energieausgabe in absoluter Ruhe bei etwa 7.500 kJ (1.791 kcal) pro Tag liegt. Die hier angegebenen Werte sind etwas kleiner, sodass man von Menschen mit leichterem Körperbau ausgehen muss.

Patienten mit starker Herzschwäche und mit Muskelschwund zeigten keine erhöhte Energieausgabe, weil sie sich noch mehr schonen. Auch Kinder mit einem angeborenen Herzleiden zeigen im Vergleich zu gesunden Kindern eine um 35% erhöhte Energieausgabe pro Tag. Dieses Missverhältnis kann dann zu Gedeihstörungen führen.

Auf den Punkt gebracht

- Man unterscheidet akuten und chronischen Stress. Akuter Stress kann gesund sein und ist am besten durch kurzfristige, moderate sportliche Betätigung repräsentiert.
- Akuter Stress ist mit einer milden Aktivierung des Immunsystems verbunden. Wir nannten das die „gegenseitige Soforthilfe des Gehirns für das Immunsystem."
- Chronischer Stress ist krankmachend. Als Modell kann intensiver und langdauernder Sport herangezogen werden.
- Chronisch stressvoll werden auch andere Zustände und Krankheiten erlebt:
    - Pflege von Familienmitgliedern (*Caregiver-Stress*),
    - demenzielle Erkrankungen wie Parkinson,
    - kindliches Unglück (Beispiel: schwere Krankheit und Tod eines Elternteils),
    - schwere stressvolle Lebensereignisse im Erwachsenenalter (Beispiel: Kriegserlebnisse),
    - chronische Krankheit wie Herzschwäche,
    - Einsamkeit, besonders im Alter,
    - Arbeitsplatzstress
    - und viele andere.
- Wenn chronische Stressoren zusammenkommen, so können sich Effekte auf die Gesundheit im Sinne einer Addition oder gar einer Synergie gegenseitig verstärken (◘ Tab. 6.1).
- Akuter und chronischer Stress erhöhen die täglichen Energieausgaben.
- Die Energieausgaben steigen bei chronischem Stress etwa 10–35% über das Normalniveau an; also von 10.000 kJ (2.388 kcal) pro Tag auf 11.000 kJ – 13.500 kJ (2.627–3.224 kcal) pro Tag.

Literatur

Dhabhar FS (2014) Effects of stress on immune function: the good, the bad, and the beautiful. Immunol Res 58: 193–210

Eijsvogels TM, Fernandez AB, Thompson PD (2016) Are There Deleterious Cardiac Effects of Acute and Chronic Endurance Exercise? Physiol Rev 96: 99–125

Gaba AM, Zhang K, Marder K, Moskowitz CB, Werner P, Boozer CN (2005) Energy balance in early-stage Huntington disease. Am J Clin Nutr 81: 1335–41

Gavrieli A, Farr OM, Davis CR, Crowell JA, Mantzoros CS (2015) Early life adversity and/or posttraumatic stress disorder severity are associated with poor diet quality, including consumption of trans fatty acids, and fewer hours of resting or sleeping in a US middle-aged population: A cross-sectional and prospective study. Metabolism 64: 1597–610

Hawkley LC, Cacioppo JT (2010) Loneliness matters: a theoretical and empirical review of consequences and mechanisms. Ann Behav Med 40: 218–27

Hitze B, Hubold C, van DR, Schlichting K, Lehnert H, Entringer S, Peters A (2010) How the selfish brain organizes its supply and demand. Front Neuroenergetics 2: 7–17

Kiecolt-Glaser JK, Derry HM, Fagundes CP (2015) Inflammation: depression fans the flames and feasts on the heat. Am J Psychiatry 172: 1075–91

Andere energieaufzehrende Situationen

© Springer-Verlag GmbH Deutschland 2018
R. H. Straub, *Altern, Müdigkeit und Entzündungen verstehen*,
https://doi.org/10.1007/978-3-662-55787-7_7

7.1   Schlafprobleme – Schlafapnoe

In jungen Jahren schläft ein Mensch ohne Unterbrechungen bis zu 12 Stunden, was sich im Laufe des Lebens deutlich ändern kann. Während des Schlafens benötigen wir circa 25–30% weniger Energie, sodass eine Person mit einer Tagesgesamtausgabe von 10.000 kJ (2.388 kcal) etwa 2.373 kJ (567 kcal) während der 8 Stunden des Schlafens und während der restlichen 16 Stunden im Wachzustand circa 7.627 kJ (1.821 kcal) benötigt. Insofern erkennen wir eindeutig, dass Schlaf die Energieausgabe schont, weil dort die Muskulatur entspannt ist und das Gehirn auf etwas niedrigerem Niveau arbeitet. Schlafstörungen, die mit einer erhöhten Wachheit einhergehen, führen zu Zunahmen der Energieausgabe.

So konnte gezeigt werden, dass Personen mit chronischer Schlaflosigkeit eine erhöhte Energieausgabe von 10–15% im Vergleich zu gesunden Normalpersonen aufweisen und demzufolge unter Tagesmüdigkeit leiden. Des Weiteren zeigten sich bei diesen Patienten eine höhere Körpertemperatur und eine erhöhte Herzfrequenz als Zeichen einer verstärkten Aktivität des sympathischen Nervensystems. Dies wurde durch erhöhte Blutwerte von Noradrenalin untermauert. Sie erinnern sich, dass Noradrenalin und Adrenalin die Botenstoffe des sympathischen Nervensystems sind. Des Weiteren wurden höhere Blutspiegel des anderen Stresshormons Cortisol aus der Nebennierenrinde nachgewiesen.

Alle diese Punkte sprechen für eine erhöhte Aktivität der Stressachsen. Sie sind für die Energiebereitstellung verantwortlich.

Darüber hinaus kommt es auch bei chronischer Schlaflosigkeit zu gesteigertem Appetit, was durch den Mehrbedarf an Energie erklärt werden kann. Würde hier allerdings eine Überkompensation stattfinden, so wie wir es bereits beim psychologischen Stresstest beschrieben haben, so kann die Energieaufnahme deutlich höher als die schlafmangelbedingte Energieausgabe sein. Die Konsequenz wäre eine unerwünschte Gewichtszunahme.

Da Schlafstörungen tatsächlich zu einer Häufung von Blutzuckerkrankheit und Fettsucht führen, spricht vieles für eine Überkompensation und sonstige Störungen des Energiehaushaltes. Kürzlich konnte in einer Studie gezeigt werden, dass die Energieaufnahme die erhöhte Energieausgabe übertrifft. Diese erhöhte Energieaufnahme findet dann besonders zu später Stunde nach dem Abendessen statt. Genau diese abendliche Überkompensation wurde nun von anderen Autoren bestätigt.

Auch bei Patienten mit Schlafapnoe-Syndrom, bei denen es zu nächtlichen Atemstillständen und ausgeprägter Tagesmüdigkeit kommt, ist die Energieausgabe insgesamt erhöht. Dabei zeigte sich, dass die Energieausgaben um 30% ansteigen können. Das würde bei einem Patienten in sitzender Tätigkeit einen Anstieg von 10.000 kJ (2.388 kcal) auf 13.000 kJ (3.104 kcal) pro Tag bedeuten. Bei Personen, die auf eine therapeutische nächtliche Druckbeatmung gut ansprechen, kann die Energieausgabe auf den Normalwert gesenkt werden. Bei Kindern scheint diese Mehrausgabe an Energie weniger ins Gewicht zu fallen.

Es ist also ganz so, wie man es bei vermindertem Schlaf erwarten würde: Es kommt zu einer höheren Energieausgabe bei Schlafstörungen. Diese erhöhte Energieausgabe wird aber durch eine hohe Energieaufnahme mehr als ausgeglichen, sodass sich im Laufe der Zeit das Körpergewicht stetig erhöhen kann.

7.2   Chronisch schwelende Infekte

Auch wenn wir heutzutage in den hoch entwickelten Ländern nicht mehr an den chronischen Infektionskrankheiten früherer Zeiten wie Tuberkulose oder Lepra leiden, so gibt es immer noch chronische Infekte, die das Leben des einen oder anderen Menschen beeinträchtigen können. Das ist besonders dann der Fall, wenn die Menschen älter werden und die Immunabwehr sich verändert. Das ist bei stressvollen Lebensereignissen ein typisches Phänomen – man denke nur an den Lippenherpes, der gerne unter Belastung reaktiviert wird (beim Skifahren mit starker Sonneneinstrahlung). Es ist aber auch bei allen schwerwiegenden Krankheiten wie zum Beispiel bei Aids oder bei verschiedenen Krebsformen der Fall, wo die Immunabwehr in Mitleidenschaft gezogen wird.

So gibt es chronische Infekte mit Zytomegalievirus beim Menschen. Initial verursacht das Zytomegalievirus geringe Krankheitssymptome, Fieber, Lymphknotenschwellungen und eine leichte Leberbeteiligung. Später wird die Anwesenheit des Zytomegalievirus kaum mehr bemerkt. Da es aber zu den Herpesviren gehört, kann es ähnlich wie die Herpesviren langfristig in unserem Köper verweilen. Es kann dann wie beim Lippenherpes unter ungünstigen Bedingungen wieder in Erscheinung treten. Die Anwesenheit des Zytomegalievirus wurde mit Herzinfarkt in Verbindung gebracht, und zwar besonders dann, wenn gleichzeitig eine höhere Entzündungssituation vorliegt. Auch Lippenherpes bei anfälligen, das Virus in sich tragenden Personen wurde mit chronisch entzündlichen Problemen in Verbindung gebracht.

Das bekannte Epstein-Barr-Virus verursacht die akute Krankheit des sogenannten Pfeiffer'schen Drüsenfiebers mit heftigen Lymphknoten- und Milzschwellungen, Fieber, Rachenentzündung und Leberbeteiligung. Es ist eine sehr infektiöse Krankheit, die in der Regel schnell und ohne Komplikationen ausheilt. Allerdings bleibt das Epstein-Barr-Virus bei 98% der Menschen ein Leben lang im Körper. Unter unguten Voraussetzungen kann es wieder aktiv werden und Entzündungsprobleme verursachen. Die Anwesenheit des Epstein-Barr-Virus wurde mit verschiedenen Krankheiten wie beispielsweise Autoimmunkrankheiten aber auch mit dem chronischen Erschöpfungssyndrom in Verbindung gebracht.

Des Weiteren kennen wir langwierige Infekte mit Chlamydien also Bakterien, die die oberen Atemwege befallen und Bronchitis und Lungenentzündung auslösen können. Auch diese Bakterien werden im Regelfall gut kontrolliert und können – wie oben geschildert – nur unter bestimmten Umständen aktiv werden und die bekannten Probleme in Bronchien und Lungen verursachen.

Im Magen ist die chronische Anwesenheit von Helicobacter pylori, einem spiralförmigen Bakterium, bekannt. Dieses Bakterium kann bei manchen Personen eine chronische Infektion des Magens verursachen. Es wurde mit der Entwicklung von Magengeschwüren, Zwölffingerdarmgeschwüren, aber auch mit Magenkrebs in Verbindung gebracht. Diese Komplikationen verdeutlichen die langfristige Aktivität dieser Bakterien, obwohl die Betroffenen oft nur wenig von dieser chronisch schwelenden Infektion bemerken.

Außerdem gibt es die verschiedenen Hepatitisviren, die chronische Leberentzündungen auslösen können. Mitunter sind diese Hepatitisviren langfristig im Körper, ohne größere Probleme zu verursachen. Man nennt die betroffenen Personen „Dauervirusträger".

Die Liste der hier genannten Infektionen ist sicherlich nicht vollständig, aber man erkennt die Problematik der chronischen schwelenden Infektion. Chronische Infektionen sind nach Aktivierung mit einer höheren Entzündungslage und damit auch mit einer leicht erhöhten Energieausgabe verbunden.

Da die Wahrscheinlichkeit im höheren Alter zunimmt, an den verschiedenen genannten infektiösen Erkrankungen zu leiden, dürften diese Probleme mit zunehmendem Alter größer werden. Man sammelt sozusagen im Laufe des Lebens verschiedene Krankheitserreger, die man dann teilweise auch nicht mehr loswird. Bei den Viren helfen die üblichen Antibiotika nicht, und bei den Bakterien besteht selbst nach erfolgreicher Antibiotikabehandlung ein Risiko für einen Rückfall, wie es für Helicobacter beschrieben wurde. Da die Infektionserreger mit dem Immunsystem interagieren, kann eine chronisch andauernde, leichte Entzündung weitgehend unbeobachtet stattfinden.

Auch wenn die Personen mit solchen chronischen Infekten hinsichtlich der Energieausgabe selten untersucht wurden, so mag das Beispiel der Hepatitis C – einer chronischen Leberentzündung durch das Hepatitis-C-Virus – ein Beispiel für die Problematik sein. Bei diesen Patienten konnte gezeigt werden, dass der Dauervirusträger mit einer guten Leberfunktion, ohne Leberzirrhose und ohne offensichtliche Krankheitssymptomatik eine erhöhte Energieausgabe pro Tag in absoluter Ruhe von 6.409 kJ (1.530 kcal) im Vergleich zur gesunden Kontrollgruppe gleicher Größe (165 cm) und mit ähnlichem Körpergewicht (68 kg) mit 5.842 kJ (1.395 kcal) aufwies. So führt die chronisch schwelende Infektion zu einer Energiemehrausgabe von etwa 10%. Bei einem Menschen in sitzender Tätigkeit und einer Energieausgabe von 10.000 kJ (2.388 kcal) wären das ungefähr 1.000 kJ (239 kcal) mehr pro Tag.

Es wurde oben bereits gezeigt, dass das gleichzeitige Auftreten mehrerer Zytokine, wie es im Schweizer Experiment mit den Bakterienbestandteilen beschrieben wurde, zu einer additiven oder sogar synergistischen Erhöhung der Energieausgabe führt. So dürfte das mit zwei oder gar drei verschiedenen chronisch schwelenden Infektionen auch sein, wobei dies bisher nie untersucht wurde. Auch diese Situation könnte man einen „Doppeltreffer" nennen.

7.3   Angst und Ängstlichkeit

Ängste verursachen ein stressvolles Lebensgefühl, weswegen sie unter psychologischem Stress hätten genannt werden können (z. B. Prüfungsstress und Prüfungsangst). Ängste sind sogar positiv, wenn sie kurz dauern und adäquate Antworten auf typische Reize darstellen. Ängste schützen den Betroffenen vor gefährlichen Situationen. Ängste sind im Laufe der Evolution nicht abgeschafft, sondern beibehalten (positiv selektioniert) worden, um Gefahren besser begegnen zu können. Allerdings darf die Angst dabei auch nicht zu groß werden, da sie sonst das Handeln unmöglich macht.

Man unterscheidet eine situationsbedingte Angst (engl., *„state anxiety"*) von dem relativ stabilen Charaktermerkmal Ängstlichkeit (engl., *„trait anxiety"*). Hat man eine übersteigerte Angst, dann spricht man auch von Angststörung, die eine Therapie erfordern kann. Auf einer Skala von 0 bis 100 kann situationsbedingte Angst und auch charakterabhängige Ängstlichkeit in sehr unterschiedlicher Ausprägung vorkommen. Beide Formen der Angst können mit Fragebögen quantitativ erfasst werden.

Typische Antworten bei Angst sind Aktivierung des sympathischen Nervensystems und der Cortisol-Stressachse, Erweiterung der Pupillen (sympathische Aktivierung), erhöhter Blutdruck und Herzfrequenz (sympathische Aktivierung), schnellere und flachere Atmung, Schwitzen (sympathische Aktivierung), Zittern, Hemmung des Magen-Darm-Kanals (sympathische Aktivierung), manchmal Übelkeit und andere. An diesen Symptomen erkennen wir schnell, dass viele Reaktionen von der Stressachse des sympathischen Nervensystems gesteuert sind. Wenn das sympathische Nervensystem eine derartig wichtige Rolle spielt, würde es nun auch nicht verwundern, wenn situationsbedingte Angst oder Ängstlichkeit mit einer höheren Energieausgabe verknüpft wäre.

Dazu untersuchte ein Forscherteam College-Studenten einer Universität im Nordwesten der USA. Alle mussten einen Fragebogen zur Angst/Ängstlichkeit ausfüllen. Dann verglich man jene Studenten ohne Angst/Ängstlichkeit mit jenen Personen mit hoher Angst/Ängstlichkeit bezüglich des Grundbedarfs (in Ruhe im Bett liegend, wach, nüchtern). Dabei zeigte sich, dass die Studenten in der Hoch-Angstgruppe pro Tag etwa 703 kJ (168 kcal) mehr ausgaben als die Studenten der Niedrig-Angstgruppe. Nun sind 703 kJ (168 kcal) auch nicht gerade wenig, wenn man bedenkt, dass das ruhende Immunsystem etwa 1.600 kJ (382 kcal) pro Tag benötigt. So nimmt alleine gesteigerte Angst/Ängstlichkeit fast die Hälfte des Tagesbedarfs des Immunsystems in Anspruch. Wie wird dies erst bei Patienten mit einer psychiatrisch diagnostizierten Angststörung sein?

Des Weiteren konnte gezeigt werden, dass Personen mit hoher Ängstlichkeit eine geringere körperliche Aktivität aufweisen, sodass man annehmen kann, dass der höhere Grundbedarf der Energieausgabe durch eine niedrigere Energieausgabe bei geringerer körperlicher Aktivität kompensiert wird.

7.4   6 Zigaretten pro Tag

Kennen Sie den Raucher, der bis vor kurzem noch ziemlich viel geraucht hat, und nachdem er jetzt die Zigaretten wegließ, erheblich an Gewicht zugenommen hat? Wie die Bundeszentrale für gesundheitliche Aufklärung berichtet, nehmen nach einer Untersuchung des Deutschen Krebsforschungszentrums vier von fünf Rauchern innerhalb der ersten zwei Jahre nach der Entwöhnung 4–5 kg zu. Mindestens vier Mechanismen werden dafür verantwortlich gemacht:

- 1) Der Stoffwechsel ist nach der Entwöhnung verlangsamt (kleinere Energieausgabe).
- 2) Das Hungergefühl/der Appetit nimmt zu.
- 3) Es werden ersatzweise Süßigkeiten und Snacks häufiger verzehrt.
- 4) Die Darmflora erfährt nach dem Rauchstopp eine Änderung der Zusammensetzung.
- 5) Die Darmentleerung wird verlangsamt.

Bezüglich Punkt 4 zeigten die Wissenschaftler, dass eine Änderung der Darmbakterien für die erhöhte Energieaufnahme nach dem Entwöhnen verantwortlich ist. Nach dem Rauchstopp gelangen im Darm andere Bakterienstämme mehr und mehr in den Vordergrund, und diese tragen dann zu einer besseren Aufnahme von Energiebausteinen aus der Nahrung bei.

Auch an diesem Punkt erkennen wir einen Einfluss der Evolutionsprozesse, da das Zusammenleben von „Gastgeber" und Bakterien einer langen gemeinsamen Evolutionsgeschichte unterlag. So wurden beim nichtrauchenden Gastgeber unter Bedingungen einer geringeren Nahrungsverfügbarkeit gerade jene Bakterientypen besonders gefördert, die eine verbesserte Verdauung und eine höhere Bereitstellung energiereicher Bausteine bewirkten.

Des Weiteren wurde in einer detailliert durchgeführten Studie an 236 Teilnehmern untersucht, inwiefern Rauchen die gesamte Energieausgabe erhöht. Tatsächlich erhöht Rauchen mit mehr als 6 Zigaretten pro Tag die Energieausgabe bei Männern um 1.250 kJ (298 kcal) und bei Frauen um 678 kJ (162 kcal). Höhere Zigarettenmengen wurden nicht getestet, aber es wäre denkbar, dass das noch gesteigert werden kann. Die höhere Energieausgabe beim Rauchen ist mit erhöhter Herzfrequenz und erhöhtem Blutdruck als Zeichen der Stimulierung des sympathischen Nervensystems vergesellschaftet (Stressachse). Dies gibt den Rauchern den Kick (Adrenalin-Junkies), der neben dem Geschmackserlebnis auch Gehirn und Körper positiv stimuliert. Es ist also nicht verwunderlich, als man nach der Einführung des Tabaks in Europa jahrhundertelang davon ausging, dass Rauchen gesund und vitalisierend sei. Erst die großen bevölkerungsbezogenen Studien in den 1950er-Jahren aus den USA machten die vielfältigen Folgeprobleme des Rauchens klar, besonders Lungenkrebs.

Auf den Punkt gebracht

- Gutes Schlafen schont die Energiereserven, und Schlafprobleme führen zu erhöhter Energieausgabe.
- Schlafprobleme erhöhen die Energieaufnahme als Reaktion auf die durch Schlafmangel bedingte verstärkte Energieausgabe, wobei durchaus zu viel Energie aufgenommen werden kann (Überkompensation wird in ▶ Kap. 14 bei Gewichtszunahme besprochen).
- Bei Schlafapnoe-Syndrom können die Energieausgaben auf 30% ansteigen.
- Im Laufe des Lebens sammeln wir chronische schwelende Infekte. Am Beispiel der chronischen Leberentzündung durch Hepatitis-C-Virus erkennen wir deutlich erhöhte Energieausgaben in der Größenordnung von 1.000 kJ (239 kcal).
- Situationsbedingte Angst und charakterbedingte Ängstlichkeit erhöhen den Grundbedarf der Energieausgaben pro Tag um circa 10%, also 703 kJ (168 kcal).
- Rauchen führt zu erhöhter Energieausgabe. Hier gibt es einen Dosis-Wirkungs-Effekt, den man so beschreiben könnte: Je mehr Zigaretten, desto mehr Energieausgabe.
- Rauchen führt auch zu einer gegenüber Nichtrauchern veränderten Darmflora, die weniger zur Verdauung und auch weniger zur Bereitstellung von energiereichen Bausteinen beiträgt.

Literatur

Astrup A, Toubro S, Cannon S, Hein P, Breum L, Madsen J (1990) Caffeine: a double-blind, placebo-controlled study of its thermogenic, metabolic, and cardiovascular effects in healthy volunteers. Am J Clin Nutr 51: 759–67

Black AE, Coward WA, Cole TJ, Prentice AM (1996) Human energy expenditure in affluent societies: an analysis of 574 doubly-labelled water measurements. Eur J Clin Nutr 50: 72–92

Blaxter K (1989) Energy metabolism in animals and man. Cambridge University Press, Cambridge New York New Rochelle Melbourne Sydney

Bonnet MH, Arand DL (1995) 24-Hour metabolic rate in insomniacs and matched normal sleepers. Sleep 18: 581–8

Fekete K, Boutou AK, Pitsiou G, Chavouzis N, Pataka A, Athanasiou I, Ilonidis G, Kontakiotis T, Argyropoulou P, Kioumis I (2016) Resting energy expenditure in OSAS: the impact of a single CPAP application. Sleep Breath 20: 121–8

Gonseth S, Dugas L, Viswanathan B, Forrester T, Lambert V, Plange-Rhule J, Durazo-Arvizu R, Luke A, Schoeller DA, Bovet P (2014) Association between smoking and total energy expenditure in a multi-country study. Nutr Metab (London) 11: 48–11

Judice PB, Matias CN, Santos DA, Magalhaes JP, Hamilton MT, Sardinha LB, Silva AM (2013) Caffeine intake, short bouts of physical activity, and energy expenditure: a double-blind randomized crossover trial. PLoS One 8: e68936

Markwald RR, Melanson EL, Smith MR, Higgins J, Perreault L, Eckel RH, Wright KP, Jr (2013) Impact of insufficient sleep on total daily energy expenditure, food intake, and weight gain. Proc Natl Acad Sci USA 110: 5695–700

Muhlestein JB, Horne BD, Carlquist JF, Madsen TE, Bair TL, Pearson RR, Anderson JL (2000) Cytomegalovirus seropositivity and C-reactive protein have independent and combined predictive value for mortality in patients with angiographically demonstrated coronary artery disease. Circulation 102: 1917–23

Patterson RE, Emond JA, Natarajan L, Wesseling-Perry K, Kolonel LN, Jardack P, Ancoli-Israel S, Arab L (2014) Short sleep duration is associated with higher energy intake and expenditure among African-American and non-Hispanic white adults. J Nutr 144: 461–6

Piche T, Schneider SM, Tran A, Benzaken S, Rampal P, Hebuterne X (2000) Resting energy expenditure in chronic hepatitis C. J Hepatol 33: 623–7

Rolfe DF, Brown GC (1997) Cellular energy utilization and molecular origin of standard metabolic rate in mammals. Physiol Rev 77: 731–58

Schmidt WD, O'Connor PJ, Cochrane JB, Cantwell M (1996) Resting metabolic rate is influenced by anxiety in college men. J Appl Physiol (1985) 80: 638–42

Van Cauter E, Spiegel K, Tasali E, Leproult R (2008) Metabolic consequences of sleep and sleep loss. Sleep Med 9 Suppl 1: S23–8

Was bedeuten nun erhöhte Energieausgaben für den Körper?

© Springer-Verlag GmbH Deutschland 2018
R. H. Straub, *Altern, Müdigkeit und Entzündungen verstehen*,
https://doi.org/10.1007/978-3-662-55787-7_8

Schauen wir uns die Energieausgaben eines gesunden jungen Menschen nochmals genauer an. In ruhender Körperhaltung im Bett bei geringer Ausgabe durch Wärmeerzeugung oder durch andere Faktoren ist die Energieausgabe minimal. Man nennt sie auch Grundbedarf der Energieausgabe (GB in ◘ Abb. 8.1).

Wenn wir Nahrung aufnehmen, so geben wir nach dem Essen eine kleine Menge an Energie aus, die durch die Verdauungsvorgänge bedingt sind. Man nennt sie auch die durch Essen bedingte Energieausgabe („Essen" in ◘ Abb. 8.1 genannt). Allerdings wird sehr viel weniger Energie ausgegeben, als wir durch das Essen und Trinken an Energie aufnehmen (nur circa 10% davon).

Dann gibt es den Anteil der Energieausgabe durch körperliche Aktivität, den wir aktivitätsbedingte Energieausgabe nennen (ABE in ◘ Abb. 8.1). Über diese aktivitätsbedingte

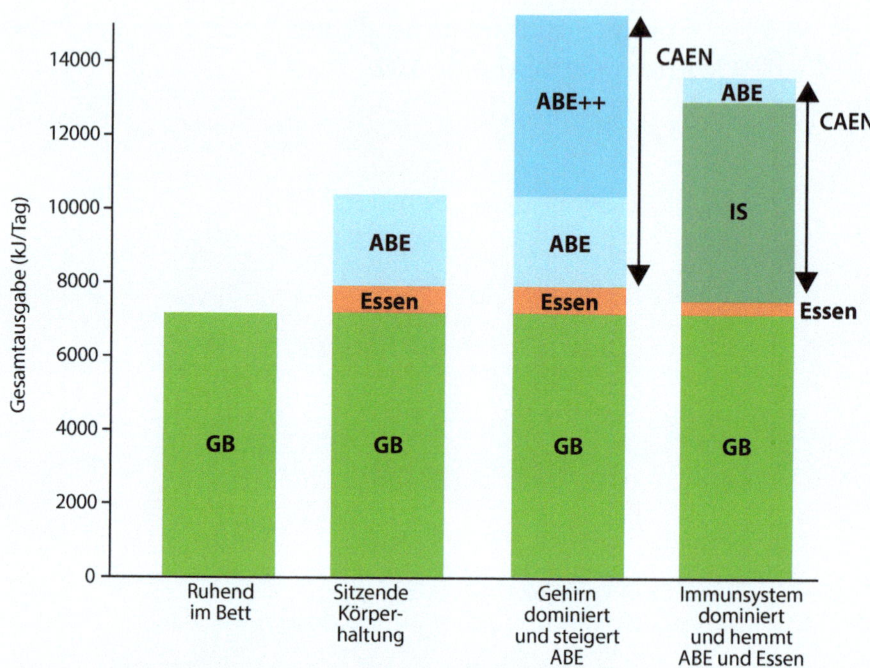

Energieausgaben unter verschiedenen Bedingungen.
- Energieausgabe in Ruhe ohne Essen (1. Säule von links, entspricht dem Grundbedarf = GB),
- bei sitzender Körperhaltung und mit Essen (2. Säule von links),
- bei einer Aktivitätssteigerung durch das egoistische Gehirn (3. Säule von links) und
- bei einer Aktivierung des egoistischen Immunsystems (4. Säule von links).

Man erkennt, dass bei Zunahme der Aktivität des egoistischen Immunsystems sowohl „Essen" als auch die aktivitätsbedingte Energieausgabe (ABE) deutlich eingeschränkt sind.

Abkürzungen:
ABE = aktivitätsbedingte Energieausgabe
ABE++ = aktivitätsbedingte Mehrausgabe über eine normale aktivitätsbedingte Energieausgabe hinaus
CAEN = "controllable amount of energy", die verhandelbare Energieausgabe über den Grundbedarf hinaus (Verhandlungspartner sind Gehirn und Immunsystem, ⊚ Kap. 3)
GB = Grundbedarf der Energieausgabe
IS = zusätzliche Energieausgabe durch ein aktiviertes Immunsystem über das normale Niveau hinaus

Zahlenmaterial aus Speakman und Westerterp, 2010

◘ **Abb. 8.1**   Energieausgaben unter verschiedenen Bedingungen

Energieausgabe dominiert das Gehirn, da körperliche Aktivität und Muskelarbeit vom Gehirn veranlasst werden. Das Gehirn kann unter bestimmten Umständen jederzeit diese Ausgabe steigern (ABE++ in ◘ Abb. 8.1). Aufgrund des egoistischen Verhaltens des Immunsystems kann aber auch die Energieausgabe des Immunsystems mächtig gesteigert werden (IS in ◘ Abb. 8.1). Unter den Bedingungen der erhöhten Ausgaben durch das egoistische Immunsystem wird die Energieausgabe durch körperliche Aktivität (ABE) eingeschränkt. Ähnlich ist es, wenn die Energieausgaben durch andere in ▶ Kap. 5–7 genannten Faktoren erhöht sind. Dann geht dies vor allen Dingen auf Kosten der körperlichen Aktivität.

Wenn mehrere energieverbrauchende Faktoren zusammenkommen, so können Effekte auf die Gesundheit sich im Sinne einer Addition oder darüber hinausgehend als Synergismus verstärkt auswirken. Das wären dann ebenfalls „Doppeltreffer" oder gar „Mehrfachtreffer". Es wurde zum Beispiel nachgewiesen, dass das Zusammenkommen von depressiver Stimmungslage und zusätzlich auftretender Entzündungskrankheit eine deutliche Verstärkung der Probleme bedeutet. Dieses Zusammenkommen von mehreren belastenden Energieausgaben schränkt entweder körperliche und geistige Aktivität oder das Immunsystem ein.

Es ist eben ein Kampf um die Ressourcen, der bei egoistischen Teilnehmern durchaus erbittert geführt werden kann.

8.1   Energieausgabe beim Altern

Um die Situation beim Altern noch ein bisschen besser zu verstehen, müssen wir die Energiesituation während des gesunden Alterungsprozesses betrachten. Hier wurden von verschiedenen Arbeitsgruppen exzellente Untersuchungen durchgeführt, die uns ein sehr gutes Bild beim gesunden alternden Menschen vermitteln (◘ Abb. 8.2).

Beim gesunden Altern nehmen ab dem 50. Lebensjahr der Grundbedarf der Energieausgabe, die durch körperliche Aktivität hervorgerufene Energieausgabe und die durch Nahrungsaufnahme hervorgerufene Energieausgabe kontinuierlich ab. Beim Älterwerden nimmt der Anteil der Zeit zu, die mit wenig intensiver körperlicher Aktivität zugebracht wird. Gleichzeitig nimmt die fettfreie Masse (Muskeln, Knochen, innere Organe u. Ä.) stetig ab (grüne Linie in ◘ Abb. 8.2). Parallel nimmt die Fettmasse in Relation zum Körpergewicht stetig zu (rote Linie in ◘ Abb. 8.2).

Wenn fettfreie Masse abnimmt und Fettmasse zunimmt, dann entsteht ein Missverhältnis zwischen Muskel- und Fettgewebe. Man kann dann weniger körperlich aktiv sein, und man kann besser Energiebausteine speichern. Das ist ein spontan zunehmendes Problem, das auch zum Teufelskreis werden kann, der in hoher Fettmasse endet. Das ist nicht gerade das, wovon man träumt.

Sehr viele wichtige Arbeiten zu diesem Thema stammen von Klaas Westerterp aus Maastricht in den Niederlanden. So hat seine Gruppe zum Beispiel beobachtet, dass beim jungen Menschen unter 50 Jahren die gesamte körperliche Aktivität und damit die Energieausgabe unter Training zunimmt, da der junge Mensch unter 50 Jahren trotz extra Training seinen restlichen Tag auf gleichem Aktivitätsniveau wie ohne Training zubringt. Beim Menschen über 50 Jahren nimmt die gesamte körperliche Aktivität und Energieausgabe durch extra Training nicht zu, da außerhalb des Trainings mehr Zeit in Ruhe verbracht wird. Es wird das übliche Aktivitätsniveau heruntergefahren.

Es ist auch wichtig zu wissen, dass der junge Mensch unter 50 Jahren bei extra Training die Energiemehrausgabe durch extra Nahrung ausgleicht. Dasselbe gilt für den Menschen über 50 Jahre nicht. Der Mensch über 50 Jahre nimmt eigenartigerweise trotz extra Training

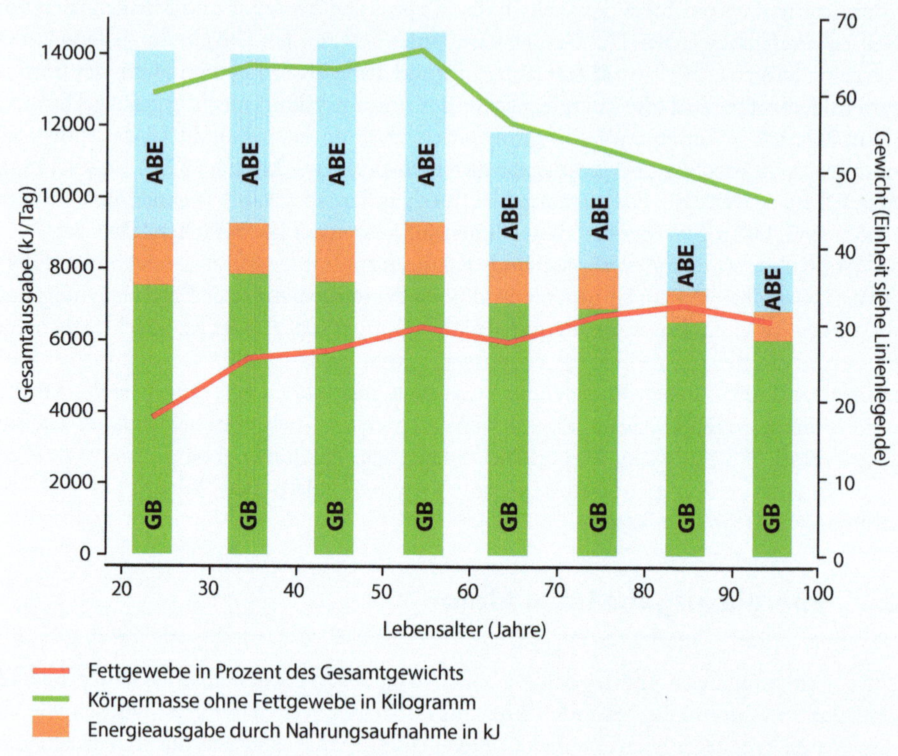

Fettgewebe in Prozent des Gesamtgewichts
Körpermasse ohne Fettgewebe in Kilogramm
Energieausgabe durch Nahrungsaufnahme in kJ

Energieausgaben im Laufe des Alterungsprozesses. In dieser Grafik ist die Energieausgabe durch das normale Immunsystem in der grünen Säule, die mit GB bezeichnet ist, enthalten. Bei Gesundheit gibt es keine Mehrausgabe des Immunsystems, sodass nur der Grundbedarf eingerechnet wird. In ⊙ Abb. 8.1 ist die Energieausgabe des IS als dunkelgrüne Säule zusätzlich eingezeichnet, weil dies eine über das Normale hinausgehende Aktivierung des Immunsystems darstellen soll. Weitere Erklärungen im Text. Das braune Feld stellt die Energieausgabe nach dem Essen dar, die durch Verdauungsvorgänge gebraucht wird (wie in ⊙ Abb. 8.1).
Abkürzungen:
ABE = aktivitätsbedingte Energieausgabe
GB = Grundbedarf

Abb. 8.2   Energieausgaben im Laufe des Alterungsprozesses. (Datenmaterial aus Speakman und Westerterp 2010)

die gleiche Menge an Energiebausteinen auf wie ohne Training. Wahrscheinlich kann man über 50 Jahre bei kleiner werdenden inneren Organen nicht mehr so viel essen (in den nächsten zwei Absätzen wird es erklärt).

In einem sehr faszinierenden Experiment der Arbeitsgruppe von Herrn Westerterp mussten junge und ältere Menschen mit mittlerem Alter von 24 Jahren beziehungsweise 56 Jahren über 10 Tage hinweg intensiv im Hochgebirge Bergsteigen. Die mittlere Tagesstrecke betrug 21 km, und die mittlere zu steigende Höhe betrug 1.160 m pro Tag, sodass man davon ausgehen kann, dass beide Gruppen ziemlich gut trainiert waren. Die gesamte Energieausgabe am Tag war mit 21.500 kJ (5.135 kcal) in der Nähe des Aufnahmelimits im Darm (⊡ Tab. 1.1 in ▶ Kap. 1). Bei diesen hohen Energieausgaben konnte beobachtet werden, dass die jungen Leute die Energieausgabe durch große Nahrungszufuhr von 19.200 kJ (4.586 kcal) fast ausgleichen konnten. Die Gruppe der älteren Teilnehmer, die dieselben Energieausgaben hatten, nahmen im Durchschnitt nur 15.200 kJ (3.583 kcal) über die Nahrung auf.

Diese Diskrepanz führte zu deutlichem Gewichtsverlust bei den älteren, nicht aber bei den jungen Bergsteigern.

In ▫ Abb. 8.2 wurde gezeigt, dass im Alter die fettfreie Masse abnimmt. Dazu gehören in allererster Linie die Muskeln, die Knochen und die inneren Organe. Es ist eindrucksvoll, dass gerade die inneren Organe wie Leber und Magen-Darm-Trakt kleiner werden. So ist es auch verständlich, dass die älteren Teilnehmer an der Bergtour weniger Nahrung aufnehmen konnten. Im Durchschnitt war bei den älteren Teilnehmern die Nahrungsaufnahme pro Tag um 4.000 kJ (955 kcal) niedriger als bei den jungen Bergsteigern. Die Konsequenz bei sehr hohem Energieverbrauch ist im Alter die Gewichtsabnahme.

Es sei ergänzend erwähnt, dass es sich bei diesen Experimenten mit Bergsteigern um eine extreme Form des Energieverbrauchs handelt, da wir normalerweise deutlich geringere Mengen an Energie aufnehmen und ausgeben.

8.2   Energieausgabe ist erblich

Interessant ist auch, dass die Bereitschaft zur körperlichen Aktivität vererblich ist. So gibt es Menschen, die zu Athleten geboren sind und ihr gesamtes Leben mit einer sehr hohen körperlichen Aktivität zubringen. Daneben gibt es Menschen, die immer eine geringe körperliche Aktivität aufweisen und den sitzenden Beruf vorziehen.

In einer Studie mit eineiigen Zwillingen mit durchschnittlichem Alter von 25 Jahren wurde die körperliche Aktivität genauer untersucht. Die Zwillinge lebten an verschiedenen Orten. Es konnte so gezeigt werden, dass die eineiigen Zwillinge eine sehr ähnliche körperliche Aktivität aufwiesen. Wenn ein eineiiger Zwilling hochaktiv war, so war der andere ebenfalls sehr hoch aktiv. Der Prozentsatz des vererblichen Einflusses auf die körperliche Aktivität betrug dabei etwa 75%. Das ist bei Vererbungsstudien ein enorm hoher Prozentsatz.

Und dann gibt es da noch ein ausgesprochen interessantes Phänomen im Laufe des gesunden Alterungsprozesses. Menschen, die in jungen Jahren eine hohe körperliche Aktivität aufweisen, nehmen während des Alterns mehr an Fettgewicht zu als jene Personen, die in jungen Jahren einen sitzenden, weniger aktiven Lebensstil zeigen. Die körperlich aktiven Personen sind im Vergleich zu wenig aktiven Menschen gewohnt, größere Nahrungsmengen aufzunehmen. Klar, sie brauchen ja auch eine höhere Energieaufnahme beim aktiven Lebensstil. Vielleicht haben sie auch eine größere Leber und einen größeren Magen-Darm-Trakt, der diese Aufnahme zulässt. Wenn die jungen Aktiven also mehr Nahrung aufnehmen können, so müssten sie bei kleiner werdender körperlicher Aktivität im Alter die Nahrungsmenge anpassen, und genau das tun sie nicht. Die überschüssige Nahrungsaufnahme führt dann zu größeren Fettdepots, denn was zu viel aufgenommen wird, wird gespeichert. Da geht es den sitzenden, wenig aktiven Menschen am Schluss vielleicht noch besser, weil sie gewohnt sind, wenig Nahrung aufzunehmen.

An dieser Stelle müssen wir uns wieder einmal der Evolutionsmedizin bedienen. Ist es nicht interessant, dass der Alterungsprozess mit Blick auf diese Energiefragen genau ab dem 50. Lebensjahr beginnt (s. ▫ Abb. 8.2)? Das 50. Lebensjahr ist für Frau und Mann sehr kritisch, weil dort die Aktivität vieler Geschlechtshormone deutlich nachlässt (Menopause bei Frauen und Andropause bei Männern). Da die Reproduktion zum gleichen Zeitpunkt deutlich nachlässt oder aufhört, ist davon auszugehen, dass nach dem 50. Lebensjahr kaum Gene und davon abhängige Mechanismen für ein glückliches und gesundes Älterwerden im Laufe der Evolutionsgeschichte positiv ausgewählt (positiv selektioniert) wurden.

Wenn jemand im Alter körperlich und geistig sehr aktiv ist, dann muss man davon ausgehen, dass die dazu nötigen Gene und Mechanismen für die Jugend und ersten Erwachsenenjahre – für Reproduktion und Kampf-und-Flucht-Reaktion etc. – bei den Vorfahren dieser Person über Generationen bewahrt wurden. Es kann schon sein, dass wir im Alter einige günstige Mechanismen besitzen, aber sie wurden nicht speziell für diesen Alterungsprozess ausgewählt. Andererseits kann es auch sein, dass wir für Jugend und erste Erwachsenenjahre über hunderte von Generationen sehr positive Gene von unseren Vorfahren ererbten, die im Alter aber ungünstig sein können. Diese Erkenntnis stammt vom Evolutionsbiologen George Christopher Williams aus Charlotte, North Carolina, der diesen Zusammenhang bereits in den 1950er-Jahren erkannte und beschrieb. Williams war der Mitbegründer der modernen Evolutionsmedizin.

8.3   Energiesituation im Laufe des Alterns bei zusätzlichen Energieausgaben

Nun gibt es Konstellationen, die nicht mit einer chronischen und heftigen Entzündungsreaktion einhergehen, aber sehr viel Energie verbrauchen. Diese Faktoren wurden in ▸ Kap. 4–7 ausführlich besprochen. Dazu gehören chronische Schmerzen, chronisch psychologischer Stress, zu viel Rauchen, aber auch Schlafprobleme, Angst/Ängstlichkeit und chronische schwelende Infektionen. In diesem Buch wurden sicherlich nicht alle Punkte berücksichtigt, und der Leser mag hier sein persönliches Beispiel der vermehrten Energieausgabe ergänzen.

Schließlich wird auch klar, dass Kombinationen der genannten Punkte eine zusätzliche Problematik hervorrufen („Doppeltreffer"), die alle zu Ressourcenkonflikten führen müssen. Da viele genannten Faktoren im Laufe des Alterungsprozesses vermehrt auftreten, wird dieser Energiekonflikt gerade im Alter sichtbar, auch wenn hier keine schwere chronische Entzündung wie bei chronischen Autoimmunkrankheiten vorliegt. Da reicht dann auch eine leicht erhöhte Entzündungslage aus, um zusammen mit den anderen gleichzeitig auftretenden Faktoren ein Problem zu erzeugen.

In den letzten drei Jahrzehnten wurden zunehmend Studien an großen Bevölkerungsgruppen durchgeführt, die den Zusammenhang zwischen leichter Entzündungslage einerseits und Komplikationen andererseits beleuchteten. Bei dieser Entzündungslage kann man keinesfalls von einer chronischen Entzündungskrankheit sprechen, da dort typischerweise sehr viel höhere Entzündungswerte zu finden sind. Die ersten Studien hierzu wurden mit der Blutkörperchensenkungsgeschwindigkeit, dann mit dem C-reaktiven Protein und schließlich auch mit Interleukin-6 durchgeführt. Alle genannten Parameter repräsentieren die Entzündung und gehen mit erhöhter Energieausgabe einher. Sie stiegen im Alter nicht sehr stark an, wie in ◘ Abb. 4.2 gezeigt wurde.

Im Laufe der Zeit konnte ein eindeutiger Zusammenhang zwischen diesen nur leicht erhöhten Entzündungsfaktoren, die viele Jahre vor dem Ereignis gemessen wurden, und einem im Alter gesteigertem Risiko für folgende Krankheitssituationen gefunden werden:

- Herzinfarkt,
- Schlaganfall,
- Bluthochdruck,
- Altersdiabetes,
- Blutgerinnsel,
- Knochenschwund (Osteoporose),
- Demenz,

- Depression,
- Makuladegeneration und
- Dickdarmkrebs.

Man kann sich denken, dass daher auch ein Zusammenhang zwischen leicht erhöhter Entzündung und erhöhter Sterblichkeit existiert.

Insofern zeigt sich hier, dass eine langfristige milde Entzündung, die mit erhöhter Energieausgabe vergesellschaftet ist, auch mit einem erhöhten Krankheitsrisiko einhergeht. Das gilt insbesondere dann, wenn die zusätzlichen unerwünschten Faktoren wie chronische Schmerzen, chronisch psychologischer Stress, zu viel Rauchen, aber auch Schlafprobleme, Angst/Ängstlichkeit und chronische schwelende Infektionen auch noch vorhanden sind („Doppeltreffer").

Was passiert aber nun unter den Bedingungen der zusätzlichen unerwünschten Energieausgabe im Laufe des Alterns? Dazu müssen wir uns ◻ Abb. 8.3 unten genauer ansehen.

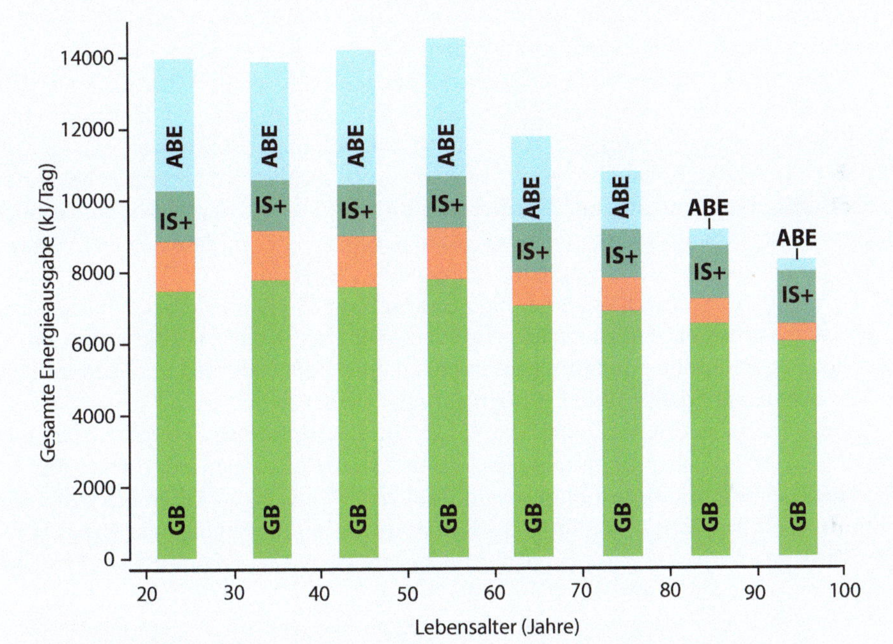

Energieausgaben im Laufe des Alterungsprozesses bei gleichzeitiger zusätzlicher unerwünschter Energieausgabe. Zusätzliche unerwünschte Energieausgaben entstehen durch ein aktiviertes Immunsystem (IS) und andere wie chronische Schmerzen, chronisch psychologischer Stress, zu viel Rauchen, Schlafprobleme, Angst/Ängstlichkeit und chronische schwelende Infektionen. Es ist offensichtlich, dass sich diese zusätzlichen unerwünschten Energieausgaben am stärksten auf die körperliche Aktivität auswirken (ABE wird zusehends kleiner). Aufgrund der altersbedingten Abnahme von ABE wirkt sich das Problem ab einem Alter von ca. 50 Jahren besonders aus. Wie in Abb. 8.1 ist die zusätzliche Energieausgabe als dunkelgrüne Säule zusätzlich eingezeichnet (IS+ genannt).
Abkürzungen:
ABE = aktivitätsbedingte Energieausgabe
GB = Grundbedarf
IS+ = IS = zusätzliche Energieausgabe durch ein aktiviertes Immunsystem über das normale Niveau hinaus

◻ **Abb. 8.3** Energieausgaben im Laufe des Alterungsprozesses bei gleichzeitiger zusätzlicher unerwünschter Energieausgabe

Dort wurde eine fiktive Energieausgabe mit dunkelgrüner Farbe und mit der Bezeichnung IS+ eingeführt. IS bedeutet dabei Immunsystem, und das Pluszeichen meint die anderen zu Mehrausgaben führenden unerwünschten Faktoren wie chronische Schmerzen, chronisch psychologischer Stress, zu viel Rauchen, Schlafprobleme, Angst/Ängstlichkeit und chronische schwelende Infektionen im Sinne eines „Doppeltreffers" oder „Mehrfachtreffers."

Mit dem Einführen des zusätzlichen unerwünschten Energieverbrauchs IS+ sinkt gleichzeitig die Ausgabe für die körperliche Aktivität (ABE). Nun war ja in ◘ Abb. 8.2 schon sehr auffällig, dass besonders die fettfreie Masse (Muskeln, Knochen, innere Organe u. Ä.) im Laufe des Alterns abnimmt, die Fettmasse aber relativ zunimmt. Unter einer Konstellation mit einer erhöhten Energieausgabe durch die oben genannten unerwünschten Faktoren aus ▶ Kap. 4–7 (chronische Schmerzen, chronisch psychologischer Stress, zu viel Rauchen, Schlafprobleme, Angst/Ängstlichkeit und chronische schwelende Infektionen) und gleichzeitiger Einschränkung der körperlichen Aktivität wird dieser Prozess deutlich befördert. Die Reduktion der körperlichen Aktivität bei gleichzeitiger Beibehaltung der jugendlichen Nahrungszufuhr führt unweigerlich zu einer zu hohen Energieaufnahme. Die körperliche Inaktivität hat eine ursächliche Rolle in der Entstehung von Übergewicht und Adipositas und den damit verknüpften Folgekrankheiten.

Wenn man nun die Ergebnisse in ◘ Abb. 8.3 betrachtet (Alter 80–90 Jahre), dann ist dies mit der Situation einer chronischen Entzündungskrankheit in jüngeren Jahren zu vergleichen. Bei heftiger Entzündung führt die egoistische Haltung des Immunsystems zu der in ◘ Abb. 8.1 gezeigten Konstellation (4. Säule von links). Schließlich kommt es bei chronischer Entzündungskrankheit zur Abnahme der körperlichen Aktivität auch schon in jungen Jahren. Diese Abnahme der körperlichen Aktivität ist bei älteren Menschen bei Vorliegen einer chronischen Entzündungskrankheit dann noch verstärkt.

Ist bei einer chronisch entzündlichen Erkrankung die körperliche Aktivität eingeschränkt, so resultiert daraus ein höheres Risiko für Herz-Kreislauf-Erkrankungen, wie kürzlich in einer großen Kanadischen Studie an über 12.000 Normalpersonen und über 1.000 Patienten mit rheumatoider Arthritis gezeigt werden konnte.

Man kann zusammenfassen, dass sich hier die Situation beim älteren Menschen mit verschiedenen, zu hoher Energieausgabe führenden unerwünschten Faktoren (▶ Kap. 4–7) der Situation bei chronischen Entzündungskrankheiten angleicht. Allerdings tritt bei der chronischen Entzündungskrankheit der Egoismus des Immunsystems sehr viel stärker in den Vordergrund, wodurch die Probleme im jugendlichen Alter oder mittleren Erwachsenenalter schon sichtbar werden.

Mit all diesen Überlegungen wird auch verständlich, dass die Folgeprobleme, die im dritten Teil des Buches behandelt werden, bei chronischer Entzündungskrankheit und während des Alterns vergleichbar sind.

Auf den Punkt gebracht

- Energieausgaben entstehen durch den Grundbedarf des Körpers, einen kleinen durch Nahrungsaufnahme bedingten Energieverbrauch und eine durch körperliche Aktivität verursachte Energieausgabe.
- Der durch Nahrungsaufnahme bedingte Energieverbrauch entspricht etwa 10% der durch Nahrung aufgenommenen Energie.
- Wenn mehrere energieverbrauchende Prozesse zusammenkommen, können sich Probleme additiv oder synergistisch verstärken. Beispiel: Symptome einer psychischen Verstimmung bei gleichzeitiger Infektionskrankheit können zu einer Depression führen.

- Beim gesunden Altern nehmen erst ab dem 50. Lebensjahr der Grundbedarf und die durch körperliche Aktivität hervorgerufene Energieausgabe (ABE) kontinuierlich ab.
- Des Weiteren nimmt die Fettmasse relativ zum Körpergewicht stetig zu, und die fettfreie Masse (z. B. Muskeln, innere Organe, Knochen und andere) stetig ab.
- Gene und davon abhängige Mechanismen wurden nicht für einen langanhaltenden, mit Wohlbefinden verknüpften Alterungsprozess in der Evolutionsgeschichte positiv ausgewählt (ab Reproduktionsstopp, ab 50. Lebensjahr).
- Kommen im Laufe des Alterns zusätzliche energieverbrauchende unerwünschte Faktoren hinzu, so nimmt in erster Linie die Energieausgabe durch körperliche Aktivität ab. Dies wirkt sich besonders auf Menschen ab dem 50. Lebensjahr aus. Schon normale Menschen bewegen sich ab dem 50. Lebensjahr weniger, essen aber noch wie in jungen Jahren (sie werden daher dicker).
- Die Situation im Laufe des Alterns mit zusätzlichen energieverbrauchenden unerwünschten Faktoren kann dann der Situation einer chronischen Entzündungskrankheit entsprechen. Der springende Punkt ist die fehlende körperliche und geistige Aktivität.

Literatur

Black AE, Coward WA, Cole TJ, Prentice AM (1996) Human energy expenditure in affluent societies: an analysis of 574 doubly-labelled water measurements. Eur J Clin Nutr 50: 72–92
Elia M, Ritz P, Stubbs RJ (2000) Total energy expenditure in the elderly. Eur J Clin Nutr 54 Suppl 3: S92–103
Manini TM (2010) Energy expenditure and aging. Ageing Res Rev 9: 1–11
Munsterman T, Takken T, Wittink H (2012) Are persons with rheumatoid arthritis deconditioned? A review of physical activity and aerobic capacity. BMC Musculoskelet Disord 13: 202–13
Ramsey JJ, Harper ME, Weindruch R (2000) Restriction of energy intake, energy expenditure, and aging. Free Radic Biol Med 29: 946–68
Schieir O, Hogg-Johnson S, Glazier RH, Badley EM (2016) Sex Variations in the Effects of Arthritis and Activity Limitation on First Heart Disease Event Occurrence in the Canadian General Population: Results From the Longitudinal National Population Health Survey. Arthritis Care Res (Hoboken) 68: 811–8
Speakman JR, Westerterp KR (2010) Associations between energy demands, physical activity, and body composition in adult humans between 18 and 96 y of age. Am J Clin Nutr 92: 826–34

Von Energie und Evolution zum Symptom

Bevor in diesem Teil des Buches die Folgeprobleme fehlgeleiteter Energieausgaben und fehlender körperlicher Aktivität im Detail behandelt werden, sollen hier zunächst die Folgeprobleme oder Symptome aufgelistet werden. Die Liste erhebt keinen Anspruch auf Vollständigkeit, und der Leser mag sie selbst erweitern. Sie enthält lediglich die gravierendsten Krankheitszeichen und Symptome, die Mediziner und Betroffene bei chronischen Entzündungskrankheiten, aber auch während des Alterns beobachten. Die Nummerierung richtet sich nach den Kapitelnummern.

- 9 – Tagesmüdigkeit und Depression
- 10 – Schlafstörungen und tageszeitabhängige Symptomatik
- 11 – Appetitlosigkeit, Fehl- und Mangelernährung
- 12 – Muskelschwund
- 13 – Knochenschwund
- 14 – Gewichtsveränderungen (Zunahme und Abnahme)
- 15 – Insulinresistenz und Hyperinsulinämie
- 16 – Schwindende Libido, geringere Fruchtbarkeit
- 17 – Hohe Aktivität des sympathischen Nervensystems und Bluthochdruck; im Gegensatz dazu: niedrige Aktivität des parasympathischen Nervensystems
- 18 – Gesteigerte Blutgerinnung
- 19 – Stress verschlechtert Entzündung, und Entzündung verändert Stressbelastbarkeit

In den nachfolgenden Kapiteln werden nun diese Krankheitszeichen und Symptome einzeln abgehandelt, wobei auf die chronische Entzündungskrankheit und parallel auf das Altern eingegangen wird.

Tagesmüdigkeit und Depression

© Springer-Verlag GmbH Deutschland 2018
R. H. Straub, *Altern, Müdigkeit und Entzündungen verstehen*,
https://doi.org/10.1007/978-3-662-55787-7_9

9.1   Sickness Behavior bei chronischer Entzündungskrankheit

In den vergangenen drei Jahrzehnten untersuchte man den Zusammenhang zwischen Entzündung in der Peripherie (z. B. bei Infektion) aber auch im Gehirn und dem sogenannten Krankheitsverhalten (engl., *„sickness behavior"*, wir hatten es schon kennengelernt). Wegweisend war hier die Arbeitsgruppe um Robert Dantzer aus Bordeaux. Man versteht unter *Sickness Behavior* die Summe aus verschiedenen Symptomen wie

- Unwohlsein,
- Tagesmüdigkeit, Abgeschlagenheit,
- Antriebslosigkeit,
- verstärktes Kältegefühl,
- Muskelschmerzen, Gelenkschmerzen,
- Appetitverlust,
- Ängstlichkeit,
- depressive Gefühle,
- Rückzug in vertraute Schutzbereiche und
- „Energielosigkeit."

Gerade das letzte Symptom weist stark auf den Zusammenhang mit der wirklichen Energieversorgung im physikalischen Sinne dieses Buches hin.

Die Extremsituation des Krankheitsverhaltens wäre Dauerschlaf. Während des Schlafens können große Mengen an Energie eingespart werden, wie in ◧ Abb. 9.1 aufgezeigt wird.

Im unteren Teil der ◧ Abb. 9.1 ist der Glukoseverbrauch des Gehirns dargestellt, der während des Schlafens sehr viel niedriger ist (◧ Abb. 9.1b). Es sei ergänzend erwähnt, dass die Einsparung der Energie durch den Ruhezustand der Muskulatur größer ist als die Einsparung durch das schlafende Gehirn. Die Energieausgabe ist während des Schlafens um etwa 25–30% niedriger als im Wachzustand. Wir haben gelernt, dass bei Infektionen der Energiekonflikt des Immunsystems mit dem des Gehirns und der Muskulatur an Bedeutung gewinnt (▸ Kap. 3, „Gehirn und Immunsystem – zwei konkurrierende Reiche").

Dieses *Sickness Behavior* wurde im Laufe des Evolutionsprozesses bewahrt (positiv selektioniert), und es dient der Einsparung von Energie durch Reduktion der körperlichen und geistigen Aktivität. Handelt es sich um eine kurze Episode während einer Infektionskrankheit, so wird uns der Vorteil dieses Krankheitsverhaltens schnell klar. Jeder von uns hat eine ähnliche Situation schon einmal erlebt, als man grippekrank im Bett lag. Die eingesparte Energie wird für das aktive Immunsystem benutzt. Sollte die Situation aber aus irgendwelchen Gründen länger anhalten, dann kann dieses Krankheitsverhalten sehr leicht auch zum Dauerzustand werden.

Robert Dantzer aus Bordeaux nimmt sogar an, dass sich bei empfänglichen Personen aus dem *Sickness Behavior* eine richtige Depression entwickeln kann. Denn im Prinzip unterscheidet sich das oben geschilderte Krankheitsverhalten nur bezüglich der Chronizität von der Depression. Bei bestimmten Formen der Depression müssen wahrscheinlich noch weitere hirneigene Faktoren unabhängig von einer Entzündung hinzukommen.

Allerdings konnten Wissenschaftler aus Atlanta um Andy Miller zeigen, dass selbst die dauerhafte Verabreichung eines Zytokins bei Therapie einer viralen Leberentzündung eine Depression auslösen kann. Das spricht dafür, dass manche Formen der Depression wohl

Abb. 9.1 a, b Energieeinsparung durch Schlaf. **a** Gesamtenergieausgabe, **b** Glukoseverbrauch durch das Gehirns. (Datenmaterial aus Ravussin et al. 1986; Boyle et al. 1994)

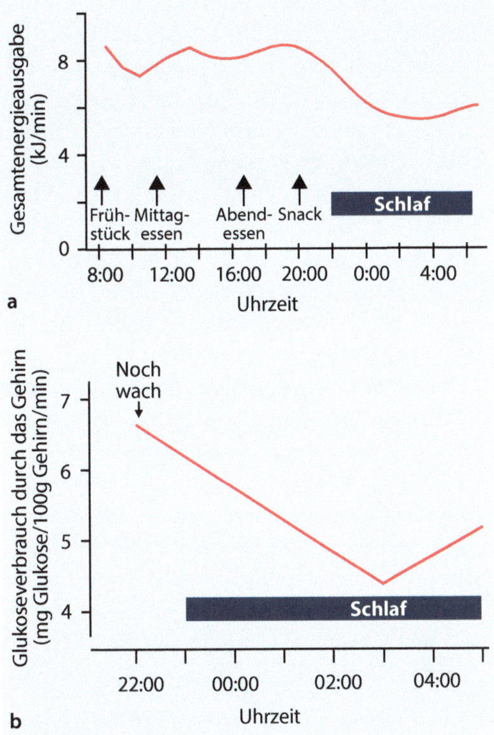

Energieeinsparung durch Schlaf.
a Hier ist die Gesamtenergieausgabe in kJ/min über der Tageszeit bei gesunden Personen aufgetragen. Während der Phase der Wachheit – besonders nach den Mahlzeiten – werden relativ konstant etwa 8 kJ/min an Energie ausgegeben. Mit dem Einsetzen des Schlafs reduziert sich die Ausgabe auf etwa 4,2 kJ/min. Sie halbiert sich fast im Vergleich zum Wachzustand.

b Hier ist der Verbrauch von Traubenzucker (Glukose) durch das Gehirn über der Uhrzeit aufgetragen. Das Gehirn verbraucht im Wachzustand etwa 6,5 mg Glukose pro 100 g Gehirngewebe und Minute. Dieser Wert reduziert sich deutlich nach dem Einschlafen und erreicht sein Minimum gegen 3 Uhr nachts.

weitgehend auf dem Boden einer schwelenden Entzündungssituation entstehen, wenn diese Situation nur lange genug anhält. In jener Beobachtung aus Atlanta konnte ein Antidepressivum die Probleme verringern, was für die „Echtheit" der Depression spricht.

Bei chronischen Entzündungskrankheiten stellte man in den letzten zwei Jahrzehnten eindeutig fest, dass viele Patienten an chronischer Tagesmüdigkeit leiden (engl. „*chronic fatigue*"). Wenn man aber genauer nachprüft, so haben viele Personen nicht nur Tagesmüdigkeit, sondern sie leiden darüber hinaus an vielen Symptomen des oben genannten *Sickness Behavior*. Das sei am Beispiel der chronischen Entzündungskrankheit der rheumatoiden Arthritis erklärt. Interessanterweise steht bei dieser Krankheit die im Blut gemessene Entzündungsaktivität nicht gut mit der Tagesmüdigkeit in Beziehung (z. B. unter Benutzung der folgenden Entzündungsfaktoren: Blutkörperchensenkungsgeschwindigkeit, C-reaktives Protein oder Interleukin-6). Die Tagesmüdigkeit ist sehr viel stärker mit dem Vorhandensein chronischer Schmerzen verknüpft. Personen mit einer hohen Zahl an schmerzhaften Gelenken leiden verstärkt an Tagesmüdigkeit.

Schmerzen können neben der Entzündung wesentlich zu einer erhöhten Energieausgabe beitragen. Tatsächlich zeigte sich in der genannten dänischen Studie mit der Elektroreizung der Bauchhaut, dass sich die tägliche Energieausgabe durch Schmerzen um 69% von 10.000 kJ (2.388 kcal) auf 16.900 kJ (4.036 kcal) erhöhen kann (▶ Kap. 5 „Schmerz und Energie"). Bei der chronischen Entzündungskrankheit der rheumatoiden Arthritis sind die Schmerzsignale wichtiger als die im Blut messbare Entzündung. Da aber die Schmerzen bei dieser chronischen Entzündungskrankheit durch lokale entzündliche Prozesse ausgelöst werden, ist die Energieausgabe durch ein aktiviertes Immunsystem – also Entzündung – und die Energieausgabe durch Schmerzen schwer zu unterscheiden.

Wie dem auch sei, der Energiekonflikt, wie er in ◘ Abb. 8.1 dargestellt wurde, zeigt sich bei Aktivierung des Immunsystems im Kontext chronischer Entzündungskrankheiten. Die Konsequenz aus dem Energiekonflikt ist die Tagesmüdigkeit und bei manchen Personen auch die Depression und weitere Symptome des *Sickness Behavior*. Diese Tagesmüdigkeit führt schließlich zu einer geringeren körperlichen Aktivität mit all den Folgeproblemen.

Wie aber sieht die Situation während des Alterns aus?

9.2 Tagesmüdigkeit und Depression im Alter

Wir haben gelernt, dass der normale Alterungsprozess mit einer leicht erhöhten Entzündungskonstellation einhergeht. Allerdings ist die Entzündung im Vergleich zur chronischen Entzündungskrankheit der rheumatoiden Arthritis von geringem Ausmaß (◘ Abb. 4.2). Im Teil II „Energieausgaben im Rampenlicht" (▶ Kap. 4–7) des Buches wurden die verschiedenen im Alter zunehmend auftretenden Situationen mit unerwünschter Energieausgabe dargestellt. Dazu gehören chronische Schmerzen, chronisch psychologischer Stress, zu viel Rauchen, Schlafprobleme, Angst/Ängstlichkeit und chronische schwelende Infektionen. Dabei können sich die Probleme auch addieren oder synergistisch zusammenwirken („Doppeltreffer"), sodass erhebliche Mengen an Energie weder für das egoistische Gehirn und damit für gesunde körperliche/geistige Aktivität noch für ein egoistisches Immunsystem und damit für eine ausreichende Infektabwehr zur Verfügung stehen.

Oftmals stehen ein Auslöser oder mehrere am Anfang der Wirkungskette. So können Infektionen, Verletzungen, Schlaganfall, kurzfristige hohe Stressbelastung, Beginn einer chronischen Krankheit, Zelluntergang im Gehirn bei Alzheimer-Krankheit oder andere den Prozess starten, die Regulation aus dem Gleichgewicht bringen und zu einem Energieengpass führen.

Dieser Energieengpass kann sich dann im Alter sehr ähnlich wie bei einer chronischen Entzündungskrankheit als Tagesmüdigkeit ausdrücken, zumal oft auch Schlafprobleme vorliegen. Ist die durch die verschiedenen genannten Altersprobleme verursachte unerwünschte Energieausgabe erheblich, ist die Entwicklung eines *Sickness Behavior* bis hin zur Depression ein mögliches Szenario. Es wurde nachgewiesen, dass die Häufigkeit der Depression im Laufe des Alterns zunimmt. Mit diesem Problem verknüpft sind psychologischer Stress für den Betroffenen und für das familiäre Umfeld, erhöhte Kosten im Gesundheitswesen, weitere Krankheiten und eine erhöhte Mortalität durch Suizid. Außerdem sind mit dieser Konstellation weitere Schlafprobleme verbunden, sodass sich hier ein Teufelskreis ergeben kann, der dann mit externer Hilfe unterbrochen werden muss.

Eines ist sicher: Die erhöhte unerwünschte Energieausgabe während des Alterns ist mit einer geringeren körperlichen und geistigen Aktivität verknüpft. Diese Konstellation wurde in ◘ Abb. 8.3 dargestellt. Eine geringere körperliche und geistige Aktivität ist dann ein wichtiger Risikofaktor für weitere Komplikationen.

Literatur

Boyle PJ, Scott JC, Krentz AJ, Nagy RJ, Comstock E, Hoffman C (1994) Diminished brain glucose metabolism is a significant determinant for falling rates of systemic glucose utilization during sleep in normal humans. J Clin Invest 93: 529–35

Buysse DJ (2004) Insomnia, depression and aging. Assessing sleep and mood interactions in older adults. Geriatrics 59: 47–51

Dantzer R, O'Connor JC, Freund GG, Johnson RW, Kelley KW (2008) From inflammation to sickness and depression: when the immune system subjugates the brain. Nat Rev Neurosci 9: 46–56

Musselman DL, Lawson DH, Gumnick JF, Manatunga AK, Penna S, Goodkin RS, Greiner K, Nemeroff CB, Miller AH (2001) Paroxetine for the prevention of depression induced by high-dose interferon alfa. N Engl J Med 344: 961–6

Ravussin E, Lillioja S, Anderson TE, Christin L, Bogardus C (1986) Determinants of 24-hour energy expenditure in man. Methods and results using a respiratory chamber. J Clin Invest 78: 1568–78

Schlafstörungen und tageszeitabhängige Symptome

© Springer-Verlag GmbH Deutschland 2018
R. H. Straub, *Altern, Müdigkeit und Entzündungen verstehen*,
https://doi.org/10.1007/978-3-662-55787-7_10

10.1 Wie kann man Schlaf untersuchen?

Mit der Entwicklung der Hirnstrommessung über Elektroden auf der Kopfhaut konnte in den 1920er-Jahren eine neue Ära der Schlafforschung beginnen. Anhand der Spannungsschwankungen auf der Kopfhaut wurden nach und nach verschiedene Schlafphasen definiert. Es können viele Spannungsschwankungen pro Sekunde (bis 30× pro Sekunde, also 30 Hertz) oder sehr wenige Spannungsschwankungen von nur 1 Hertz gefunden werden. Je geringer die Zahl der Schwankungen pro Sekunde, desto tiefer schläft man. Das Extrem ist die Null-Linie ohne Spannungsschwankungen, wie sie beim Hirntod vorkommt.

Die erste Einteilung zu den verschiedenen Schlafphasen stammt aus dem Jahr 1968, die man im Jahr 2007 revidierte. Der Schlaf wird in mehrere Phasen aufgeteilt. So spricht man

- von Leichtschlafphase (Stadium 1) kurz nach dem Einschlafen,
- von tieferem Stadium-2-Schlaf mit Muskelentspannung und niedriger Körpertemperatur und
- von Tiefschlaf (Stadium 3, früher auch noch Stadium 4).

Man verbringt insgesamt 50% der Zeit im Stadium-2-Schlaf mit Muskelentspannung und niedrigerer Körpertemperatur, was beides zur Energieeinsparung während des Schlafes beiträgt.

- Diese drei aneinanderhängenden Schlafphasen werden von sogenannten REM-Schlafphasen unterbrochen. REM steht für *„rapid eye movement"*, also schnelle Augenbewegungen. Die REM-Schlafphase wird auch Traumschlaf genannt, weil in dieser Phase geweckte Menschen von ihren Träumen berichten. Es ist verblüffend, dass wir uns in dieser REM-Schlafphase körperlich nicht bewegen (können), aber viel erleben, und nur die Augen richtungslos hin- und herwandern. Gleichzeitig steigen der Blutdruck sowie die Atem- und Herzfrequenz deutlich an. In der frühen Phase der Nacht sind die REM-Schlafphasen mit 5–10 Minuten kurz. Danach nimmt die Dauer des REM-Schlafes bis zum Morgen stetig zu.

Gemäß dieser Einteilung spricht man bei Schlafstadium 1–3 auch von Non-REM-Schlaf, weil sich dort die Augen nicht bewegen. Die Stadien 1–3 mit nachfolgendem REM-Schlaf werden pro Nacht mehrfach wiederholt (5–7×), wobei die Schlaftiefe abnimmt und die REM-Phasen zunehmen. Ein Schlafzyklus aus Non-REM-Schlaf (Stadium 1–3) und REM-Schlaf dauert etwa 90 Minuten.

Wenn man Schlaf untersuchen will, so gibt es mehrere Hilfsgrößen, die während des Schlafens betrachtet werden können. So misst man beispielsweise die Zeit vom Niederlegen bis zum Einschlafen, die gesamte Schlafzeit in Minuten, die gesamte Schlafzeit in Relation zur Beobachtungszeit (man nennt es Schlafeffizienz und gibt es in Prozent an), die Länge der einzelnen Schlafstadien in Minuten, die Länge der gesamten REM-Schlafphase in Minuten, die Zahl der Schlafzyklen pro Nacht und die Wachzeiten nach dem Einschlafen bis zum Ende der Beobachtungszeit. Diese Liste ist nicht vollständig, aber sie gibt einen guten Hinweis auf die bekannten Messgrößen.

Nach dem Schlafen kann man dann noch nach dem Erholungseffekt des Schlafs fragen, nach der Schwere der Tagesmüdigkeit, nach der körperlichen Aktivität oder nach der allgemeinen Motivation, was meist mit Hilfe von sogenannten visuellen Analogskalen von 1–10 abgefragt wird. Dabei kann zum Beispiel die Zahl 1 wenig Tagesmüdigkeit und die Zahl 10 stärkste Tagesmüdigkeit bedeuten. Die Zahlen dazwischen geben mittlere Grade der Tagesmüdigkeit an. Es wurden zum Teil sehr ausgeklügelte Fragebogen entwickelt, die mehrere Punkte gleichzeitig abfragen können.

Mit diesem Vorwissen kann man nun prüfen, ob sich die Schlafphysiologie und die positiven Effekte des Schlafes bei Patienten mit chronischen Entzündungskrankheiten im Vergleich zu Normalpersonen unterschiedlich darstellen.

10.2 Schlaf und Tagesrhythmen bei chronischen Entzündungskrankheiten

In einer Studie an Patienten mit rheumatoider Arthritis untersuchte eine Berliner Arbeitsgruppe an der Charité die oben genannten Parameter vor und nach einer intensiven Therapie. Dabei konnte gezeigt werden, dass sich die Schlafeffizienz nach Therapie besserte, die gesamte Schlafdauer länger wurde und der tiefere Stadium-2-Schlaf ausgeprägter war. Parallel dazu verringerte sich die empfundene Tagesmüdigkeit und verbesserte sich die Aktivität. Generell lagen die Patienten jedoch deutlich unter den Werten von gesunden Normalpersonen, d. h. sie hatten mehr Schlafprobleme.

Wir haben gelernt, dass Patienten mit chronischer Entzündungskrankheit mehr Energie für ein aktives Immunsystem ausgeben, und man fragt sich zu Recht, warum sie dann nicht besser schlafen als gesunde Normalpersonen. Müssten sie denn nicht müder sein? Da die Entzündung oftmals mit Entzündungsschmerzen verbunden ist, und da Entzündungsschmerzen sehr oft ein nächtliches bis frühmorgendliches Problem sind, kann das eine wichtige Rolle spielen. ◘ Abb. 10.1 zeigt den Zusammenhang zwischen Tageszeit auf der einen Seite und Gelenksteifigkeit, Schmerzen und körperlicher Funktionsstörung auf der anderen Seite.

Patienten mit chronischen Entzündungskrankheiten berichten häufig über nächtliche bis frühmorgendliche Schmerzen. Es ist charakteristisch für diese Krankheiten, wenn ein außergewöhnlicher Schmerz in der Nacht bemerkt wird, wenn man also wegen Schmerzen ungewollt aufwacht. Notwendigerweise wird dadurch der Schlaf empfindlich gestört. Man schläft zwar immer wieder ein, aber der gesamte Schlaf erhält einen anderen Charakter, indem er in Stücke zerlegt wird. Es ist dann klar, dass sich die verschiedenen Schlafphasen verändern müssen und der Erholungseffekt deutlich verringert wird.

Schlaf mit geringerem Erholungseffekt führt zu mehr Schmerzen, aber auch zu höherer Entzündung. Bei niedrigeren Schmerzschwellen leidet man tagsüber, aber besonders auch nachts mehr an Schmerzen. Die Nächte können manchmal lang werden. Dies führt dann zwangsläufig zu höheren Energieausgaben durch das aktive Immunsystem, durch die Schmerzen und durch längeres Wachsein.

10.3 Tagesrhythmik der Entzündung

Betrachten wir nun einmal die Tagesrhythmik unseres bekannten Entzündungsfaktors Interleukin-6 in ◘ Abb. 10.2. Das kann uns vielleicht einen Hinweis darauf geben, warum die Symptome in der Nacht und am frühen Morgen auftreten (wie in ◘ Abb. 10.1 gezeigt). Entzündung kann Schmerzen auslösen und verstärken.

Offensichtlich steigt das Interleukin-6 in den Morgenstunden bei Patienten mit rheumatoider Arthritis deutlich höher an als bei Normalpersonen. Des Weiteren steigen andere

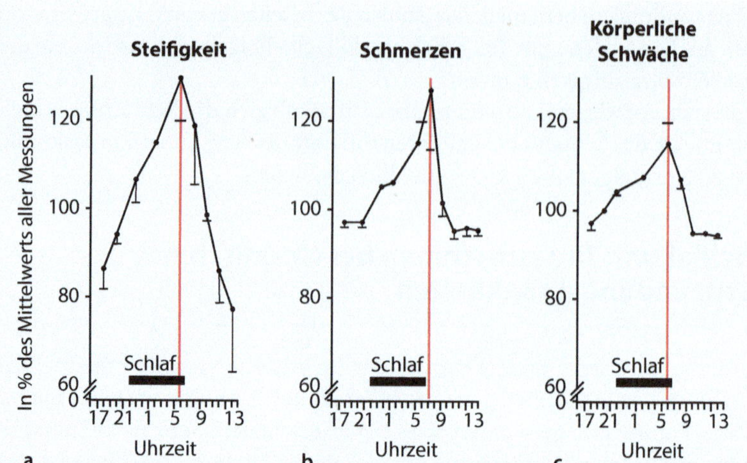

Zirkadiane Rhythmik von Gelenksteifigkeit, Schmerzen und körperlichen Funktionsstörungen bei rheumatoider Arthritis. Im Laufe eines Tages – man nennt das auch zirkadian – nehmen Probleme vor allen Dingen in der Nacht und in den Morgenstunden zu. In allen drei Beispielen gehen die Schwierigkeiten bereits kurz nach dem Einschlafen los. Das Maximum (rote senkrechte Linie) wird zwischen 6 und 8 Uhr erreicht. Diese zirkadiane Symptomatik ist charakteristisch für die rheumatoide Arthritis. Die körperliche Schwäche oder Funktionsstörung wird übrigens gemessen, in dem die Zeit bis zum Einbringen eines Kügelchens in ein Röhrchen erfasst wird. Braucht ein Patient wegen Gelenkentzündung und Steifigkeit viel Zeit für diese einfach erscheinende Aufgabe, so liegt eine deutliche körperliche Funktionsstörung vor.

Abb. 10.1a–c   Zirkadiane Rhythmik von Gelenksteifigkeit, Schmerzen und körperlichen Funktionsstörungen bei rheumatoider Arthritis. (Datenmaterial aus Straub und Cutolo 2007)

Entzündungsfaktoren ebenfalls in den Morgenstunden an (in Abb. 10.2 nicht gezeigt). Wenn die Entzündung in den Morgenstunden zunimmt, dann ist es auch verständlich, dass Schmerzen in den Morgenstunden zunehmen und der Schlaf gestört wird. Man könnte nun fragen, warum der Entzündungsfaktor Interleukin-6 in Abb. 10.2 etwa gegen 8 Uhr bei den Normalpersonen und gegen 10 Uhr bei den Patienten abfällt. Welche magische entzündungshemmende Kraft wirkt hier ein?

Dazu muss man wissen, dass die Stressachsen, die wir im ersten Teil des Buches kennengelernt haben, in den Morgenstunden auch aktiv werden. Es handelt sich hierbei um die Stressachse, die aus der Nebennierenrinde Cortisol hervorbringt, und um das sympathische Nervensystem mit Noradrenalin (aus sympathischen Nervenfasern) und Adrenalin (aus dem Nebennierenmark). Diese drei Faktoren sind die Hauptspieler bei der Energieumverteilung, die durch das Gehirn reguliert wird (Abb. 1.9 in ▶ Kap. 1).

In den Morgenstunden ist es gut, wenn diese Energieumverteilung mit diesen Faktoren stattfindet, weil Gehirn und Muskulatur mit energiereichen Substanzen versorgt werden müssen. Es sind aber auch jene Faktoren des Gehirns, die das Immunsystem unterdrücken, wenn das egoistische Gehirn die Energiebausteine reklamiert. Bei gesunden Personen haben die drei Faktoren eine parallele Tagesrhythmik (Abb. 10.3).

Die Parallelität der Kurven in Abb. 10.3 ist verblüffend und man fragt sich sofort, ob dies etwas zu bedeuten hat. Tatsächlich bedeutet es wechselseitige Hilfe! Die Hormone unterstützen sich gegenseitig in ihrer Wirkung im Sinne der Addition oder darüber hinaus im Sinne

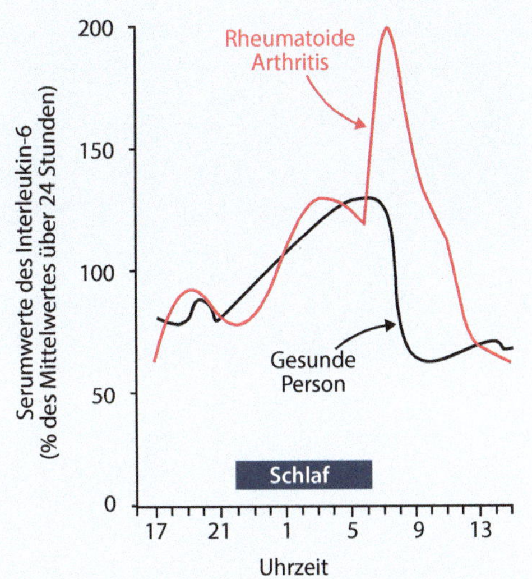

Abb. 10.2 Tagesrhythmik des Interleukin-6 bei Patienten mit rheumatoider Arthritis und gesunden Normalpersonen. (Datenmaterial aus Straub und Cutolo 2007)

Tagesrhythmik des Interleukin-6 bei Patienten mit rheumatoider Arthritis und gesunden Normalpersonen. Die rote Kurve stellt die Daten der Patienten dar und die schwarze Kurve die Daten der Normalpersonen. Die Werte sind zur besseren Vergleichbarkeit in Prozent des Tagesmittelwertes angegeben (100%-Wert), um den sie schwanken. Dieser Tagesmittelwert liegt bei Normalpersonen bei 2–4 pg Interleukin-6 pro Milliliter Serum, und er beträgt etwa 20–40 pg/ml bei den Patienten mit chronisch entzündlicher Krankheit. Man sieht, dass die rote Kurve höher über die schwarze hinaussteigt und dass sie in den Morgenstunden 3 Stunden später abfällt.

des Synergismus. Diese Feststellung trifft für die Freisetzung der Energiebausteine zu und für die Hemmung des Immunsystems. Wirkt nur ein Hormon, so ist dessen Wirkung nicht so stark, wie wenn alle drei Hormone kooperieren.

Mit dem Blick zurück auf Abb. 10.1 und Abb. 10.2 wird nun auch klar, dass die Entzündung in den Morgenstunden durch die Aktivität der drei Hormone gehemmt wird und dadurch auch die Schmerzsymptomatik in den Morgenstunden wieder nachlässt, wenn das Maximum überschritten wurde. Andersherum wird klar, dass das Minimum der drei Hormone um 23 bis 24 Uhr in Abb. 10.3 zu einem nächtlichen Anstieg der Entzündungssituation und der Schmerzen beitragen muss. Es fehlt ja die Entzündungsbremse weg.

Bei gesunden Personen zeigen die drei Faktoren aus Abb. 10.3 parallele Tageskurven. Bei Patienten mit chronischen Entzündungskrankheiten sind die Tageskurven von Cortisol, Adrenalin und Noradrenalin ähnlich wie bei Gesunden, aber die antientzündliche Kraft dieser Hormone reicht wegen der Stärke der Entzündung nicht aus. Auch wird die antientzündliche Kraft der Hormone durch verschiedene Umstellungsreaktion in den Immunzellen vermindert.

Hierdurch sehen die in Abb. 10.2 gezeigten Kurven für Interleukin-6 verschieden aus. Die Entzündung dominiert bei chronischen Entzündungskrankheiten. Das ist besonders in der Frühphase ohne Behandlung deutlich zu erkennen. Dort kann es so weit kommen,

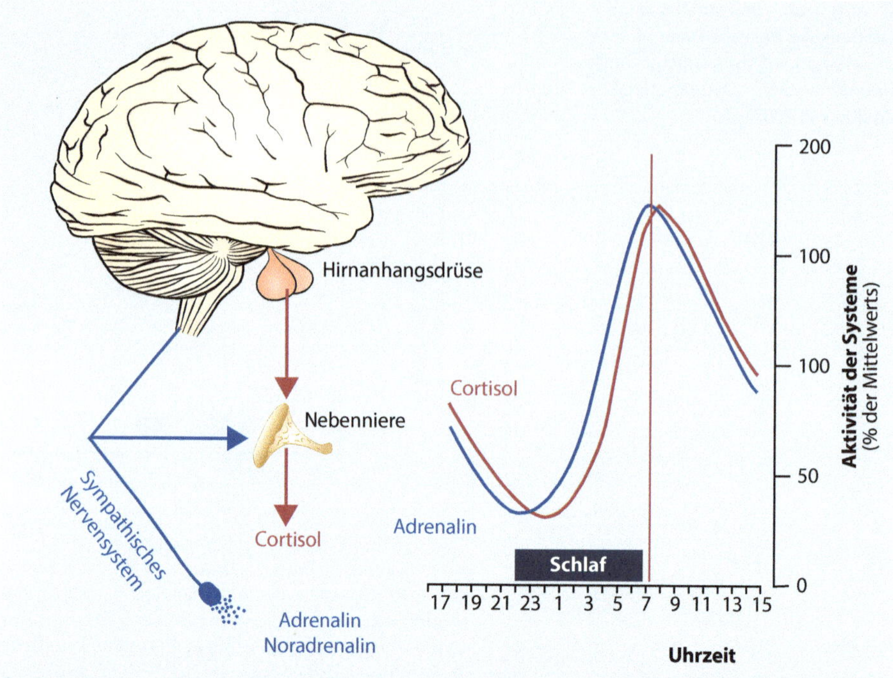

Tagesrhythmik von Cortisol und Adrenalin/Noradrenalin. Cortisol aus der Nebennierenrinde, Adrenalin aus dem Nebennierenmark und Noradrenalin aus den sympathischen Nervenfasern zeigen eine parallele Rhythmik mit einem Maximum um etwa 7:15 Uhr und einem Mimimum um 23 bis 24 Uhr nach dem Einschlafen. Diese Hormone setzen energiereiche Substanzen frei, die so vom Gehirn reklamiert werden können. Dazu gehört besonders die Glukose. Des Weiteren sind diese Hormone auch an der Hemmung der Aktivität des Immunsystems beteiligt (Kap. 3 „Gehirn und Immunsystem – zwei konkurrierende Reiche"). Sie sind hinsichtlich ihrer Funktionen kooperativ, da sie sich gegenseitig unterstützen.

◨ Abb. 10.3   Tagesrhythmik von Cortisol und Adrenalin/Noradrenalin

dass die parallele Tagesrhythmik der drei Hormone aus ◨ Abb. 10.3 aufgehoben ist. In einem solchen Fall geht dann auch die antientzündliche Kooperation der drei Hormone verloren, was die Problematik verschärft. Hierdurch ist die durch das Gehirn regulierte Freisetzung von Energiebausteinen schwächer, und das Immunsystem übernimmt nun die Steuerung der Energiefreisetzung durch eigene Mechanismen, die in ▶ Kap. 3 („Gehirn und Immunsystem – zwei konkurrierende Reiche") ausführlich besprochen wurden.

Schlafstörungen kommen also durch nächtliche Schmerzen bei erhöhter Entzündung zustande. Die Störung äußert sich in zerhacktem Schlaf, kürzeren Schlafphasen und geringerem Erholungseffekt. Da sich Schlafstörungen, Entzündung und Schmerzen gegenseitig beeinflussen und alle zu erhöhten Energieausgaben führen, muss die Therapie bei diesen Patienten alle drei Elemente berücksichtigen (Doppel- und Trippeltreffer). Jetzt erkennt man, wie vielschichtig die Problematik der höheren unerwünschten Energieausgabe ist, und weswegen die alleinige Therapie der Entzündung nicht ausreicht. Die höheren Energieausgaben werden mit Tagschlaf und verringerter körperlicher und geistiger Aktivität beantwortet, wodurch die Risiken für Herz-Kreislauf-Krankheiten und metabolische Krankheiten erhöht werden.

10.4 Schlafprobleme im Alter

Im Laufe des Alterungsprozesses verändert sich der Schlaf deutlich. Es kommt zu mehr Schlaflosigkeit (die Mehrzahl klagt hierüber) und zu mehr Schlafsucht (zu viel Schlaf), wie in ◘ Abb. 10.4 gezeigt wird. Des Weiteren beobachtet man eine längere wache Phase vom Niederlegen bis zum Einschlafen, die gesamte Schlafzeit ist reduziert, und die Schlafstadien mit tiefem Schlaf sind kürzer. Der Schlaf wird im Alter zunehmend durch Aufwachphasen zerhackt, was dann durch Tagschlaf kompensiert wird. Die Dauer der traumhaften REM-Schlafphasen nimmt ab, die Weckbarkeit nimmt zu, und der empfundene Erholungseffekt ist zunehmend schlechter. Wenn wir nun dies alles mit den Dingen bei chronischen Entzündungskrankheiten vergleichen, dann erkennt man, dass die Veränderungen sehr ähnlich sind.

Wo bei chronischen Entzündungskrankheiten das Immunsystem dominiert und so zu erhöhten Energieausgaben und Umstellungsreaktionen führt, sind im Alter die zusätzlichen in Teil II des Buches „Energieausgaben im Rampenlicht" genannten unerwünschten Faktoren relevant, um ganz ähnliche Störungen der Energieausgabe und des Schlafs zu bewirken. Beim normalen Altern sehen die nächtliche Kurve für die Entzündung am Beispiel des Interleukin-6 (Abb. 10.2) und die nächtliche Kurve für die Schmerzen (Abb. 10.1) sehr ähnlich aus wie bei chronischen Entzündungskrankheiten.

Die typischen Probleme, die auch ein gesunder älter werdender Mensch erkennt, sind besonders in den frühen Morgenstunden präsent. Insofern erwarten wir auch eine ähnliche Veränderung des Schlafes und der subjektiv empfundenen Schlafqualität. Wo bei Entzündungskrankheiten das Immunsystem dominiert, müssen wohl chronische Schmerzen, chronisch psychologischer Stress, zu viel Rauchen, Angst/Ängstlichkeit und chronische schwelende Infektionen (s. ▶ Teil II des Buches) zu der zunehmenden Schlafproblematik beitragen.

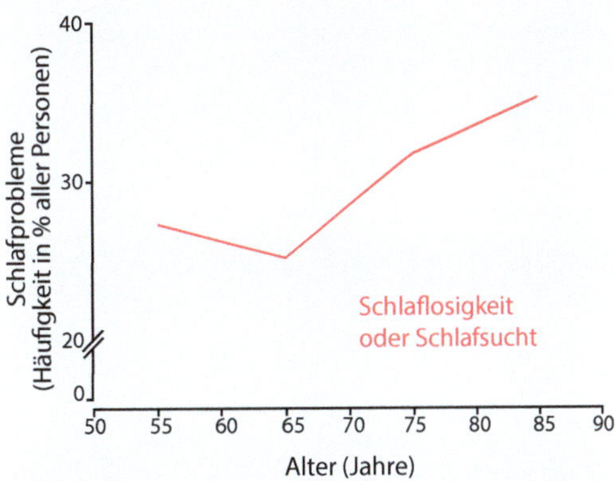

◘ Abb. 10.4 Zunehmende Schlafprobleme im Alter. (Datenmaterial aus Roberts et al. 2000)

Zunehmende Schlafprobleme im Alter. Während des Alterns nehmen subjektiv berichtete Schlafprobleme wie Schlaflosigkeit und Schlafsucht stetig zu. Manche Menschen neigen zur Schlaflosigkeit und andere zur Schlafsucht.

Das Zusammenspiel der verschiedenen unerwünschten Energieausgaben ist uns als „Doppeltreffer" oder „Mehrfachtreffer" bekannt geworden. Schmerzen verringern den Schlaf, der verringerte Schlaf stimuliert mehr Schmerzen und mehr Entzündung. Psychologischer Stress wie bei eigener Krankheit, bei Sorge und Pflege eines Familienangehörigen *(Care Giving)*, bei Einsamkeit und Ähnlichem verändert die Schlafqualität und führt zu mehr Schmerzen und höherer Entzündung. Die höhere Entzündung stimuliert mehr Schmerzen und Schlafstörungen usw. Am Schluss ist das Endresultat während des Alterns ähnlich wie bei chronischer Entzündung; es kommt zu höheren unerwünschten Energieausgaben. Diese unerwünschten Energieausgaben verhindern tagsüber erwünschte Energieausgaben durch körperliche und geistige Aktivität, und dieser Mangel führt zu den bekannten Problemen der Herz-Kreislauf-Krankheiten, der Stoffwechselstörungen und der nachlassenden geistigen Aktivität.

Literatur

Roberts RE, Shema SJ, Kaplan GA, Strawbridge WJ (2000) Sleep complaints and depression in an aging cohort: A prospective perspective. Am J Psychiatry 157: 81–8

Straub RH, Cutolo M (2007) Circadian rhythms in rheumatoid arthritis: implications for pathophysiology and therapeutic management. Arthritis Rheum 56: 399–408

Wolkove N, Elkholy O, Baltzan M, Palayew M (2007) Sleep and aging: 1. Sleep disorders commonly found in older people. CMAJ 176: 1299–304

Appetitlosigkeit, Fehl- und Mangelernährung

© Springer-Verlag GmbH Deutschland 2018
R. H. Straub, *Altern, Müdigkeit und Entzündungen verstehen*,
https://doi.org/10.1007/978-3-662-55787-7_11

11.1   Appetit und chronische Entzündung

In ▶ Kap. 3 „Gehirn und Immunstem – zwei konkurrierende Reiche" wurde besprochen, dass eine Kampf-oder-Flucht-Reaktion beziehungsweise eine infektabwehrende Immunreaktion zu einem Appetitverlust führt. Appetitverlust ist Teil des Krankheitsverhaltens (*Sickness Behavior*). Wenn die zwei Egoisten, das Gehirn oder das Immunsystem, stark aktiviert werden, werden die Nahrungszufuhr und die Sexualität/Fortpflanzung eingeschränkt oder ganz eingestellt. Sowohl Nahrungssuche unter natürlichen Bedingungen als auch der Fortpflanzung dienendes Werbeverhalten kosten sehr viel extra Energie, die nur ohne Kampf/Flucht oder infektabwehrende Immunantwort stattfinden können.

Hier wird nochmals an die Studie der japanischen Arbeitsgruppe erinnert. Steinzeitlich lebende männlichen Pygmäen in Kamerun zeigen während drei aufeinanderfolgenden Tagen der Jagd und Suche nach Essbarem, dass weniger Energie aufgenommen als ausgegeben wurde. Das kann sicherlich kein Dauerzustand sein, und man muss annehmen, dass es für diese steinzeitlichen Jäger in Kamerun bessere Zeiten gibt. Das sagt uns schlicht, dass wir unter natürlichen steinzeitlichen Bedingungen sehr viel Energie für die Nahrungssuche aufwenden müssen. Eine zusätzliche Ausgabe durch Kampf/Flucht oder Infektion muss vermieden werden.

Insofern wurden die Appetitlosigkeit und die Reduktion der Nahrungszufuhr im Kontext des *Sickness Behavior* im Laufe des Evolutionsprozesses bewahrt (positiv selektioniert), um bei einer Infektionssituation Energie zu sparen. Geht diese Reaktion aber zu lange, zum Beispiel bei einer chronischen Entzündungskrankheit, dann können Probleme wie Fehl- und Mangelernährung aber auch Abnahme der Muskelmasse (▶ Kap. 12 „Muskelschwund") bei gleichzeitiger Zunahme der relativen Fettmasse (▶ Kap. 14 „Gewichtsveränderungen") die Folge sein.

Bei rheumatoider Arthritis, aber auch bei vielen anderen chronischen Entzündungskrankheiten wie bei multipler Sklerose ist die Nahrungsaufnahme reduziert. Zwangsläufig ist die Aufnahme anderer wichtiger Faktoren wie faserreiche Kost, Vitamine, Eisen, Zink, Magnesium, Kalzium und andere reduziert. So führt Appetitverlust auch zum Verlust wertvoller lebensnotwendiger Hilfsstoffe und so zur Mangelernährung. Bei Patienten mit chronischen Entzündungskrankheiten ist die Nahrungsaufnahme umso geringer, je höher die im Blut gemessenen Entzündungsparameter sind.

Ein typisches Mangelphänomen ist ein deutlich geringerer Serumspiegel des Vitamin D, der bei fast allen chronischen Entzündungskrankheiten erniedrigt gefunden wird. Vitamin D ist ein äußerst wichtiger Stoff im Knochenstoffwechsel, der dem Aufbau des Knochens dient. Auch Magnesium, Kalzium und Phosphat sind wesentliche Faktoren im Knochenaufbau. Die Mangelernährung leistet dem Knochenschwund Vorschub (▶ Kap. 13 „Knochenschwund").

Die reduzierte Nahrungsaufnahme bei Patienten mit rheumatoider Arthritis ist interessanterweise mit der vermehrten Aufnahme von ungesunden gesättigten Fettsäuren anstatt von gesunden mehrfach ungesättigten Fettsäuren verknüpft. Auch bei der chronischen Entzündungskrankheit der multiplen Sklerose wurde die vermehrte Aufnahme der gesättigten Fettsäuren bei allgemein geringerer Nahrungsaufnahme beschrieben.

Es ist bekannt, dass Menschen unter stressvollen Lebensbedingungen in einer Weise reagieren, dass sie eher nach hochkalorischen und energiedichten Nahrungsmitteln Ausschau halten. Das können dann zucker- und fettreiche Snacks sein, die zwar den Energieverlust des aktiven Gehirns bzw. Immunsystems kompensieren, aber bei denen wertvolle Hilfsstoffe fehlen und ein hoher Anteil an gesättigten Fettsäuren vorliegt.

Die Gruppe von Achim Peters aus Lübeck konnte zeigen, dass ein kurzfristiger Stresstest über ein paar Minuten zu einem deutlich vermehrten Verzehr von hochkalorischen und energiedichten Nahrungsmitteln in Form von Snacks führte. Die Aufnahme der Glukose in den Snacks betrug dabei 25% des Tagesbedarfs des Gehirns, obwohl die gesteigerte Hirnleistung nur ein paar Minuten dauerte. Wenn man den Blick auf die Menge an Glukose und Fett in den Snacks richtet, dann zeigten die Versuchspersonen eine Überkompensation.

Dieses Verhalten dürfte für einen Zustand nach einer Kampf-oder-Flucht-Reaktion, aber in gleicher Weise auch nach der Ausheilung einer infektabwehrenden Immunreaktion im Laufe der Evolutionsgeschichte beibehalten worden sein. Wir suchen ganz gezielt nach energiedichten und hochkalorischen Nahrungsmitteln, und wahrscheinlich ist dieses Verhalten typisch bei Situationen mit plötzlicher Energieausgabe. Für die kurzfristigen Ereignisse ist es sinnvoll, weil dort mit einer Mangelernährung und mit Gewichtsabnahme zu rechnen ist. Gewichtsabnahme und Mangelernährung müssen nach der Beendigung des akuten Ereignisses schnell korrigiert werden, und dann wird eben kräftig gefuttert. Dauert die Entzündung aber zu lange an, dann handelt man sich mit diesem Programm eine Mischung von Mangel- und Fehlernährung ein.

11.2 Anorexia des Alterns

Für ähnliche Ernährungsprobleme des alternden, aber ansonsten gesunden Menschen wurde der Begriff „Anorexia des Alterns" geprägt, also Appetitlosigkeit des alternden Menschen. Gesunde ältere Menschen sind weniger hungrig, sind eher gesättigt vor und während den Mahlzeiten, nehmen kleinere Mahlzeiten auf, essen weniger hochkalorische Snacks zwischen den Mahlzeiten und sind schneller satt als junge Menschen vor dem 50. Lebensjahr. Auch ist das gesunde Altern mit der Einnahme einer weniger variablen und eher monotonen Kost verknüpft, weil sich die Geschmacksempfindung ändert und so die wiederholte Einnahme derselben Kost nicht stört. Normalerweise vermeidet man die wiederholte Einnahme derselben Kost, um eine höhere Variabilität mit einem breiteren Angebot an „guten Sachen" zu erhalten. Schließlich kommt es beim älteren Menschen oft zu einer Unterernährung mit Mangel an proteinreicher Kost.

Betrachten wir noch einmal ◘ Abb. 8.2, so erkennen wir die auffällige Erniedrigung der gesamten Energieausgaben ab dem 50. Lebensjahr, des Weiteren den Verlust der Körpermasse ohne Fett (fettfreie Masse: Knochen, Muskulatur und innere Organe!) und die relative Zunahme der Fettmasse. Wenn man ab dem 50. Lebensjahr weniger Energie ausgibt, so muss man konsequenterweise auch weniger Energie aufnehmen. Zwischen dem 20. und 80. Lebensjahr nimmt die tägliche Energieaufnahme bis zu 30% ab, sodass Männer im 80. Lebensjahr 5.531 kJ (1.321 kcal) und Frauen 2.633 kJ (629 kcal) weniger Energie aufnehmen als im 20. Lebensjahr. Es wird angenommen, dass ein großer Teil der reduzierten Energieaufnahme durch einen geringeren Energieverbrauch zustande kommt. Bei einigen Menschen ist aber auch die Energieaufnahme primär geringer als der Energieverbrauch, was dann zu Gewichtsverlust und Inaktivität führt.

Verschiedene Studien an großen Bevölkerungsgruppen konnten zeigen, dass man bis zum 50.–60. Lebensjahr noch an Gewicht zunimmt, dass danach aber eine kontinuierliche Gewichtsreduktion beobachtet wird. Im Durchschnitt nehmen ältere Amerikaner ab dem 65. Lebensjahr 4% pro Jahr ab. Aufgrund des Gewichtsverlustes und der höheren Sterblichkeit von schwergewichtigen Personen vor dem 65. Lebensjahr sind ab dem 65. Lebensjahr immer weniger Menschen übergewichtig und dafür eher untergewichtig.

Was sind aber nun Gründe für geringeren Appetit?

In erster Linie wird die geringere körperliche und wahrscheinlich auch geistige Aktivität genannt, die auch in ▣ Abb. 8.2 zum Ausdruck kommt (dort ABE genannt). Man kann das zusammenfassen, in dem man sagt: „Ein höherer Grad an körperlicher und geistiger Inaktivität führt zu einem geringeren Nahrungsbedarf."

Daneben sind folgende Faktoren oft genannt worden:

- geringere Geschmacksempfindung und daher weniger Interesse an variabler Nahrung,
- höhere Entzündungsaktivität,
- schlechtere Magen-Darm-Tätigkeit (kleinere innere Organe und veränderte Bewegungsmuster),
- niedrigere Serumspiegel von Androgenen wie Testosteron oder Wachstumshormonen (Speicherung von energiereichen Bausteinen im Muskel und Knochen findet nicht mehr statt),
- höhere Spiegel von sättigenden Hormonen,
- stressbedingte Phänomene wie bei Einsamkeit (in Gesellschaft isst man mehr),
- Depression und Trauerfälle,
- Zahnprobleme,
- Altersarmut,
- Probleme beim Einkaufen oder Zubereiten der Nahrung,
- chronische Krankheit,
- häufige Übelkeit oder Schwindel und Ähnliches.

Die geringere körperliche Aktivität resultiert aus den verschiedenen im Alter vorhandenen zusätzlichen unerwünschten Energieausgaben, die in Teil II des Buches („Energieausgaben im Rampenlicht") geschildert wurden. Bei allgemein geringerer Energieaufnahme und zusätzlichen Energie-verbrauchenden Problemen kommt es zu einem echten Energieengpass, der am ehesten mit einer reduzierten körperlichen und geistigen Aktivität beantwortet wird. Die reduzierte körperliche und geistige Aktivität ist wahrscheinlich das führende Problem der Appetitlosigkeit des Alterns und der daraus hervorgehenden Komplikationen wie Herz-Kreislauf-Krankheiten, Stoffwechselkrankheiten etc.

Literatur

Anderson L, Hadzibegovic DS, Moseley JM, Sellen DW (2014) Household food insecurity shows associations with food intake, social support utilization and dietary change among refugee adult caregivers resettled in the United States. Ecol Food Nutr 53: 312–32

Chapman IM (2007) The anorexia of aging. Clin Geriatr Med 23: 735–56, v

Hitze B, Hubold C, van DR, Schlichting K, Lehnert H, Entringer S, Peters A (2010) How the selfish brain organizes its supply and demand. Front Neuroenergetics 2: 7–17

Rennie KL, Hughes J, Lang R, Jebb SA (2003) Nutritional management of rheumatoid arthritis: a review of the evidence. J Hum Nutr Diet 16: 97–109

Shatenstein B, Kergoat MJ, Reid I (2007) Poor nutrient intakes during 1-year follow-up with community-dwelling older adults with early-stage Alzheimer dementia compared to cognitively intact matched controls. J Am Diet Assoc 107: 2091–9

Stamp LK, James MJ, Cleland LG (2005) Diet and rheumatoid arthritis: a review of the literature. Semin Arthritis Rheum 35: 77–94

Straub RH (2015) The origin of chronic inflammatory systemic diseases and their sequelae. Academic Press, San Diego

Yamauchi T, Sato H (2000) Nutritional status, activity pattern, and dietary intake among the Baka hunter-gatherers in the village camps in cameroon. Afr Study Mongr 21: 67–82

Muskelschwund

© Springer-Verlag GmbH Deutschland 2018
R. H. Straub, *Altern, Müdigkeit und Entzündungen verstehen*,
https://doi.org/10.1007/978-3-662-55787-7_12

Die Skelettmuskulatur speichert große Mengen an energiereichen Proteinen, die bei Bedarf zumindest zum Teil freigesetzt werden können. In ▶ Kap. 1 bei der „Energiespeicherung" haben wir gelernt, dass die Skelettmuskulatur etwa 50.000 kJ (12.000 kcal) verfügbare Energie speichert, sodass im akuten Notfall darauf zugegriffen werden kann. Bei einer Person, die etwa 10.000 kJ (2.388 kcal) am Tag benötigt, wären diese Proteinreserven nach 5 Tagen verbraucht. Bei absolutem Nahrungsmangel – zum Beispiel während des Heilfastens – bezieht der Körper während der ersten 2 Tage die energiereichen Bausteine hauptsächlich aus dem Muskel. Erst ab dem 3. Tag übernimmt dann das Fettgewebe die Energieversorgung, der Muskel wird geschont, und das Fettgewebe wird abgebaut.

Dieses Fastenprogramm wurde im Laufe unserer Evolution beibehalten (positiv selektioniert), um den Muskelabbau bei energieverbrauchenden Krisenzeiten möglichst einzugrenzen. Der Abbau des Muskels wäre sehr ungünstig, da dies mit einer geringeren körperlichen Aktivität und mit Bewegungsarmut verknüpft wäre. Es folgten Probleme bei der Nahrungssuche, die nach weit fortgeschrittenem Muskelabbau schwierig wäre. Nahrungssuche bzw. -aufnahme ist aber nach durchgemachter akuter Krankheit essenziell.

Versetzen Sie sich in die Lage der steinzeitlich lebenden Vorfahren, denn von ihnen haben wir die relevanten Gene und Mechanismen geerbt, die im Laufe des Evolutionsprozesses bewahrt wurden. Abgebautes Fett dagegen bringt keine funktionellen Nachteile für die Mobilität mit sich. Im Gegenteil ist man nach Verlust der Fettreserven deutlich mobiler. Bei akuten Entzündungssituationen mit *Sickness Behavior*, Appetitlosigkeit und Müdigkeit ist daher zeitlich betrachtet die erste Energiequelle der Muskel (für 2 Tage) und an zweiter Stelle steht das Fettgewebe (ab Tag 2), wobei länger andauernde Entzündungskonstellationen grundsätzlich nicht vorgesehen sind.

12.1   Muskelschwund und chronische Entzündung

Bei chronischer Entzündungskrankheit ist der Muskelschwund ein eklatantes Problem. Bereits im Jahre 1873 beschrieb Dr. Lane aus London den Muskelschwund im Kontext der langdauernden Syphilis, die eine chronische Entzündungskonstellation darstellt. Das war eine Zeit, in der die Syphilis in Ermangelung von Penicillin mit Quecksilber behandelt wurde, was letztlich wenig half und die chronische Phase mit allen Problemen etwas verlängerte. Man nannte die Therapie mit Quecksilber den „therapeutischen Notanker", obwohl sie als Behandlung sehr fragwürdig war.

Muskelschwund ist auch ein typisches Problem bei Krebserkrankungen, wenn diese mit einer deutlich erhöhten Energieausgabe verknüpft ist (Tumorwachstum braucht Energie). Muskelschwund kommt auch bei stark erhöhter geistiger Aktivität bei psychiatrischen und neurologischen Krankheiten vor. Oben wurden die Demenzkrankheiten genannt sowie Parkinson etc.

Wichtige Arbeiten zum Thema Muskelschwund bei der chronischen Entzündungskrankheit der rheumatoiden Arthritis stammen von Ronenn Roubenoff aus den USA, der das Phänomen im Jahr 1990 zum ersten Mal beschrieb. Damals arbeitete er an der Johns Hopkins Universität in Baltimore. Die Untersuchungen wurden gestartet, weil man davon ausging, dass eine Behandlung mit einem „Cortison"-Präparat zu Muskelabbau führen kann. Man fürchtete diese Nebenwirkung dieser Therapie und wollte Muskelschwund besser definieren. Da diese Patienten häufig so behandelt wurden, lag der Gedanke an Muskelschwund nahe. Das zeigt uns zum einen die Bedeutung des Cortisons beziehungsweise des körpereigenen Cortisols, also wichtige Freisetzungsfaktoren energiereicher Muskelbausteine (Aminosäuren). Zum anderen war es der Ausgangspunkt für viele wichtige Studien.

Roubenoff konnte später zeigen, dass der Muskelschwund bei dieser Krankheit nicht alleine von der Gabe des „Cortison"-Präparates abhing (auch bei vielen anderen Krankheiten ähnlichen Typs). Die chronische Entzündungskrankheit verursachte den Muskelschwund auch dann, wenn diese Medikamente nicht verabreicht wurden. Schon vier Jahre nach der ersten Beschreibung konnte Roubenoff zeigen, dass der Muskelschwund maßgeblich durch die bei hoher Entzündung freigesetzten Zytokine ausgelöst wird (TNF, Interleukin-6 und Interleukin-1). Wir hatten die Zytokine und die Gefahrsignale von abgestorbenen Zellen bereits als Freisetzungsfaktoren der energiereichen Bausteine kennengelernt. Es wird nun auch klar, dass man diese Form des Muskelschwundes entzündungsbedingten Muskelschwund nannte.

So kann der Immunbotenstoff TNF sehr direkt am Muskel einwirken und einen sofortigen Proteinabbau mit Freisetzung wichtiger Aminosäuren bewirken. Diese Aminosäuren können zur Herstellung von Glukose in der Leber verwendet werden. Die regenerierte Glukose wird dann an das aktivierte Immunsystem weitergeleitet, da Glukose die Lieblingsspeise des Immunsystems ist. Die chronische Einwirkung der Zytokine führt auch zu einem Verlust der muskelaufbauenden Androgene und der Wachstumshormone. Sie erinnern sich, dass die Sexualfunktion und die Wachstumsprozesse bei Entzündung heruntergefahren werden, weil Reproduktions- und Werbeverhalten beziehungsweise Körperwachstum und -reparatur zu viel Energie verbrauchen würden. Das Herunterfahren von Reproduktion und Wachstum wurde für kurzfristige Kampf-und-Flucht-Reaktionen und akute infektabwehrende Immunreaktionen in der Evolutionsgeschichte beibehalten. Es wird aber ebenso bei chronischer Entzündungskrankheit in schädigender Weise benutzt.

Der Muskelschwund wird zusätzlich durch die bei chronischer Entzündung vorhandene Inaktivität enorm verschärft. In ◌ Abb. 8.1, rechte Säule, ist dargestellt, wie die zusätzliche Energieausgabe durch das aktivierte Immunsystem die körperliche Aktivität beeinträchtigt. Denken Sie an das *Sickness Behavior*. Roubenoff zeigte, dass die Energieausgabe durch körperliche Aktivität bei Patienten mit rheumatoider Arthritis etwa 1.000 kJ (239 kcal) niedriger als bei gleichaltrigen gesunden Personen ist. Diese Aussage trifft für Patienten zu, die keine starke Entzündung aufwiesen, weil sie damals ordentlich therapiert waren und seit mehr als 3 Monaten keinen Krankheitsschub aufwiesen. Im akuten Entzündungsschub dürften die körperliche Inaktivität und damit die Immobilität noch viel stärker sein.

Es ist auch auffällig, dass der Muskelschwund bei Patienten mit rheumatoider Arthritis nicht mit einem erniedrigten Körpergewicht einhergeht. Man würde das ja erwarten, denn Muskeln wiegen ziemlich viel. Die Muskelmasse bei Patienten mit rheumatoider Arthritis beträgt bei Frauen zwischen 7 und 35 kg und bei Männern zwischen 11 und 40 kg. Wenn also viel Muskel verlorengeht, so sollte daraus auch ein niedrigeres Körpergewicht resultieren. Interessanterweise kommt es aber zu einer Umverteilung der Körperzusammensetzung, sodass die fehlende Muskelmasse durch eine erhöhte Fettmasse ersetzt wird. Diese Umverteilung ist ungünstig, weil sie die körperliche Inaktivität verschärft und zusätzliche Entzündungsfaktoren aus dem Fettgewebe freigesetzt werden.

Studien zeigen, dass zunehmendes Kraft- oder Widerstandstraining diesen Muskelschwund bei Patienten mit chronischen Entzündungskrankheiten deutlich abschwächen oder sogar rückgängig machen kann. Dies gilt für Patienten mit chronischen Entzündungskrankheiten gleichermaßen wie für Krebsleiden, Arthrose, chronische Nierenleiden, chronische Lungenleiden, sogar für die Herzschwäche oder chronische HIV-Infektion.

Bei Gelenkerkrankungen fragt man sich immer, ob man die Gelenke schonen soll. Schonung war auch Element der Therapieempfehlung vor 2 Jahrzehnten. Heute wissen wir, dass Krafttraining parallel zu einer ursächlichen entzündungshemmenden Therapie günstig ist. Dieses Krafttraining verbessert langfristig die Funktion der betroffenen Gliedmaßen und hat auch günstige Auswirkungen auf den Rest des Körpers.

12.2   Abstecher: Ernährung und chronische Entzündung

Es sollen hier noch ein paar Punkte zur Ernährung bei chronischen Entzündungskrankheiten wie der rheumatoiden Arthritis genannt werden. Zwischen 35 und 75% der Patienten glauben, dass sie die Krankheit durch ein bestimmtes Ernährungsverhalten in den Griff bekommen können. So ist es nicht verwunderlich, dass hier viel ausprobiert wird. Da diese Krankheiten vor 60 Jahren noch mit allergischen Krankheiten in Beziehung gebracht wurden, dachte man auch an krankheitsauslösende Nahrungsmittelbestandteile. Es verwundert daher nicht, dass Nahrungsmittel selektiv eingespart oder selektiv eingesetzt wurden.

Es ist auch bekannt, dass Heilfasten die Entzündungsaktivität hemmen kann. Das würde uns nach allem bisher Gesagten auch nicht wundern, denn der Entzug von energiereichen Bausteinen beseitigt die Energieträger auch für das aktive Immunsystem. Gelingt dem Betroffenen ausgehend von einem zu hohen Körpergewicht die Gewichtsabnahme mit generell weniger Energieaufnahme und -abgabe, dann mag die Situation insofern günstig sein, da dann auch das aktivierte Immunsystem weniger Energiebausteine erhalten würde. Eine gut kontrollierte Untersuchung dieses möglichen therapeutischen Ansatzes existiert allerdings nicht.

Es gibt allen Ernstes Literatur, die eine proteinarme Kost bei diesen Proteinverlustkrankheiten empfiehlt (Muskelschwund ist Zeichen des Proteinverlustes). Der Autor selbst führte eine solche Debatte im Familienkreis. Der Ausgangspunkt der Diskussion war ein mahnendes Buch, das eine proteinarme Ernährung bei Entzündungskrankheiten empfahl. Bei diesen Krankheiten ist dies kontraproduktiv, da gerade der Proteinmangel im Vordergrund steht.

Bis zum heutigen Tage sind die Therapieempfehlungen bei diesen Krankheiten nicht auf großen Studien mit modernem Design aufgebaut. Daher sollte keinesfalls eine einseitige Ernährungsweise unter Verzicht zum Beispiel auf Proteine erfolgen. Ganz im Gegenteil sollte die Ernährung ausgewogen und variabel sein und am ehesten der sogenannten Mittelmeerdiät entsprechen. Ergänzend sei gesagt, dass Fischproteine günstiger sind als Proteine aus rotem Muskelfleisch, aber selbst hier besteht keine Übereinkunft, weil die großen Studien schlichtweg fehlen.

12.3   Im Alter schwindet die Muskelmasse

Ab einem Alter von 30 Jahren verlieren wir bereits 0,5–1% an Muskelmasse pro Jahr. Im Alter von 80 Jahren haben wir im Vergleich zum 30. Lebensjahr unglaubliche 30–40% an Muskelmasse verloren. Ungefähr 10% der Menschen im Alter von 65 Jahren benötigen wegen der Folgen des Muskelschwundes eine Unterstützung im täglichen Leben. Dieser Prozentsatz steigt auf über 50% für jene Menschen, die älter als 85 Jahre werden. Es wird geschätzt, dass ungefähr 1,5% der Ausgaben im Gesundheitssystem durch Muskelschwund verursacht werden. Eine Reduktion der Zahl an betroffenen Personen um 10% würde in den USA etwa 1,1 Milliarden US-Dollar einsparen. Da die Bevölkerung in den entwickelten Staaten der westlichen Welt immer älter wird, nehmen die Probleme stetig zu. Muskelschwund ist im Alter mit Folgeproblemen wie Hinfälligkeit, zunehmende Immobilität, Knochenbrüche, Bettlägerigkeit, geringere Lebensqualität und höhere Sterblichkeit verknüpft.

Nun kommen wir zu den Ursachen des Muskelschwundes während des Alterns. In ▯ Abb. 8.2 wurde die abnehmende Energieausgabe durch körperliche Aktivität in diesem Lebensabschnitt erklärt. Geringe körperliche Aktivität und demzufolge Verlust der Mobilität sind Faktoren des normalen Alterungsprozesses. Inaktivität, fehlende Androgene und niedrige Wachstumshormone sind zentrale Ursachen des Muskelschwundes im Alter. Insofern ähnelt das Bild verblüffend den chronischen Entzündungskrankheiten, bei denen diese drei Faktoren ebenfalls vorkommen.

Während des Alterns ist der Verlust der Androgene allerdings mehr dem allgemeinen Niedergang der Leistung der Hormondrüsen zuzuschreiben, wohingegen bei chronischen Entzündungskrankheiten hohe, im Blut zirkulierende Entzündungsfaktoren die Funktion der hormonproduzierenden Drüsen hemmen. Des Weiteren nimmt die Nahrungsaufnahme selbst während des gesunden Alterns ab. Daraus ergibt sich ein Rückgang von proteinreicher Ernährung. Schließlich nehmen neurologische Probleme zu, sodass die Steuerung der Muskeln schwierig werden kann. Kommen zusätzliche unerwünschte Energieausgaben hinzu (Teil II des Buches „Energieausgaben im Rampenlicht"), so ist die Abnahme der körperlichen Aktivität noch größer, und die ganze Problematik wird verstärkt („Doppeltreffer" oder „Mehrfachtreffer"). ▯ Abb. 12.1 fasst die Ursachen nochmals zusammen.

Man muss den Verdacht auf einen Muskelschwund haben, wenn folgende Punkte beobachtet werden:

- häufiges Niederlegen (Extrem: Bettlägerigkeit),
- seltene Spaziergänge,
- niedrige Gehgeschwindigkeit (kleiner als 8 m pro 10 Sekunden oder weniger als 2,9 km/Stunde),
- hilfsbedürftig beim Übergang von sitzender Position in stehende Körperhaltung,
- vorausgehender Gewichtsverlust von mehr als 5% des Körpergewichts,
- deutlicher Kraftverlust in den Armen und Händen,
- wiederholte Stürze,
- Zustand nach Krankenhausaufenthalt und
- andere chronische Krankheiten, die verstärkt immobil machen.

Die wesentliche therapeutische Maßnahme ist das **progressive Muskeltraining** gegen äußeren Widerstand, wobei die zu überwindende Kraft langsam und entsprechend den Möglichkeiten des Betroffenen erhöht wird. Das Krafttraining kann durch **Ausdauertraining** unterstützt werden (z. B. Heimfahrrad).

Die zweite Maßnahme ist eine ausgewogene **Diät**. Dabei ist besonders auf eine adäquate Proteinzufuhr zu achten, da 40% der älteren Menschen die minimalen Anforderungen von 0,8 Gramm Protein pro Kilogramm Körpergewicht nicht erreichen. So wird eine Proteinaufnahme von 1,5 Gramm pro Kilogramm Körpergewicht empfohlen (etwa 200 g Steak mit Bohnen, einen Becher Hüttenkäse mit Früchten plus ein großes Glas Milch), was etwa 15–20% der Gesamtenergieaufnahme entspricht.

Hinsichtlich der vielen anderen häufig genannte Ernährungsempfehlungen gibt es wenig Konsens. So ist allenfalls eine kombinierte Vitamin-D- und Kalziumgabe bei festgestelltem Knochenschwund sinnvoll. Hinsichtlich der hormonellen Therapie mit Androgenen (beispielsweise Testosteron) muss man wegen der Nebenwirkungen sehr zurückhaltend sein. Eine solche Therapie wird nur bei eindeutig nachgewiesenem, nicht altersgemäßem Mangel

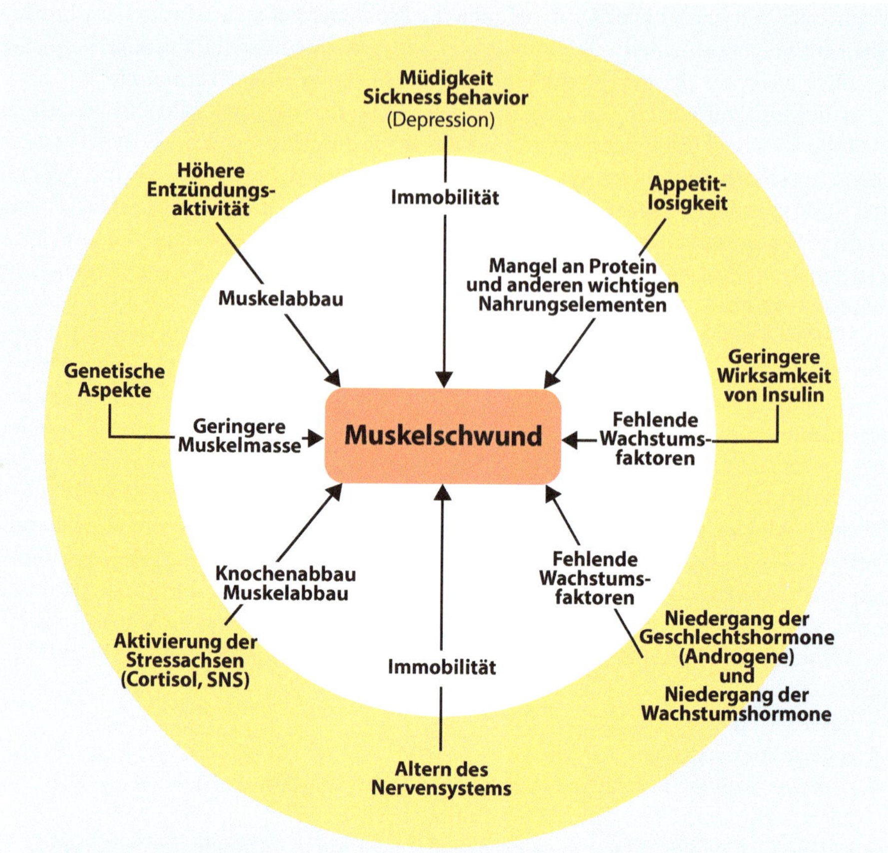

Ursachen des Muskelschwundes. Die Bedeutung des Insulins wird in Kap. 15 besprochen. SNS bezeichnet die Stressachse des sympathischen Nervensystems, dessen Aktivität im Alter zunimmt (siehe Kap. 17).

Abb. 12.1 Ursachen des Muskelschwundes

an körpereigenen Androgenen empfohlen. Für die meisten auf dem freien Markt befindlichen Ernährungs- und Therapievorschläge gibt es leider keine großangelegten Studien. Zuletzt sei gesagt, dass eine Kombination aus Krafttraining und proteinangemessener Ernährung den Muskelabbau hemmt und den Muskelaufbau fördert.

Es ist klar, dass ein in jungen Jahren körperlich aktiver Mensch auch während des Alterns besser gestellt ist, da er bei Beginn des Muskelschwundes von einer anderen Muskelmasse ausgeht. Allerdings gilt dies nur, wenn er stetig aktiv bleibt. Außerdem hat dieser körperlich Aktive eine andere Plattform bezüglich der Herz- und Lungenfunktion und der geistigen Einstellung zu körperlicher Aktivität. Insofern wird die zu beobachtende Verringerung der körperlichen Aktivität bei heutigen jungen Menschen und daher das oft zu hohe Körpergewicht unweigerlich zu mehr altersbedingten Muskel- und Knochenproblemen führen.

Literatur

Ali S, Garcia JM (2014) Sarcopenia, cachexia and aging: diagnosis, mechanisms and therapeutic options – a mini-review. Gerontology 60: 294–305

Cooney JK, Law RJ, Matschke V, Lemmey AB, Moore JP, Ahmad Y, Jones JG, Maddison P, Thom JM (2011) Benefits of exercise in rheumatoid arthritis. J Aging Res : 681640

Rall LC, Rosen CJ, Dolnikowski G, Hartman WJ, Lundgren N, Abad LW, Dinarello CA, Roubenoff R (1996) Protein metabolism in rheumatoid arthritis and aging. Effects of muscle strength training and tumor necrosis factor alpha. Arthritis Rheum 39: 1115–24

Roubenoff R, Roubenoff RA, Cannon JG, Kehayias JJ, Zhuang H, wson-Hughes B, Dinarello CA, Rosenberg IH (1994) Rheumatoid cachexia: cytokine-driven hypermetabolism accompanying reduced body cell mass in chronic inflammation. J Clin Invest 93: 2379–86

Roubenoff R, Roubenoff RA, Ward LM, Stevens MB (1990) Catabolic effects of high-dose corticosteroids persist despite therapeutic benefit in rheumatoid arthritis. Am J Clin Nutr 52: 1113–7

Zinna EM, Yarasheski KE (2003) Exercise treatment to counteract protein wasting of chronic diseases. Curr Opin Clin Nutr Metab Care 6: 87–93

Knochenschwund – Osteoporose

© Springer-Verlag GmbH Deutschland 2018
R. H. Straub, *Altern, Müdigkeit und Entzündungen verstehen*,
https://doi.org/10.1007/978-3-662-55787-7_13

Das ▶ Kap. 1 zeigte unter anderem die Regulation der Energiespeicherung im menschlichen Körper. Dort wurde in ▫ Abb. 1.8 neben den typischen Speicherplätzen für Glukose, Fettsäuren und Aminosäuren – nämlich Fettgewebe, Muskelgewebe und Leber – auch der Knochen erwähnt. Der Knochen ist der größte Speicher für Kalzium, Phosphat und Magnesium. Diese chemischen Elemente sind bei vielen Zellfunktionen notwendig, weswegen ein Vorrat vorhanden sein muss.

Im Laufe unserer Evolutionsgeschichte gingen unsere Vorfahren vor circa 350 Millionen Jahren aus dem Meer ans Land. Im Meer gab es immer genug Kalzium, Magnesium und Phosphat, da die Elemente im Meerwasser in hohen Mengen vorhanden sind. Besonders beim Landgang war ein Speicher dieser speziellen chemischen Elemente notwendig, weil man nun nicht mehr ständig von Meerwasser umflutet wurde. Der Knochen ist ein unglaublich großes Reservoir für Kalzium, Phosphat und Magnesium.

Wichtige Untersuchungen zum Knochenschwund – Osteoporose – haben wir dem 1851 geborenen Innsbrucker Arzt Gustav A. Pommer zu verdanken, der die Gewebeuntersuchung des Knochens in den Mittelpunkt seines Interesses rückte. Pommer erkannte die Ausdünnung des Knochens bei Menschen mit zunehmendem Alter. Der Knochenstoffwechsel ist auch heute noch eine Domäne österreichischer Forschung.

Heutzutage wird die Qualität des Knochens mit Knochendichtemessungen untersucht. Meistens wird diese Untersuchung an mehreren Stellen des Skeletts ausgeführt. Dabei wurde klar, dass Knochenschwund typisch für chronische Entzündungskrankheiten, aber auch charakteristisch während des Alterns ist.

13.1 Knochenschwund und chronische Entzündung

Bei chronischer Entzündungskrankheit ist Knochenschwund ähnlich wie Muskelschwund ein gravierendes Problem. Ähnlich wie bei Muskelschwund sind die ursächlichen Elemente der Knochenausdünnung vielfältig.

An erster Stelle soll hier die inadäquate Aufnahme von Nahrung genannt werden, die wir bei chronischer Entzündungskrankheit, aber auch während des Alterns kennengelernt haben. Zwangsläufig ist die Aufnahme anderer wichtiger Faktoren wie faserreiche Kost, Vitamine, Eisen, Zink, Magnesium, Kalzium und andere reduziert. So führt der entzündungsbedingte Appetitverlust auch zum Verlust wertvoller lebensnotwendiger Hilfsstoffe und so zur relativen Mangelernährung.

Ein typisches Mangelphänomen ist ein deutlich geringerer Serumspiegel des biologisch aktiven Vitamin D, was im ▶ Kap. 11 als Folge der Mangelernährung besprochen wurde (es kommt in Fettfischen wie Hering, Innereien, Eiern und in begrenztem Maße auch in Milchprodukten vor). Vitamin D ist ein wichtiger Stoff im Knochenstoffwechsel, der dem Aufbau des Knochens dient. Auch Magnesium, Kalzium und Phosphat sind wesentliche Faktoren im Knochenaufbau. Die Appetitlosigkeit und Mangelernährung fördern den Knochenverlust durch Mangel an wesentlichen Faktoren.

An zweiter Stelle soll hier die hohe Aktivität des Immunsystems bei chronischer Entzündungskrankheit genannt werden. Sie stimuliert erstens das *Sickness Behavior* und führt so zu Bewegungsarmut. Mangel an körperlicher Aktivität, ist aber ein wichtiger Faktor für den Knochenschwund. So konnte in einer Studie nachgewiesen werden, dass etwa 35% des Knochenschwundes auf mangelnde körperliche Aktivität zurückzuführen war. Eine andere Studie an Unfallopfern zeigt den Zusammenhang zwischen Bewegungsarmut und Zunahme der Kalziumausscheidung im Urin, die als indirektes Maß des Knochenabbaus gilt. Die

Bewegungsarmut führte bereits nach 4 Wochen zu einer deutlichen Zunahme der Kalziumausscheidung. Hatten zu Beginn der Verletzungsbehandlung 0% einen erhöhten Kalziumspiegel im Urin, so waren es nach 4 Wochen 64% der Unfallopfer. Dies zeigt den enormen Knochenabbau während der ersten Zeit der Bewegungsarmut an.

Dann soll hier nochmals an den Muskelschwund erinnert werden, denn Muskelschwund fördert Knochenschwund wegen zunehmender Bewegungsarmut. Wie wir gesehen haben, ist Muskelschwund bei chronischer Entzündung ein Programm, um Energieträger aus dem Muskel freizusetzen und dem egoistischen Immunsystem zuzuspielen.

Normalerweise wird der Knochenstoffwechsel von Hormonen reguliert, die sowohl den Auf- als auch den Abbau so steuern, dass ein Gleichgewicht vorliegt. Beim Gesunden sind Hormone die wesentlichen Steuerglieder des Knochenstoffwechsels (Hormone der Nebenschilddrüse, Androgene, Östrogene, Vitamin D, Wachstumshormone, Speicherhormone für Energie). Die hohe Aktivität des Immunsystems bei chronischer Entzündungskrankheit ändert zweitens diese Situation grundlegend, da die Bedeutung der Hormone in den Hintergrund gerät. Wichtige Zytokine wie TNF, Interleukin-6 und Interleukin-1, aber auch Immunzellen können sehr direkt den Knochenabbau aktivieren. Diese besondere Bedeutung des aktivierten Immunsystems kann man nur verstehen, wenn man die Evolutionsmedizin zu Hilfe nimmt.

Unter akuten Infektionsbedingungen für maximal 2–3 Wochen mit mangelnder Nahrungsaufnahme bei *Sickness Behavior* ist die Freisetzung von Kalzium, Phosphat und Magnesium wichtig, um den nahrungsbedingten Mangel innerhalb dieser 2–3 Wochen auszugleichen. Das egoistische Immunsystem setzt daher die notwendigen eigenen Faktoren frei, die sehr direkt den Knochenabbau fördern. Es wird hier also niemand – auch nicht die Hormondrüsen – gefragt, ob das ein sinnvolles Vorgehen des egoistischen Immunsystems ist. Alles gut, wenn es nur kurze Zeit dauert. Bei chronischen Entzündungskrankheiten wird dieses in unserer Evolutionsgeschichte bewahrte Programm dauernd benutzt, sodass es regelmäßig zu Knochenschwund kommt.

An dritter Stelle sei die entzündungsbedingte Abnahme der Hormonspiegel von Androgenen genannt. Androgene sind wichtige aufbauende Faktoren für Muskulatur und Knochen, weswegen ihr Verlust von Nachteil ist. In ▶ Kap. 16 wird dieser Sachverhalt ausführlich erläutert.

An vierter Stelle haben wir gelernt, dass die Stressachsen – die Hypothalamus-Hypophysen-Nebennieren-Achse und besonders das sympathische Nervensystem – bei Entzündung aktiviert werden. Die Hormone dieser beiden Stressachsen – sowohl Cortisol als auch Adrenalin/Noradrenalin – bauen den Knochen ab. Da bei chronischer Entzündungskrankheit vor allen Dingen die Aktivität des sympathische Nervensystems erhöht aktiv ist, können besonders Adrenalin und Noradrenalin zum Knochenschwund beitragen.

Werden diese verschiedenen Pfade bei akuter Entzündung eingesetzt, dann sind sie sinnvoll, weil sie den Körper mit Kalzium, Phosphat und Magnesium versorgen. Bei langdauernder Anwendung dieses Programms im Kontext einer chronischen Entzündungskrankheit kommt es allerdings zu Knochenschwund zerstörerischen Ausmaßes.

Typischerweise wird eine höhere Kalziumzufuhr plus Vitamin D therapeutisch empfohlen. Doch an erster Stelle steht die medikamentöse Unterdrückung der Entzündungsaktivität, denn von hier gehen die meisten Probleme aus (◘ Abb. 13.1). Manchmal kann der Knochenabbau bei chronischen Entzündungskrankheiten so gravierend sein, dass man hochwirksame Hemmstoffe der knochenabbauenden Zellen verwenden muss (Bisphosphonate, Antikörper gegen das knochenabbauende Protein RANKL [Denosumab]).

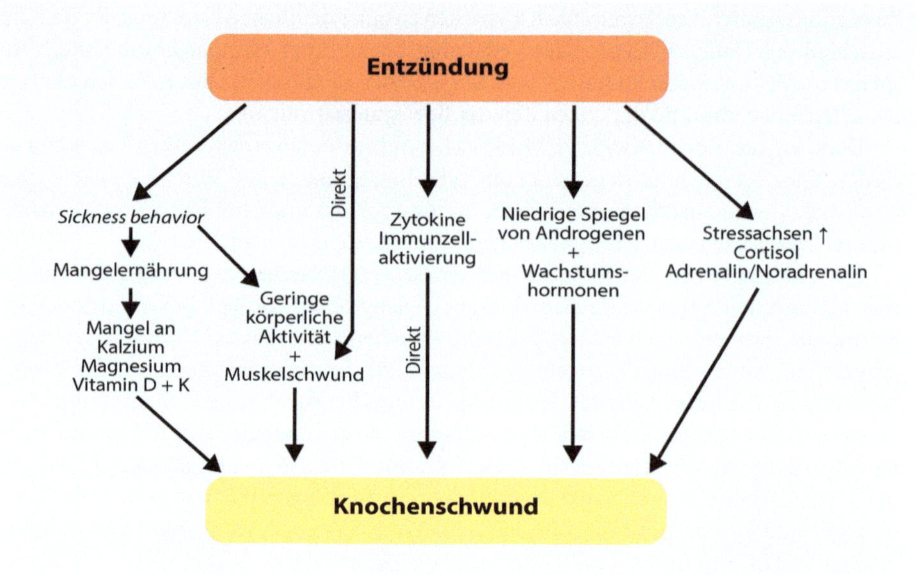

Abb. 13.1   Ursachen des entzündungsbedingten Knochenschwundes

Die Gabe von Androgenen wurde bei chronischen Entzündungskrankheiten untersucht, und es gab Hinweise für eine Verbesserung der Knochensituation, aber diese Therapie fand keinen Eingang in die klinische Praxis, obwohl gerade Männer mit niedrigem Androgenspiegel profitieren würden.

Wahrscheinlich werden die oben genannten hochwirksamen Hemmstoffe des Knochenabbaus so dominant vermarktet, dass diese anderen Optionen nicht im Blickpunkt des Interesses stehen. Darüber hinaus sind Muskeltraining und körperliche Aktivität besonders wichtig, um den durch Bewegungsarmut bedingten Knochenschwund zu minimieren.

13.2   Knochenschwund im Alter

Wir lernten, dass die Entzündung während des Alterns zwar etwas erhöht ist, aber nicht mit chronischen Entzündungskrankheiten gleichgesetzt werden kann. Im Alter müssen also für den Knochenschwund noch einige andere Faktoren verantwortlich sein.

An erster Stelle sei auch hier Appetitlosigkeit und Nahrungsmangel genannt, was „Anorexia des Alterns" genannt wurde. So gibt es im Alter eine Mangelernährung aus nicht entzündlichen Gründen, die zur verminderten Aufnahme wesentlicher knochenaufbauender Faktoren führt (Kalzium, Magnesium, Vitamin D, Vitamin K). Im Alter ist darüber hinaus die Sonnenexposition, die für die Herstellung von körpereigenem Vitamin D benötigt wird, geringer. Viele alte Menschen wollen ihren Körper nicht mehr zur Schau stellen, was zu mangelnder Sonnenbestrahlung beiträgt.

An zweiter Stelle sei die geringere körperliche Aktivität des alternden Menschen genannt. Aus den im Buchteil II genannten Gründen wie schwelende Entzündung, chronische Schmerzen, verschiedene Formen des psychologischen Stresses, Ängste, Pflege von Familienmitgliedern, Schlafprobleme und Ähnliches kommt es zunehmend zu einer verminderten körperlichen Aktivität, die den Muskel- und Knochenschwund begünstigt.

An dritter Stelle sei im Alter der Verlust der Androgene und Östrogene genannt. Gerade Frauen erleben nach der Menopause mit dem Versiegen der Hormonquelle für Östrogene eine deutliche Zunahme des Knochenschwundes. Tatsächlich sind auch Männer wegen des zunehmend einsetzenden Hormonverlustes betroffen, aber Männer gehen in der Regel von einem höheren Startwert der Knochen- und Muskelmasse aus, sodass sich das Problem bei ihnen weniger oder später zeigt.

An vierter Stelle ist die Zunahme der Aktivität der Stressachsen zu nennen, denn in Relation zu den anderen Hormonen – insbesondere zu den Geschlechtshormonen – nimmt Cortisol während des Alterns nicht ab, und Hormone des sympathischen Nervensystems (Noradrenalin und Adrenalin) nehmen sogar zu. Dieses Ungleichgewicht fördert den Knochenabbau.

Tatsächlich zeigen große Studien mit Sympathikus-Hemmstoffen (auch β-Blocker genannt, die bei Bluthochdruck oder Herzschwäche verordnet werden), dass die Einnahme dieser β-Blocker mit einer erniedrigten Knochenbruchrate einhergeht. Da der Knochenbruch ein Zeichen für einen Knochenschwund ist, ist die β-Blocker-bedingte Erniedrigung der Zahl der Knochenbrüche ein Hinweis für die ungünstigen Effekte des sympathischen Nervensystems auf den Knochen.

So sind alte Menschen aus etwas anderen Gründen von Knochenschwund betroffen als jüngere, aber im Prinzip spielen sehr ähnliche Mechanismen wie bei chronischer Entzündungskrankheit die entscheidende Rolle.

Körperliche Aktivität ist der entscheidende Faktor, da willkürlich gesteigerte Aktivität zu einer erhöhten Nahrungszufuhr und zu einem verstärkten Aufbau von Muskel und Knochen beiträgt. Gemäßigte körperliche Aktivität ist auch mit besserem Schlaf, weniger psychologischen Stressphänomenen, weniger Schmerzen, zum Beispiel im Kontext der Arthrose, und weniger Entzündung verknüpft.

Literatur

Straub RH, Cutolo M, Pacifici M (2015) Evolutionary medicine and bone loss in chronic inflammatory diseases – a theory of inflammation-related osteopenia. Semin Arthritis Rheum 45: 220–8
van Marken Lichtenbelt WD, Heidendal GA, Westerterp KR (1997) Energy expenditure and physical activity in relation to bone mineral density in women with anorexia nervosa. Eur J Clin Nutr 51: 826–30
Yusuf MB, Ikem IC, Oginni LM, Akinyoola AL, Badmus TA, Idowu AA, Orimolade AE (2013) Comparison of serum and urinary calcium profile of immobilized and ambulant trauma patients. Bone 57: 361–6

Gewichtsveränderungen (Zunahme und Abnahme)

© Springer-Verlag GmbH Deutschland 2018
R. H. Straub, *Altern, Müdigkeit und Entzündungen verstehen*,
https://doi.org/10.1007/978-3-662-55787-7_14

14.1   Gewicht und chronische Entzündung

Bei chronischen Entzündungskrankheiten haben wir ein hoch bis höher aktives Immunsystem kennengelernt, das sehr viel Energie verbraucht. Es wurde gezeigt, dass die Gesamtausgabe in der Größenordnung von 2.100 kJ (500 kcal) pro Tag liegen kann. So wundert es uns nicht, dass diese höhere Energieausgabe kaum zu einer Gewichtszunahme, sondern eher zu einer Gewichtsabnahme führen muss.

Tatsächlich sind Patienten mit verschiedenen chronischen Entzündungskrankheiten nicht adipös, sondern meistens normalgewichtig. Gerade Kinder zeigen unter diesen Bedingungen typische Gedeihstörungen und ein niedrigeres altersbezogenes Körpergewicht.

Eine hochnormale oder übergewichtige Körpermasse ist heutzutage der guten entzündungshemmenden Therapie zu verdanken, die die Energieausgaben des Immunsystems deutlich reduziert sind. In Zeiten ohne entzündungshemmende Medikamente kam es regelhaft zur Gewichtsabnahme, und dieses Phänomen wurde manchmal mit dem Namen „Schwindsucht" belegt.

Es ist auch interessant, dass Patienten mit chronischen Entzündungskrankheiten eine mildere Form der Grundkrankheit und weniger Krankheitsfolgen aufweisen, wenn sie ein hohes Körpergewicht haben. Man nannte das ein Paradoxon, weil ja normalerweise Menschen mit hohem Körpergewicht eher an Folgekrankheiten wie Herz-Kreislauf-Krankheiten – Herzinfarkt und Schlaganfall – oder an Stoffwechselkrankheiten – Altersdiabetes – oder Bluthochdruck leiden. Bei den chronischen Entzündungskrankheiten ist es aber andersherum: Dort sind jene Patienten mit hohem Körpergewicht geschützt, weil sie wahrscheinlich eine mildere Verlaufsform der Krankheit aufweisen, bei der eben weniger Energie durch das Immunsystem gebraucht wird. Das Immunsystem ist also weniger aktiv, die Entzündung ist weniger ausgeprägt, und da die Entzündung schon zu den Folgekrankheiten führen kann, gibt es bei milderer Krankheit weniger davon.

Man konnte die mögliche Gewichtsabnahme bei Appetitlosigkeit, Fehl- und Mangelernährung, Muskelschwund und Knochenschwund bereits vorausahnen. Die Reduktion der Muskel- und Knochenmasse muss bei chronischer Entzündungskrankheit, aber auch im Alter zu niedrigerem Körpergewicht führen. Es wurde auch dargestellt, dass bei gut therapierten chronischen Entzündungskrankheiten und während des normalen gesunden Alterns eine Umverteilung von fettfreier Masse zu fettreicher Masse stattfindet. Diese Umverteilung ist ungünstig, weil die Bereitschaft zur körperlichen Aktivität bei niedriger Muskelmasse in Relation zu hoher Fettmasse schwindet. Außerdem ist eine erhöhte Fettmasse mit einer etwas höheren Entzündungsaktivität verknüpft, weil das Fettgewebe Entzündungsfaktoren wie Interleukin-6 selbst herstellt.

Zusammengefasst kann man sagen, dass chronische Entzündungskrankheiten selten mit Fettsucht (Adipositas), sondern eher mit Normalgewicht oder allenfalls mit mäßigem Übergewicht einhergehen.

14.2   Gewicht während des Alterns

Im Laufe des Alterungsprozesses machen wir rund um das 50. Lebensjahr einen wichtigen Übergang durch, weil von dort an zunehmend weniger Gesamtenergie aufgenommen und verbraucht wird. Des Weiteren nimmt besonders die Energieausgabe für körperliche Aktivitäten stetig ab (Abb. 8.2). Es kommt zunehmend zu einer Gewichtsabnahme mit

Mangelernährung, Muskelschwund, Verkleinerung innerer Organe und Knochenschwund, was besonders ab dem 65. Lebensjahr beobachtet werden kann.

Dennoch werden viele Menschen immer schwerer, und manch einer erlebt dies gerade in den Jahren bis zum 65. Lebensjahr. Insofern müssen wir neben dem normalgewichtigen Altern und der aufgezeigten graduellen Gewichtsabnahme die Gewichtszunahme näher beleuchten. Die Betrachtung der Gewichtszunahme muss sich dabei auf die gesamte Lebenszeit beziehen, da oftmals bereits im Mutterleib und in den Kindertagen die Plattform für die Gewichtsentwicklung bis zum 65. Lebensjahr vorgeschrieben wird.

Bevor die einzelnen Aspekte der Gewichtszunahme besprochen werden, machen wir eine Bestandsaufnahme.

14.2.1 Fettsucht ist auf dem Vormarsch

Ist der sogenannte *Body-Mass-Index* (BMI = Gewicht in „kg" geteilt durch Größe in „m" zum Quadrat) gleich oder größer als 30 kg/m², so spricht man von Adipositas.

> **Body-Mass-Index (BMI)**
> BMI = Körpergewicht (kg)/Körperlänge im Quadrat (m²)
> - Untergewicht: BMI <18,5
> - Normalgewicht: BMI ≥18,5–25
> - Übergewicht: BMI >25–29,99
> - Adipositas: BMI ≥30

Adipositas ist ein bedeutendes Thema in der modernen Welt (◘ Abb. 14.1). Übergewichtig ist man bei einem BMI zwischen 25 und kleiner 30 kg/m² und normalgewichtig zwischen 18,5 und kleiner 25 kg/m². Der Body-Mass-Index ist nur bedingt brauchbar, da er nichts über die Körperzusammensetzung aussagt (also über fettarme Muskulatur im Gegensatz zu Fettgewebe).

Adipositas oder Fettsucht ist leider auf dem Vormarsch. Waren im Jahr 1973 nur 14,0% der US-Amerikaner adipös, so sind es heute 35,3%. Die Zunahme trifft alle westlichen Länder mehr oder weniger stark. Die Probleme der Adipositas sind vielfältig, und es ist ziemlich klar, dass Adipositas mit einem höheren Risiko an Folgekrankheiten wie Herz-Kreislauf-Krankheiten, wie Herzinfarkt und Schlaganfall, Altersdiabetes, Bluthochdruck, Gelenkerkrankungen, Depression, Krebs u. a. verknüpft ist. Im Fettgewebe entsteht eine milde Entzündungssituation, die für diese vielen Folgekrankheiten verantwortlich gemacht wird.

Nun könnte man zu Recht fragen, warum es zu einer Entzündung – ja einer chronischen Entzündung – im Fettgewebe kommen kann. Hierauf gibt es im Moment noch keine umfassende Antwort, aber es sei gleich gesagt, dass diese Entzündung von mildem Ausmaß ist und nicht mit jener bei chronischen Entzündungskrankheiten wie bei rheumatoider Arthritis gleichgesetzt werden kann. Betrachten Sie dazu nochmals ◘ Abb. 4.2. Dort ist gezeigt, dass die Adipositas mit einem Blutspiegel von 5,0 pg/ml Interleukin-6 einhergeht (so hoch wie bei einer Pflegeperson eines Alzheimer-Patienten). Dies ist bei Adipositas zwar chronisch, aber keinesfalls sehr energieverbrauchend (dies zeigt ◘ Abb. 4.3).

Bei diesem Interleukin-6-Spiegel erkennt man, dass der Energieverbrauch nicht einmal um 250 kJ (60 kcal) pro Tag ansteigen würde. Um es deutlich zu sagen: „Die Energieausgabe

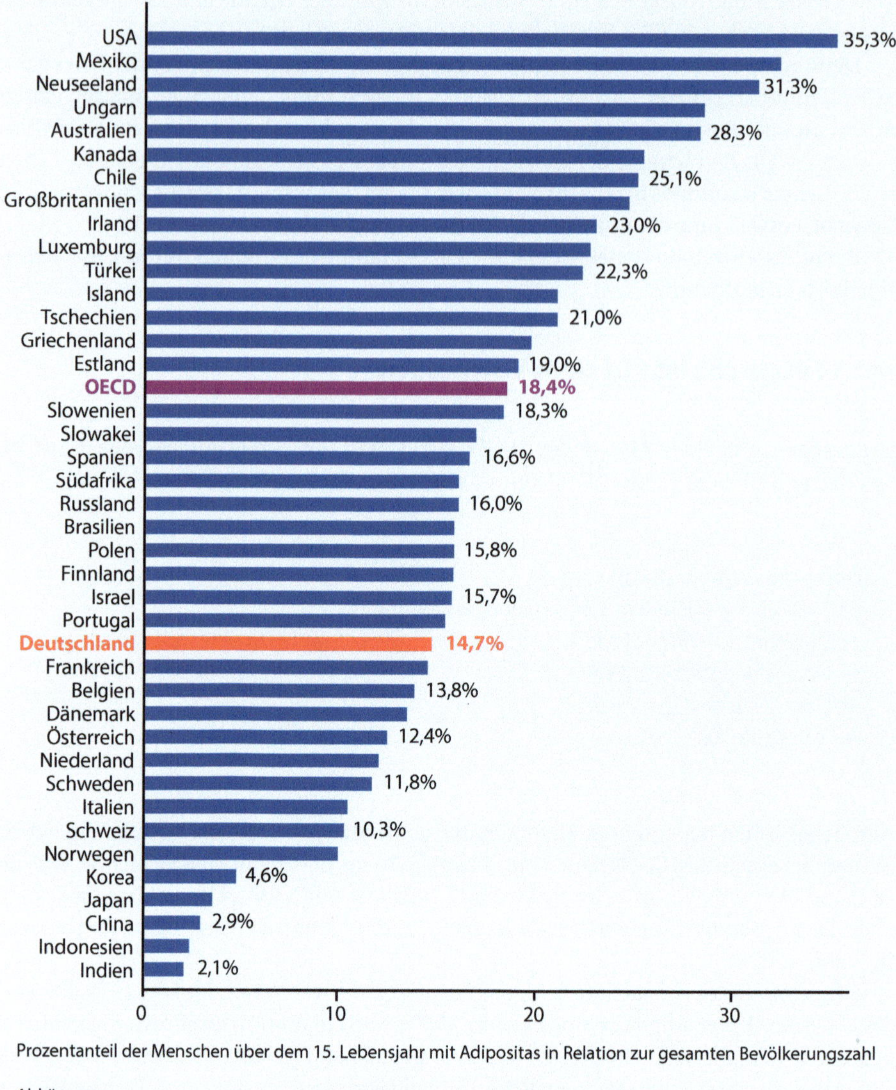

Prozentanteil der Menschen über dem 15. Lebensjahr mit Adipositas in Relation zur gesamten Bevölkerungszahl

Abkürzung:
OECD = Organisation für wirtschaftliche Zusammenarbeit und Entwicklung

Daten aus dem aktuellen Adipositas-Update 2014 der OECD, zu finden unter folgender URL:
http://www.oecd.org/health/obesity-update.htm

Abb. 14.1   Prozentanteil der Menschen über dem 15. Lebensjahr mit Adipositas. (Datenmaterial der Organisation für wirtschaftliche Zusammenarbeit und Entwicklung – OECD 2014)

durch adipositasbedingte Entzündung reicht nicht aus, um durch diesen Energieverbrauch eine Adipositas rückgängig zu machen." Das ist anders bei chronischen Entzündungskrankheiten, wo es fast keine adipösen Menschen gibt. Dort ist die Energieausgabe hoch genug, sodass wenig Reserven angelegt werden können. Das Immunsystem verbraucht dauernd zu viel (besonders ohne adäquate Therapie).

Die vorausgegangenen Überlegungen machen auch klar, dass Adipositas dann entsteht, wenn mehr Energie aufgenommen und gespeichert als durch verschiedene Aktivitäten ausgegeben wird. Diese einfache Bilanzrechnung ist uralt, und genau da liegt des Pudels Kern.

14.2.2 Gewichtszunahme und Evolutionsmedizin

Grundsätzlich ist es sehr vorteilhaft, wenn wir genügend Reserven haben, denn Nahrungsengpässe und energieverbrauchende Aktivitäten bei Kampf/Flucht und Infektionen waren stets ein Thema. Es darf deshalb angenommen werden, dass einige Gene und davon abhängige Mechanismen im Evolutionsprozess bewahrt wurden (positiv selektioniert wurden), um diese Reserven anzulegen. Tatsächlich wurden in den letzten Jahren solche Gene gefunden. Die Enttäuschung war aber groß, da die bisher aufgefundenen genetischen Merkmale nicht einmal 10% der Adipositasursachen erklären konnten. Was ist es dann?

Ein faszinierender Befund stammte aus bevölkerungsbezogenen Untersuchungen der Arbeitsgruppe um David Barker (1938–2013), der in Southampton in Großbritannien klinische Epidemiologie lehrte. Barker entdeckte den wichtigen Zusammenhang zwischen Nahrungsengpässen während der Entwicklung im Mutterleib (z. B. Hunger der Mutter) und der späteren Entwicklung der Adipositas. Je mehr und größer die Engpässe in der Energieversorgung waren, desto adipöser wurden Kinder schon in jungen Jahren vor der Geschlechtsreife.

Man muss davon ausgehen, dass die Engpässe der Energieversorgung wichtige Schalter setzen und Regelgrößen einstellen, die dann später zu einer raschen Gewichtszunahme führen. Da diese Situation erst im lebenden Fötus nach dem Auftreten eines Engpasses relevant wird, ist es nicht von Anfang an in den Genen des Fötus festgeschrieben. Diese Flexibilität oder Plastizität dient der Anpassung an die Umweltbedingungen.

Nehmen wir an, dass diese Engpässe beim Fötus ein Signal für Energiemangel stimulieren, dann scheint sich der Fötus auf eine magere Zeit (wenig Energie) nach der Geburt einzustellen. Nach der Geburt versucht das Kind, schnell an Gewicht zuzunehmen, um den Anforderungen besser begegnen zu können. Das Kind legt Energiespeicher an. Dieses Phänomen wurde beim Menschen, aber auch bei ganz vielen verschiedenen Tierarten bestätigt. Diese Ursache der später sich entwickelnden Adipositas erklärt sehr viel umfänglicher, warum es im späteren Leben zu einer Fettsucht kommen kann. Kinder von unterernährten Müttern erfahren einen Energieengpass und entwickeln das beschriebene Phänomen.

So hat es Barker bei Personen nachgewiesen, die zwischen 1911 und 1930 in Hertfordshire in England geboren wurden. Kinder von Müttern mit Adipositas erfahren wahrscheinlich bereits im Mutterleib einen ähnlichen Energieengpass, weil die Mutter um die Energiebausteine konkurriert. Dies könnte die familiäre Häufung der Adipositas gut erklären, ohne dass besondere genetische Merkmale eine Rolle spielen müssen.

Da das Phänomen sowohl bei Tieren wie Ratten und Mäusen, die den letzten gemeinsamen Vorfahren zum Menschen vor etwa 65 Millionen Jahren hatten, als auch beim Menschen selbst eine Bedeutung hat, war es bei unserem gemeinsamen Vorfahren und ist es bei heutigen Ratten und Mäusen und bei Menschen tief verankert. Hier wird also Adipositas noch vor der Geschlechtsreife angelegt, sodass man annehmen kann, dass dieses plastische Phänomen in der Evolutionsgeschichte von Tier und Mensch kein Nachteil gewesen sein kann. Es muss ganz im Gegenteil ein evolutionärer Vorteil bestanden haben. Aus diesem evolutionsmedizinischen Blickwinkel wäre die Anlage der Adipositas grundsätzlich günstig. Was ist aber dann das Problem?

In den Zeiten der steinzeitlichen Lebensweise des Menschen war der Nahrungsüberschuss selten, und daher war die Adipositas selten. Sie war nur den Mächtigen und Privilegierten vorbehalten, und sie war ein Schönheitsideal oder etwas Anzustrebendes, wie uns die Venus von Willendorf heute noch lehrt. Diese Venusfigur wurde im Jahr 1908 in Willendorf in der Wachau (Österreich) gefunden. Es handelt sich um eine weibliche, nackte, sehr adipöse Frauengestalt aus Kalkstein, die man heute im Wiener Naturhistorischen Museum bestaunen kann.

Auch in unserer jüngeren Geschichte war die Adipositas nur bei Reichen und Großen ein Thema, die dann auch von Gicht und Herz-Kreislauf-Erkrankungen heimgesucht wurden. Denn nur wer genug Energie über einen längeren Zeitraum zuführen kann, erreicht das Format der Venus von Willendorf. Das Barker-Phänomen kam in unserer Evolutionsgeschichte wahrscheinlich selten langfristig zur Anwendung. Es muss als Speichermechanismus aber wichtig gewesen sein, da wir dieses Phänomen heute noch – mehr denn je – beobachten können. Die Plattform für das Barker-Phänomen wurde in der Evolutionsgeschichte nicht abgeschafft, um zu verschwinden, sondern bewahrt, um zu bleiben.

Mit diesen Erkenntnissen versteht man leicht, weshalb man heutzutage adipös werden kann. Warum findet dies aber statt, obwohl es ja heutzutage nicht von Vorteil ist.

14.2.3 Überkompensation führt zur Gewichtszunahme

Es gibt sehr viele Ursachen für die Adipositas, und es würde wohl den Rahmen dieses Buches sprengen, wenn man alle Ursachen im Detail aufzählen wollte. Eines ist gewiss, wenn man adipös wird, hat man mehr Energie aufgenommen und gespeichert als ausgegeben und verloren.

Weiter oben wurde die Studie von Achim Peters aus Lübeck vorgestellt. Sie sei zur Erinnerung nochmals kurz zusammengefasst. In einem akuten psychologischen Stresstest über 15 Minuten kam es in dieser Studie zu einer Überkompensation der freiwilligen Energieaufnahme nach dem Test in Form von höchst schmackhaften energiedichten Snacks aus einem ansonsten reichhaltigen Buffet. Überkompensation bedeutet dabei, dass zu viele Energiebausteine in Relation zur testbedingten Energieausgabe aufgenommen wurden. Der zehnminütige Test führte zu einer stressbedingten Mehraufnahme von 26% der vom Gehirn täglich benötigten Energie, was etwa 571 kJ (137 kcal) entspricht. Offensichtlich hat der Körper überkompensiert, weil er sich belohnen wollte. Peters sagt: „Das Gehirn ist bezüglich der Energiewünsche egoistisch."

Überkompensation gibt es aber auch unter anderen Bedingungen, die Menschen als stressvoll empfinden. So ist zum Beispiel in ärmeren Familien das Nahrungsangebot manchmal instabil, sodass es Nahrungsknappheit geben kann. Dieser Nahrungsmangel führt aber nicht zu einer niedrigeren Energieaufnahme, wie man es eigentlich erwarten würde. In besseren Zeiten werden hochkalorische und energiedichte Snacks in großen Mengen verzehrt. Besonders Frauen und Kinder sind hiervon betroffen. In den besseren Zeiten wird also überkompensiert, wobei vor allen Dingen Süßigkeiten und süße Säfte bevorzugt werden. Süße Nahrungsmittel empfindet man als Belohnung.

Eine andere Form des chronischen Stresses sind chronische Schlaflosigkeit oder schichtbedingte Schlafstörungen, die zu einer höheren Energieausgabe führen (▶ Kap. 7 „Schlafstörungen und tageszeitabhängige Symptome"). Bei chronischer Schlaflosigkeit und fehlender Muskelentspannung kommt es zu gesteigertem Appetit, was durch den Mehrbedarf an Energie erklärt werden kann. Würde hier allerdings eine Überkompensation stattfinden, so wie es bereits oben beim psychologischen Stresstest aus Lübeck beschrieben wurde, so kann die Energieaufnahme deutlich höher als die schlafmangelbedingte Energieausgabe sein. Die Konsequenz wäre eine unerwünschte Gewichtszunahme.

Da Schlafstörungen tatsächlich zu einer Häufung von Blutzuckerkrankheit und Fettsucht führen, spricht vieles für eine Überkompensation und sonstige Störungen des Energiehaushaltes. In einer Studie konnte kürzlich gezeigt werden, dass die Energieaufnahme zweifellos die erhöhte Energieausgabe übertrifft. Diese erhöhte Energieaufnahme findet besonders zu später Stunde statt, und diese Zusammenhänge wurden nun von anderen Autoren bestätigt. Dabei werden wieder hochkalorische Nahrungsmittel mit einem großen Zucker- und Fettanteil, genauer die ungünstigen gesättigten Fettsäuren, bevorzugt. Sie werden als Belohnung oder Ausgleich für Schlafmangel empfunden.

Des Weiteren trinken gestresste Menschen häufig zu große Mengen an Alkohol, um sich zu beruhigen und besser schlafen zu können. Alleine der Effekt auf Einschlafen und Durchschlafen ist ein bekannter Grund zum chronischen Alkoholmissbrauch. In dieser Situation nimmt man große Mengen an Energie auf (eine Flasche Weißwein beinhaltet etwa 2.575 kJ [615 kcal], eine Flasche Bier etwa 900 kJ [215 kcal]).

Da der Alkohol aber am nächsten Tag nachwirkt und müde macht, führt er zu einer verringerten Energieausgabe bei verminderter körperliche Aktivität. Außerdem wirkt Alkohol appetitanregend, sodass oft hochkalorische Snacks parallel zur Alkoholaufnahme verzehrt werden. Obwohl dies nicht gut untersucht ist, dürfte der auslösende Stress weniger Energie verzehren, als durch Alkohol später zugeführt wird. Solches Belohnungsverhalten führt dann zur Überkompensation besonders bei Männern (s. unten, ◘ Tab. 14.1). Bei

◘ **Tab. 14.1** Charakteristika chronisch gestresster Personen, die Gewicht zu- bzw. abnehmen.

40% Gewichtszunahme	40% Gewichtsabnahme
*Sind zu Beginn der Beobachtung am oberen Ende des Normalgewichts oder darüber	Sind zu Beginn der Beobachtung normalgewichtig oder untergewichtig
Niedrigeres Ausbildungsniveau	Höheres Ausbildungsniveau
Geringe soziale Unterstützung am Arbeitsplatz	Gute soziale Unterstützung am Arbeitsplatz
Geringe Einnahme von Gemüse und Früchten	Große Einnahme von Gemüse
Geringe Einnahme faserhaltiger Kost	Hoher Anteil faserhaltiger Kost
Viele hochkalorische Snacks (Zucker, Fett)	Wenig hochkalorische Snacks (Zucker, Fett)
Mehr Alkohol (bei Männern)	Kein Alkohol (bei Männern)
Geringe körperliche Aktivität	Hohe körperliche Aktivität (2 Stunden heftiges Training pro Woche)
Geringes Gefühl der Befriedigung (bei Frauen)	Hohes Maß an Offenheit (bei Männern)
Oft neurotisches Verhalten (bei Frauen)	
Auf Stressbelastung geringe Aktivierung der Stressachsen („coole" Typen)	Auf Stressbelastung hohe Aktivierung der Stressachsen („hektische" Typen)
Bei wiederholtem Stress desselben Typs geringe Aktivierung der Stressachsen	Bei wiederholtem Stress desselben Typs hohe Aktivierung der Stressachsen

*Diese Personen haben wahrscheinlich schon vor Beginn der Beobachtung eher das Muster der Gewichtszunahme gezeigt.

schwerem Alkoholismus beobachtet man allerdings häufig auch eine Gewichtsabnahme, da zum Beispiel die Umwandlung zu Fettsäuren in der kranken Leber und die Speicherung der Fettsäuren im Fettgewebe zunehmend schlechter funktionieren.

Langjährige Polizeiarbeit mit einem großen Stresspotenzial führt sehr häufig zu Übergewicht und Adipositas. So waren diese Personen auch öfters chronisch krank und zeigten häufiger die Zeichen der Depression und Überbelastung. Und auch Kinder sind besonders gefährdet, wenn das Zuhause unharmonisch ist, wenn sozioökonomische Engpässe existieren, wenn Eltern Frustration weitergeben, wenn die elterliche Unterstützung fehlt, wenn ein negatives Weltbild entwickelt wird, wenn große emotionale Bedürfnisse existieren und wenn generell von einer unsicheren Lebenslage ausgegangen werden muss. Solche Kinder haben häufiger ein niedriges Selbstbewusstsein, negative Emotionen, Kraftlosigkeit, Depressionen, Ängstlichkeit, Gefühle der Unsicherheit und eine Störung in stressvollen Lebenslagen. Diese psychoemotionale Überlastung führt häufig zu überkompensatorischer Nahrungsaufnahme von hochkalorischen und energiedichten Snacks, was als sofortige Belohnung empfunden wird.

Es sei aber an dieser Stelle bereits darauf hingewiesen, dass nicht alle Menschen unter stressvollen Lebensumständen an Gewicht zunehmen. Studien an großen Bevölkerungsgruppen zeigen, dass 40% an Gewicht zunehmen, 40% an Gewicht abnehmen und 20% ungefähr gleich bleiben. Wenn wir also von Adipositas bei stressvollen Lebensumständen sprechen, so trifft dies nur für 40% der Menschen zu. Warum es zur Gewichtsabnahme kommt, wird im letzten Abschnitt dieses Kapitels erklärt.

14.2.4 Ignoranz führt zu Gewichtszunahme

Eine weitere Ursache für die Adipositas ist die Ignoranz gegenüber der aufgenommenen Menge an Nahrung beziehungsweise an Energie. Stellen Sie sich vor, dass Sie an irgendeinem Tag vor dem Schlafen gefragt werden, welche Nahrungsmittel Sie aufgenommen haben. In Ihrer Antwort vernachlässigen Sie die Zwischenmahlzeiten mit den hochkalorischen Snacks. Das meint man mit Ignoranz.

Wenn eine Person sich die Menge an aufgenommener Energie nicht selbst eingesteht oder ausgehend von einem vorgegebenen Sollwert nicht richtig abschätzt, dann besteht die Gefahr der Mehraufnahme an Nahrung beziehungsweise an Energie. In mehreren Studien konnte gezeigt werden, dass Menschen die Energiemenge nicht richtig einschätzten, wenn sie

- ein hohes Körpergewicht hatten,
- eine höhere Fettmasse besaßen,
- die empfundene Stressbelastung hoch war und
- sie eher männlich waren.

Es zeigte sich auch, dass bei diesen Personen die Aufnahme an Kalzium, an ballastreicher Faserkost, Eisen, Vitamin B1/B6 geringer war und weniger Früchte und Gemüse verzehrt wurden.

So nahmen die Übergewichtigen 1.675 kJ (400 kcal) und die Normalgewichtigen 1.130 kJ (270 kcal) pro Tag mehr Energie auf, als sie in den Nahrungsfragebögen angegeben hatten. Auch die Normalgewichtigen waren in gewisser Weise ignorant, doch die Übergewichtigen waren ignoranter. Diese Differenz kann über Jahre zu zunehmendem Körpergewicht führen. Im Prinzip ist das ein Kreislauf aus Überkompensation, Ignoranz, hoher Fettmasse/geringe Muskelmasse und reduzierter körperlicher Aktivität.

14.2.5 Gewichtszunahme: Körperliche Aktivität

Grundsätzlich haben wir im Vergleich zu unseren nahestehenden Verwandten, den Menschenaffen, unter Berücksichtigung der Körpergröße und des Körpergewichts einen deutlich höheren Tagesumsatz von circa 2.512 kJ (600 kcal). Wir nehmen daher auch mehr Energie auf, und der Grundbedarf, der in ◘ Abb. 8.1 genannt wurde, ist ebenfalls deutlich höher. Der Anthropologe Herman Pontzer aus New York und seine Kollegen haben diese Befunde kürzlich in dem Wissenschaftsjournal *Nature* zusammengetragen. Pontzer stellte fest, dass diese Mehrausgabe an Energie zu einem großen Teil durch ein aktiveres Gehirn zustande kommt. Ein aktives egoistisches Gehirn ist nach den Überlegungen aus Teil I des Buches auch stark mit einer höheren körperlichen und geistigen Aktivität verknüpft, wenn es nicht durch ein egoistisches Immunsystem daran gehindert wird.

Wenn wir mehr Energie als die Menschenaffen ausgeben, dann müssen wir uns auch vorsehen, dass wir nicht in Energieengpässe geraten. Das machen wir wohl dadurch, dass wir die Energie besser als die Menschaffen im Fettgewebe speichern können. Das würde bedeuten, dass in den 6–7 Millionen Jahren, die uns von einem gemeinsamen Vorfahren der heutigen Menschenaffen trennen, in der Evolution des Menschen eine bessere Fettspeicherung bewahrt wurde.[1]

Pontzer machte im Jahre 2012 eine weitere wichtige Entdeckung, nachdem er die Hadza, ein steinzeitlich lebendes Volk vom Eyazi-See in Tansania, längere Zeit beobachtet hatte. Er stellte bei diesen Jägern und Sammlern fest, dass die gesamte Energieausgabe am Tag unter Berücksichtigung der Körpergröße und des Körpergewichts sehr ähnlich wie bei den in der westlichen Welt lebenden Menschen ist. Das ist sehr überraschend, und man kann daraus folgern, dass die gesamte Energieausgabe ein von der Kultur und den Lebensumständen unabhängiges Merkmal ist.

Mit dieser Überlegung ist eine weitere Erkenntnis verknüpft. In der Regel stimmt die Energieausgabe mit der Energieaufnahme überein, da wir ja sonst stetig Gewicht verlieren oder zunehmen würden. Da die Hazda und westlich lebende Menschen dieselbe gesamte Energiemenge ausgeben, müssen sie auch eine ähnliche Energiemenge aufnehmen. Auch dies sollte beim Normalgewichtigen ein von der Kultur unabhängiges Merkmal sein.

Allerdings stellte Pontzer auch fest, dass die körperliche Aktivität der steinzeitlich lebenden Hazda im Vergleich zu den Menschen der Überflussgesellschaft deutlich größer und der Grundbedarf (GB in ◘ Abb. 8.1) für die Grundversorgung der Organe deutlich kleiner ist. Der westliche lebende Mensch hat also eine hohe Energieausgabe für die Grundversorgung der Organe. Der hohe Grundbedarf bedeutet aber nicht Energieausgabe durch körperliche Bewegung (GB in ◘ Abb. 8.1). Außerdem verbirgt sich in dem so gemessenen Grundbedarf des westlich lebenden Menschen auch eine höhere Energieausgabe durch das Immunsystem (z. B. im Fettgewebe), die mit den gängigen Messverfahren nicht getrennt dargestellt werden kann.

---

1 Eine andere Überlegung: Da Menschenaffen, die unter natürlichen Bedingungen in den Tropen leben, im Vergleich zu Menschen, die in kälteren Gebieten leben, weniger Energie für das Aufrechterhalten der Körpertemperatur benötigen, ist es verständlich, dass Menschen im Laufe der Evolutionsgeschichte anders als Menschenaffen Mechanismen bewahrten (positiv selektionierten), die eine höhere Speicherung der Energie mit sich brachten. Noch eine andere Überlegung: Vielleicht ist auch das Barker-Phänomen bei Menschenaffen geringer, weil sie in nahrungsreichen Gegenden wohnen und deshalb weniger fetale Energieengpässe erleben.

Insofern nimmt der westlich lebende Mensch nicht mehr Energie auf als die Hazda (unter Berücksichtigung der Körpermaße), aber er gibt sie für die Grundversorgung der Organe inklusive Immunsystem und nicht für die körperliche Aktivität aus. Zusammengefasst bewegt sich der in der westlichen Welt lebende Zeitgenosse weniger, nimmt aber unverändert viel Energie auf und kann diese Energie besser als jeder Menschenaffe vor allen Dingen im Fettgewebe speichern.

Wir sprachen von Energieengpässen, weswegen bei uns im Vergleich zu den Menschenaffen eine höhere Fettspeicherung existiert. Unter Betrachtung der erwünschten und der zusätzlichen unerwünschten Energieausgaben wird das Problem des Energieengpasses verschärft. Die unerwünschten Energieausgaben führen zu verminderter körperlicher Aktivität und Belohnungsverhalten (▶ Kap. 8), und dies verschlimmert die gesamte Situation zunehmend. Auf diesem Boden kann ein Teufelskreis entstehen, der mit Überkompensation und Gewichtszunahme vergesellschaftet ist. Dieser Teufelskreis ist in ◩ Abb. 14.2 dargestellt.

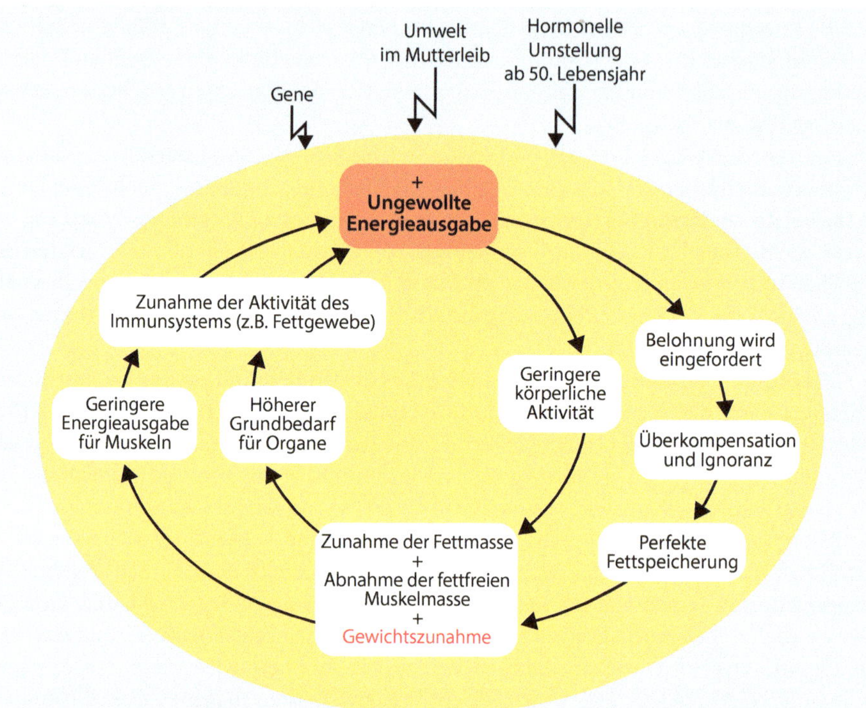

Teufelskreis der Gewichtszunahme. Unerwünschte Energieausgaben (Entzündung, schwelende Entzündung, Schmerzen, psychologischer Stress [z. B. Care Giving oder Demenz], Ängste, Schlafprobleme, zu viel Rauchen u. Ä.) führen zu einem Energieengpass, zu geringerer körperlicher Aktivität und Belohnungsverhalten. Es wird mit weniger wertvollen Nahrungsmitteln (hochkalorische Snacks mit Zucker und gesättigten Fettsäuren oder Alkohol) überkompensiert, die Überkompensation wird ignoriert, und Energiebausteine werden perfekt im Fettgewebe gespeichert. Die Fettmasse nimmt stetig zu, die Muskelmasse nimmt kontinuierlich ab, es kommt zu einem höheren Grundbedarf der Organe und zu einer geringeren Energieausgabe durch die Muskeln. Die Zunahme des Fettgewebes bedingt eine Steigerung der Aktivität des Immunsystems, und zusammen mit unerwünschter Energieausgabe anderer Art wird der Prozess beständig verschärft. Die Folgen sind die Gewichtszunahme mit höherer Fettmasse und die Abnahme der fettfreien Masse. Dieses System (in gelber Farbe) wird durch die Rahmenbedingungen, die Gene, die Situation im Mutterleib und die zwangsweise Umstellung der Hormondrüsen in der Menopause (Frau) und Andropause (Mann) beeinflusst (Blitzsymbole oben).

◩ **Abb. 14.2**   Teufelskreis der Gewichtszunahme

14.2.6 Gewichtszunahme oder Gewichtsabnahme bei stressvollen Lebensumständen

Nur 40% der Menschen nehmen unter stressvollen Lebensereignissen verschiedener Art an Gewicht zu. Insgesamt 40% nehmen unter diesen Umständen an Gewicht ab und 20% bleiben konstant. Diejenigen mit konstantem Gewicht sind zu beneiden, weil sie in der stressvollen Zeit wohl alles richtig machen. Es sind wohl diejenigen mit dem goldenen Mittelweg.

Eine aufhellende Studie stammt hierzu aus England, die an Studenten des *University College of London* im ersten Jahr nach Studienbeginn durchgeführt wurde. Studenten im ersten Jahr erlebten die Anforderungen als chronisch stressvolles Ereignis. Bei 80% veränderte sich das Essverhalten, wobei 42% über verringerte und 38% über erhöhte Nahrungsaufnahme berichteten. Gestresste Studenten aßen mehr hochkalorische Snacks, wohingegen die Einnahme von Früchten, Gemüse, Fleisch und Fisch abnahm. Weitere Studien mit Personen, die verschiedenen Formen des psychologischen Stresses ausgesetzt waren, fanden ähnliche Zahlen bezüglich Gewichtszunahme und -abnahme. Typische Merkmale der beiden Gruppen wurden in ▪ Tab. 14.1 zusammengefasst.

Es ist offensichtlich so, dass die „Abnehmer" eine höhere Stressachsenaktivität und eine höhere körperliche Aktivität aufweisen als die „Zunehmer". Wir haben gelernt, dass eine hohe Stressachsenaktivität mit dem Abbau energiereicher Bausteine einhergeht. Die Abnehmer sind die aktiveren Personen, und sie ernähren sich auch gesünder. Vielleicht hat es etwas mit dem Ausbildungsstand zu tun, da sie vielleicht mehr Informationen zum richtigen Gesundheitsverhalten gesucht haben. Jedenfalls ist das Ausbildungsniveau bei den Abnehmern höher als bei den Zunehmern.

Nimmt man eine andere Form körperlichen Stresses für diese Betrachtung, zum Beispiel körperliche Krankheit, dann kann man vielleicht in ähnlicher Weise feststellen, dass die körperliche Aktivität ein Schlüssel zum Verständnis der beiden Gewichtstypen ist. Im ▶ Kap. 6 „Psychologischer Stress und Energie" wurde bereits erklärt, dass körperliche Erkrankung nicht nur körperlichen Stress sondern auch psychologischen Stress bedeutet. Insofern könnten die Verhältnisse mit Gewichtszunahme und -abnahme ähnlich sein.

Klaas Westerterp ist Professor für humane Energieregulation an der Universität von Maastricht in den Niederlanden. Er untersuchte Patienten mit chronischer obstruktiver Lungenerkrankung. Die chronisch obstruktive Lungenerkrankung kennt man zum Beispiel bei Asthmatikern und bei chronischen Rauchern, bei denen sich die kleinen Atemwege engstellen, zum Teil mit Schleim verstopfen und eine dickere Wand aufweisen. In krisenhaften Situationen – z. B. bei Entzündung und Infektion der Luftwege – empfindet der Patient Atemnot. Bei chronischer Situation kommt es zunehmend zur Engstellung und Wandverdickung. Eine gute Therapie vermindert das Problem. Bei dieser Gruppe von Patienten fand Westerterps Arbeitsgruppe Abnehmer und Zunehmer. Es sei gleich gesagt, dass die Entzündungskonstellation etwas höher, aber keinesfalls so hoch wie bei chronischen Entzündungskrankheiten war. Also muss es etwas anderes sein!

Westerterp konnte bei diesen Patienten feststellen, dass sie eine höhere Gesamtenergieausgabe im Vergleich zu Gesunden aufwiesen. Zerlegte man die Gesamtenergieausgabe in den Grundbedarf und die durch körperliche Aktivität bedingte Energieausgabe wie in ▪ Abb. 8.1, zeigte sich bei diesen Patienten eine relativ hohe körperliche Aktivität, wenn sie schwer erkrankt waren. Die Energieausgabe für das Immunsystem war nicht höher als bei Gesunden. Warum kommt es aber bei diesen Patienten zu einer höheren körperlichen Aktivität?

Atemnot ist kein Spaß, und der Betroffene wird getrieben, ständig günstige Bedingungen zu einer verbesserten Atmung zu schaffen. Das kann zum Beispiel durch Aufrichten des Oberkörpers geschehen oder durch hohe Atemfrequenz. Vermehrte Energieausgaben kommen auch durch Schlafstörungen zustande. Die Patienten wachen nachts auf, richten ihren Oberkörper steil auf und atmen mit viel Anstrengung ein und aus. Das findet besonders in den frühen Morgenstunden statt, wo selbst der Gesunde mehr verstopfenden Schleim produziert. Auch dies ist ein tageszeitabhängiges Symptom mit Gipfel in den frühen Morgenstunden. Die wiederholte Anwendung therapeutischer Verfahren gegen chronisch obstruktive Lungenerkrankung am Tag und in der Nacht erhöht die körperliche Aktivität zusätzlich.

In weiteren Analysen konnte Westerterp feststellen, dass Patienten dann Gewicht abnehmen, wenn sie ein bestimmtes Maß an körperlicher Aktivität überschritten. Wenn die Energieausgabe für körperliche Aktivität 55% des Grundbedarfs in Ruhe überschritt, nahmen die Patienten Gewicht ab. Blieb aber die Energieausgabe unter den 55%, so nahmen die Patienten zu. Dieser Befund ist bedeutend, da er zeigt, dass die körperliche Aktivität bei Stress so maßgeblich für Gewichtszunahme bzw. Gewichtsabnahme ist.

Wenn es einer betroffenen Person, die von den unerwünschten Energieausgaben des zweiten Buchteils während des Alterungsprozesses betroffen ist, trotz der ungünstigen Umstände noch gelingt, eine hohe körperliche Aktivität aufzuweisen, wird das Körpergewicht kaum ansteigen sondern eher fallen oder zumindest gleich bleiben. Wird die Person aber durch die ungünstigen Umstände zu niedriger körperlicher Aktivität gezwungen, dann besteht bei geringer Energieausgabe des Immunsystems die Gefahr der Gewichtszunahme. Hier die Balance zu finden, ist manchmal ein Kunststück.

Die Gewichtszunahme und die geringere körperliche Aktivität sind dann mit einem höheren Risiko für Herz-Kreislauf-Krankheiten wie Herzinfarkt oder Schlaganfall, für Stoffwechselkrankheiten wie Diabetes, für Bluthochdruck, für Depression und für bösartige Tumoren verknüpft.

Literatur

Block JP, He Y, Zaslavsky AM, Ding L, Ayanian JZ (2009) Psychosocial stress and change in weight among US adults. Am J Epidemiol 170: 181–92

Brunner EJ, Chandola T, Marmot MG (2007) Prospective effect of job strain on general and central obesity in the Whitehall II Study. Am J Epidemiol 165: 828–37

Da Silva FC, Hernandez SS, Goncalves E, Arancibia BA, Da Silva Castro TL, Da SR (2014) Anthropometric indicators of obesity in policemen: a systematic review of observational studies. Int J Occup Med Environ Health 27: 891–901

Dallman MF (2010) Stress-induced obesity and the emotional nervous system. Trends Endocrinol Metab 21: 159–65

Hales CN, Barker DJ (2001) The thrifty phenotype hypothesis. Br Med Bull 60: 5–20

Hemmingsson E (2014) A new model of the role of psychological and emotional distress in promoting obesity: conceptual review with implications for treatment and prevention. Obes Rev 15: 769–79

Hitze B, Hubold C, van DR, Schlichting K, Lehnert H, Entringer S, Peters A (2010) How the selfish brain organizes its supply and demand. Front Neuroenergetics 2: 7–17

Hunter GR, Fisher G, Neumeier WH, Carter SJ, Plaisance EP (2015) Exercise Training and Energy Expenditure following Weight Loss. Med Sci Sports Exerc 47: 1950–7

Karelis AD, Lavoie ME, Fontaine J, Messier V, Strychar I, Rabasa-Lhoret R, Doucet E (2010) Anthropometric, metabolic, dietary and psychosocial profiles of underreporters of energy intake: a doubly labeled water study among overweight/obese postmenopausal women--a Montreal Ottawa New Emerging Team study. Eur J Clin Nutr 64: 68–74

Kirschbaum C, Prussner JC, Stone AA, Federenko I, Gaab J, Lintz D, Schommer N, Hellhammer DH (1995) Persistent high cortisol responses to repeated psychological stress in a subpopulation of healthy men. Psychosom Med 57: 468–74

Korkeila M, Kaprio J, Rissanen A, Koshenvuo M, Sorensen TI (1998) Predictors of major weight gain in adult Finns: stress, life satisfaction and personality traits. Int J Obes Relat Metab Disord 22: 949–57

Oliver G, Wardle J (1999) Perceived effects of stress on food choice. Physiol Behav 66: 511–5

Organisation für wirtschaftliche Zusammenarbeit und Entwicklung – OECD. Aktuelles Adipositas-Update OECD (im Internet: http://www.oecd.org/health/obesity-update.htm)

Peters A, McEwen BS (2015) Stress habituation, body shape and cardiovascular mortality. Neurosci Biobehav Rev 56: 139–50

Pontzer H, Brown MH, Raichlen DA, Dunsworth H, Hare B, Walker K, Luke A, Dugas LR, Durazo-Arvizu R, Schoeller D, Plange-Rhule J, Bovet P, Forrester TE, Lambert EV, Thompson ME, Shumaker RW, Ross SR (2016) Metabolic acceleration and the evolution of human brain size and life history. Nature 533: 390–2

Pontzer H, Raichlen DA, Wood BM, Emery TM, Racette SB, Mabulla AZ, Marlowe FW (2015) Energy expenditure and activity among Hadza hunter-gatherers. Am J Hum Biol 27: 628–37

Redman LM, Kraus WE, Bhapkar M, Das SK, Racette SB, Martin CK, Fontana L, Wong WW, Roberts SB, Ravussin E (2014) Energy requirements in nonobese men and women: results from CALERIE. Am J Clin Nutr 99: 71–8

Serlachius A, Hamer M, Wardle J (2007) Stress and weight change in university students in the United Kingdom. Physiol Behav 92: 548–53

Stice E, Palmrose CA, Burger KS (2015) Elevated BMI and male sex are associated with greater underreporting of caloric intake as assessed by doubly labeled water. J Nutr 145: 2412–8

St-Onge MP, Roberts AL, Chen J, Kelleman M, O'Keeffe M, RoyChoudhury A, Jones PJ (2011) Short sleep duration increases energy intakes but does not change energy expenditure in normal-weight individuals. Am J Clin Nutr 94: 410–6

Westerterp KR (2013) Physical activity and physical activity induced energy expenditure in humans: measurement, determinants, and effects. Front Physiol 4: 90

Zizza CA, Duffy PA, Gerrior SA (2008) Food insecurity is not associated with lower energy intakes. Obesity (Silver Spring) 16: 1908–13

Das Speicherhormon Insulin tut's nicht – Insulinresistenz

© Springer-Verlag GmbH Deutschland 2018
R. H. Straub, *Altern, Müdigkeit und Entzündungen verstehen*,
https://doi.org/10.1007/978-3-662-55787-7_15

15.1   Antonin Sulin im Widerstand

Insulin wurde ausführlich in ▶ Kap. 1 bei der Energiespeicherung behandelt (◻ Abb. 1.8 und ◻ Tab. 1.3). Dieses Hormon der Bauchspeicheldrüse ist ein wesentliches Speicherhormon für Glukose und Fettsäuren. Insulin wirkt an den insulinabhängigen Organen wie Muskel und Fettgewebe, indem es dort die Aufnahme der Energieträger Glukose und Fettsäuren begünstigt. Wir hatten auch gelernt, dass die proentzündlichen Zytokine wie TNF, die Wirkung des Insulins hemmen können, sodass Zytokine wie TNF Energiefreisetzung bewirken.

Die anderen für die Energiefreisetzung notwendigen Faktoren der Stressachsen – Noradrenalin, Adrenalin, Cortisol, Wachstumshormon, Schilddrüsenhormone und die RAA-Hormone – hemmen alle die Wirkung von Insulin, diesem Hauptspeicherhormon. Diese Faktoren setzen sozusagen die Wirkung des Insulins direkt an der Zelle außer Kraft, indem sie die Zelle gegenüber Insulin unempfindlich oder resistent machen. Wir sprechen nun von Insulinresistenz. Dann funktioniert die Aufnahme von Glukose oder Fettsäuren in die Speicher nicht.

Es sei hier nochmals an die Gaskugel aus ▶ Kap. 1 „Energie und Körper" erinnert. Stellen Sie sich ein Rohr vor, dass zu einer westlichen Gaskugel führt und Gas aus Russland herantransportiert. Kurz vor dem Verlassen Russlands befindet sich am Rohr ein Gashahn, mit dem der Transport abgestellt werden kann. Ein Angestellter der russischen Energiefirma mit Namen Antonin Sulin öffnet den Gashahn jeden Morgen und schließt ihn jeden Abend. Hat Antonin abends den Gashahn zugedreht, und befindet er sich am nächsten Tag auf einer politischen Protestveranstaltung und daher im Widerstand (Resistenz), dann wird keine Energie mehr fließen und die westlichen Gaskugeln bleiben leer. Diese Antonin-Sulin-Resistenz verhindert den Energiefluss und die Energiespeicherung, und das ist sehr ähnlich wie beim Insulin und der Insulinresistenz. Hat Antonin eine Nacht durchgezecht (körperlicher Stress) oder eine Infektionskrankheit mit hoher Entzündung, muss er krankheitsbedingt zu Hause bleiben. Er befindet sich so nicht im Widerstand, aber der Gashahn wird dennoch nicht bedient, und die Folgen für westliche Gaskugeln sind dieselben. Es wird nichts gespeichert.

Stehen wir unter Strom und die Stressachsen sind aktiviert, oder herrscht im Körper eine hohe Entzündung (TNF und andere Zytokine sind hoch), dann wird **nicht** gespeichert (Antonin lässt grüßen). Dieses Nichtspeichern geschieht über das Abschalten der Insulinwirkung.

Wir haben auch gelernt, dass das egoistische Gehirn die Stressachsen benutzt, um energiereiche Bausteine einzufordern, wohingegen das egoistische Immunsystem die proentzündlichen Zytokine benutzt, um Energieträger einzutreiben. Die beiden konkurrierenden Reiche – Gehirn und Immunsystem – machen das auf ihre jeweilige Art und Weise, indem sie die Insulinwirkung hemmen (◻ Abb. 3.1, obere Hälfte). Aus diesen Vorüberlegungen heraus ahnt man schon, was bei chronischen Entzündungskrankheiten mit hohen Zytokinen passieren wird.

15.2   Speichern bei chronischer Entzündung – Rolle des Insulin

Mittlerweile wurde bei den verschiedensten chronischen Entzündungskrankheiten, die mit hohen Serumspiegeln der proentzündlichen Zytokine einhergehen, eine Abnahme der Insulinwirkung beobachtet. Insulin kann die Energiebausteine weniger gut in die Speicherorgane – Fettgewebe und Muskeln – einlagern. Diese Abnahme der Insulinwirkung betrifft aber nur die Speicherorgane. Gehirn und Immunsystem sind davon ausgenommen, da die beiden Egoisten die Energiebausteine unabhängig von Insulin aufnehmen. Sie sind in unserem Körper ja keine Speicherorgane, sondern energieverbrauchende Organe.

Man nennt diese Abnahme der Insulinwirkung auch Insulinresistenz, weil die Speicherorgane gegenüber dem Insulin resistent oder unempfindlich werden. Bei einer Insulinresistenz zirkulieren in der Blutbahn größere Mengen an Glukose und Fettsäuren, die zu den egoistischen Verbrauchern gebracht werden. Allerdings führt der erhöhte Spiegel der Glukose an der Bauchspeicheldrüse zu einer Mehrausschüttung von Insulin, weil die Bauchspeicheldrüse ganz direkt auf das Angebot der Glukose im Blut reagieren kann und muss. Hohe Blutglukose ist für sie ein Signal noch mehr Insulin herzustellen. Es entsteht ein hoher Insulinspiegel, der auch Hyperinsulinämie genannt wird. So findet man, dass die Insulinresistenz quasi immer mit einer Hyperinsulinämie einhergeht. Was ist der tiefere Sinn für Insulinresistenz und Hyperinsulinämie?

Die Sache ist im Prinzip ganz einfach. Wenn die Wirkung des Insulins an den Speicherorganen nachlässt, wird weniger gespeichert, und die zwei Egoisten bekommen mehr. So bedienen sie sich über die Insulinresistenz der energiereichen Bausteine (◗ Abb. 3.1). Die Hyperinsulinämie spielt besonders dem Immunsystem in die Hände, da Immunzellen das Insulin als Wachstumsfaktor benötigen. Insulin fördert das Wachstum von Abwehrzellen! Im Fall von Immunzellen sollte man vielleicht besser die Vermehrung von Immunzellen sagen. Dieser Wachstums- oder Vermehrungsmechanismus wurde für eine akute Infektionskrankheit in der Evolutionsgeschichte bewahrt (positiv selektioniert), damit die Immunzellen, die den Erreger erkennen können, vermehrt werden. Im Falle einer Infektionskrankheit ist es also günstig, dass die Speicher entleert werden und die Immunzellen sich mit Hilfe von Insulin vermehren können.

Das Ganze läuft über einen Zeitraum von 7–14 Tagen während der Erstauseinandersetzung mit einem unbekannten Infektionserreger. Wenn man Glück hat, funktioniert diese Maschine perfekt und nach 14 Tagen geht es wieder bergauf. Die Krankheitslast nimmt ab, und die Immunzellen werden nicht mehr gebraucht und abgeschafft. Kämpft man aber wie bei einer chronischen Entzündungskrankheit mit fälschlich erkannten, körpereigenen Proteinen – wir nannten sie Autoantigene –, dann endet das falsche Spiel nicht nach der üblichen Spielzeit, sondern geht in eine Dauerverlängerung über Jahre und Jahrzehnte. Es wird eine chronische Entzündungskrankheit. Nun werden die für Infektionskrankheiten ausgewählten Mechanismen wieder benutzt.

Der tiefere Sinn von Insulinresistenz und Hyperinsulinämie ist dann kontraproduktiv, weil dem fälschlich aktivierten Immunsystem kontinuierlich energiereiche Bausteine und Wachstumsfaktoren zugespielt werden. Das Immunsystem wird durch diese Form der Hyperinsulinämie stimuliert. Bisher gibt es keine Therapien, die auf der Hemmung der Insulinfreisetzung oder der spezifischen Insulinwirkung an Immunzellen basieren. Dazu ist der Körper zu sehr auf die Aufrechterhaltung normaler Blutzuckerwerte angewiesen, und jede Therapie in diese Richtung würde auch die Blutzuckerregulation ungünstig verändern. Es wäre aber ein interessantes Therapieprinzip, könnte man die Insulinwirkung spezifisch an Immunzellen verhindern.

15.3　Insulinresistenz im Alter

Im Laufe des Älterwerdens kann es bei zunehmenden unerwünschten Energieausgaben und daher mangelnder körperlicher Aktivität zur Gewichtszunahme kommen. ◗ Abb. 14.2 im vorhergehenden ▶ Kap. 14 machte das klar. Bei Patienten mit Gewichtszunahme und geringer körperlicher Aktivität ist die Fettmasse in Relation zur Muskelmasse deutlich erhöht. Im Fettgewebe kommt es zu einer zunehmenden Entzündung, wobei das sogenannte innere Bauchfett unterhalb der Bauchmuskulatur im inneren Bauchraum besonders entzündungsaktiv ist. Das Fett an Armen, Beinen und Gesäß ist dagegen kaum entzündlich. Die zunehmende Entzündungsaktivität ist dann ein erster Auslöser für den Wirkungsverlust des Speicherhormons Insulin (es kommt zur Insulinresistenz).

Ein zweiter Auslöser ist die zunehmende Inaktivität, weil das Verhältnis von Fettgewebe zu fettfreiem Gewebe ungünstig wird. Außerdem ist moderater Sport mit einer niedrigeren Entzündungsaktivität gekoppelt.

Ein dritter Auslöser ist die falsche Ernährung, wobei vor allen Dingen hochkalorische, energiedichte Nahrung mit viel Zucker und Fett den Prozess der Hyperinsulinämie begünstigt. Hohe Zuckerspiegel nach den Mahlzeiten stimulieren hohe Insulinspiegel. Hohe Insulinspiegel und hohe Zuckerspiegel können dann über Jahre hinweg zur Insulinresistenz führen.

Ein vierter Auslöser ist die Aktivierung der Stressachsen außerhalb körperlicher Aktivität aufgrund unerwünschter Energieausgaben. Die Stressachsen des egoistischen Gehirns können die Insulinresistenz über Stressachsenhormone – Noradrenalin, Adrenalin, Cortisol, Wachstumshormon, Schilddrüsenhormone und die RAA-Hormone – fördern. Werden diese Stressachsen außerhalb körperlicher Aktivität stimuliert, führen sie zur Bereitstellung von energiereichen Bausteinen wie Glukose aber auch zur Insulinresistenz, und weil die Bauchspeicheldrüse viel Glukose sieht, produziert sie noch mehr Insulin. Genau diese Mechanismen sind für die akute Kampf-und-Flucht-Reaktion im Laufe der Evolution bewahrt worden (positiv selektioniert), sie sind aber beim Dauerstress extrem ungünstig.

Wir erkennen also im Alterungsprozess mehrere Faktoren, die unabhängig voneinander aber insbesondere gemeinsam im Sinne der „Doppeltreffer" zu einer Insulinresistenz und zur Hyperinsulinämie führen können. Anders als bei chronischen Entzündungskrankheiten, bei denen das aktivierte Immunsystem eindeutig dominiert und Zytokine hauptverantwortlich sind, ist die Insulinresistenz und Hyperinsulinämie im Alterungsprozess von vielen Faktoren abhängig. Hier ist die Summe der verschiedenen Ereignisse in einer integrativen Weise wirksam. ◘ Abb. 15.1 zeigt die verschiedenen Faktoren.

Interessanterweise führt die Hemmung des proentzündlichen TNF bei Personen mit chronischen Entzündungskrankheiten zu einer deutlichen Verringerung der Insulinresistenz und Hyperinsulinämie. Dieselbe Behandlung bringt bei adipösen Personen mit Insulinresistenz nichts, da bei diesen eine milde Entzündung zwar vorhanden, aber nicht alleine auslösend ist. Dort muss die Therapie auch alle anderen Faktoren der ◘ Abb. 15.1 berücksichtigen.

Kompliziert wird die Sache dann, wenn es im Laufe der Zeit bei Dauerbelastung der Systeme zu einem zunehmenden Versagen der Bauchspeicheldrüse kommt. Man muss sich vorstellen, dass die verschiedenen Faktoren in ◘ Abb. 15.1 alle zu einer erhöhten Bereitstellung von energiereichen Bausteinen wie Glukose und Fettsäuren führen. Die Bauchspeicheldrüse wird dauernd stimuliert und kann sich zunächst dagegen wehren. Sie produziert mehr und mehr Insulin, bis die Produktion zunehmend versiegt. Dann wirken Glukose und Fettsäure schädigend ein und zerstören die insulinproduzierenden Zellen, und ein absoluter Insulinmangel ist die Folge.

Bei empfänglichen Personen, und das hängt mit der persönlichen genetischen Ausstattung zusammen, ist die Funktion der Bauchspeicheldrüse stärker gefährdet. Bei diesen

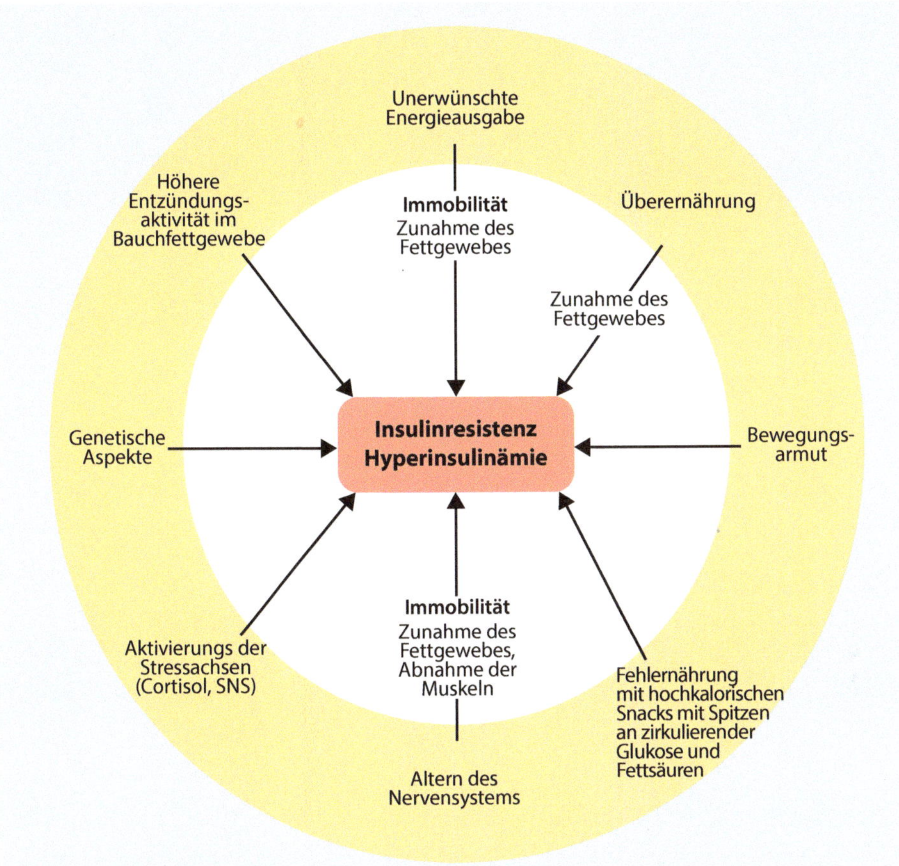

Faktoren, die zur Insulinresistenz und zur Hyperinsulinämie führen können. Die genannten unerwünschten Energieausgaben wurden in Buchteil II besprochen. Dazu zählen Entzündung, schwelende Entzündung, Schmerzen, psychologischer Stress [z. B. Care Giving oder Demenz], Ängste, Schlafprobleme, zu viel Rauchen u. Ä.

Abb. 15.1 Faktoren die zur Insulinresistenz und zur Hyperinsulinämie führen können

Personen kann sich dann über Jahre hinweg ein sogenannter Altersdiabetes oder Typ 2 Diabetes mellitus einstellen, der dann mit externer Insulingabe behandelt werden muss. Mit der externen Insulingabe will man die Energiebausteine wie Glukose aus dem Blutstrom entfernen, verschärft aber die immunaktivierende Hyperinsulinämie. Der Altersdiabetes ist die Plattform für weitere Folgeprobleme wie Herz-Kreislauf-Krankheiten, Herzinfarkt, Schlaganfall etc., die auf einer erhöhten Entzündungssituation beruhen.

Literatur

Straub RH (2014) Insulin resistance, selfish brain, and selfish immune system: an evolutionarily positively selected program used in chronic inflammatory diseases. Arthritis Res Ther 16 (Suppl 2): S4 (pp 1–15)

Schwindende Libido, geringere Fruchtbarkeit

© Springer-Verlag GmbH Deutschland 2018
R. H. Straub, *Altern, Müdigkeit und Entzündungen verstehen*,
https://doi.org/10.1007/978-3-662-55787-7_16

16.1   Sex und chronische Entzündung

Bereits in den früheren Kapiteln wurde der Einfluss des egoistischen Immunsystems auf Wachstum, Reparatur und Fortpflanzung besprochen (▶ Kap. 3): „Die chronische Entzündung führt auch zu deutlichen Störungen der Sexualität und Fortpflanzung. Arbeiten der letzten 10 Jahre zeigten, dass man selbst bei guter antientzündlicher Therapie bei chronischen Entzündungspatienten noch Störungen der Fortpflanzungsfunktionen feststellen kann. Im Tierversuch aber auch bei Menschen werden sämtliche wichtigen Fortpflanzungshormone bei Entzündung längerfristig blockiert."

In einem eindrucksvollen Experiment, das am amerikanischen Nationalen Gesundheitsinstitut (*National Institute of Health*) an gesunden Personen durchgeführt wurde, konnten die Untersucher zeigen, dass die Blutspiegel des männlichen Geschlechtshormons Testosteron nach einer einmaligen Injektion von Interleukin-6 (das Zytokin oder Entzündungshormon) massiv abstürzten (❑ Abb. 16.1). Tierexperimente bestätigten diese Befunde.

Bei diesem Experiment spritzte man nur eine kleine Menge des Entzündungsfaktors, und dennoch sanken die Serumspiegel des wichtigen männlichen Geschlechtshormons bereits auf die Hälfte ab. In diesem Beispiel erholte sich der Körper erst wieder nach einer Woche. Man kann sich unschwer vorstellen, dass eine höhergradige und langfristige Entzündungslage zu einem tieferen Absturz und zu einer dauernden Erniedrigung führen muss.

Tatsächlich war in der Geschichte der Hormonuntersuchungen bei chronischen Entzündungskrankheiten genau dieser Befund – nämlich niedrige Spiegel von männlichen Geschlechtshormonen (Androgene) – die erste klar fassbare hormonelle Störung. Hier gab es keinen Zweifel. Bereits Ende der 1970er-Jahre konnte eine ungarische Arbeitsgruppe um Katalin Fehér an der Semmelweis Universität in Budapest die niedrigen Androgenwerte beobachten. Dies wurde dann später von verschiedenen Arbeitsgruppen auf der Welt bei ganz unterschiedlichen chronisch entzündlichen Krankheiten bestätigt. Schließlich zeigte sich derselbe Befund auch bei **akuter** Infektion beziehungsweise **akuter** Entzündung.

Niedrige Androgenspiegel sind besonders schädlich, da Androgene neben der Fortpflanzungsfunktion auch eine wichtige Rolle beim Muskel- und Knochenaufbau und damit im

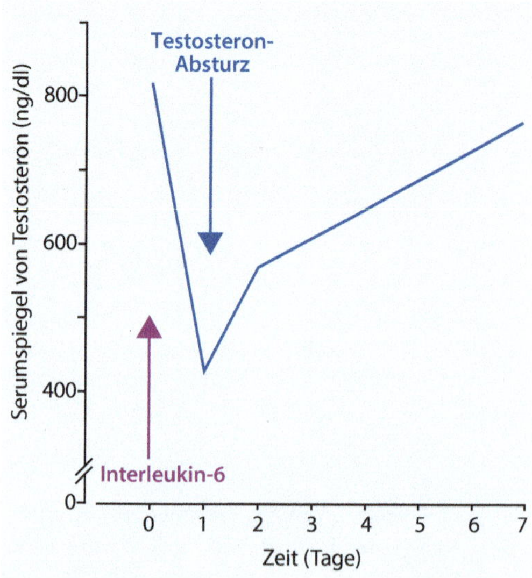

❑ **Abb. 16.1**   Einfluss des Entzündungsfaktors Interleukin-6 auf die Serumspiegel des Testosterons (Daten von Tsigos et al. 1999)

Energie- und Kalziumhaushalt spielen. Das aktivierte und egoistische Immunsystem greift auf die Energiebausteine des Muskels zu (Aminosäuren), es findet kein Muskelaufbau statt, wenn eine akute Infektionskrankheit vorliegt. Sie erinnern sich, dass unter diesen Umständen ein Krankheitsverhalten vorherrscht, das die Nahrungsaufnahme einschränkt, sodass auf Reserven zugegriffen werden muss (*Sickness Behavior*). Der Muskel wird also abgebaut, und das Fortpflanzungsverhalten wird abgestellt. Außerdem sind die männlichen Geschlechtshormone gute Hemmstoffe des aktivierten Immunsystems. Und jetzt wird der Egoismus besonders deutlich, denn es ist nicht die Hormondrüse, die bei akuter oder chronischer Entzündung obsiegt und das Immunsystem hemmt, sondern das egoistische Immunsystem hemmt die Hormondrüse, weil es eine hierarchisch höhere Stellung im Körper einnimmt (s. ▶ Kap. 2 „Evolutionsmedizin").

Warum aber wird bei Entzündung das Werbe- und Fortpflanzungsverhalten abgestellt?

16.2 Von Beutelmäusen, See-Elefanten und Makaken

Werbeverhalten ist sehr energieverzehrend, und ein markantes Beispiel kann dies verdeutlichen. So existiert auf dem australischen Kontinent eine Beutelmaus, deren Männchen in der Hochphase des Werbe- und Reproduktionsverhaltens hohe Mengen an Testosteron produzieren und dadurch so richtig in Fahrt kommen. Die Männchen führen heftige Werbekämpfe durch, was auch durch eine höhere Sonneneinstrahlung im australischen Sommer ausgelöst wird. Während dieser Zeit wandern die Männchen von Bau zu Bau und wirken dabei ziemlich aufgedreht, aber auch gebeutelt. Kommt es schließlich zur Kopulation, so kann der Prozess 12 Stunden andauern, bevor die erschöpften Männchen sich zurückziehen und sterben.

Die Untersuchung der Männchen zeigt, dass sie ihre gesamten Energiereserven aufbrauchen und das Immunsystem nicht mehr funktioniert. Die eigentliche Todesursache sind schwerwiegende Infektionen mit Parasiten. Das egoistische Gehirn (Reproduktionsverhalten mit extrem hoher psychomotorischer Aktivität) hat in diesem Fall dominiert, und das Immunsystem hat versagt. Auf diese Weise leben die männlichen Beutelmäuse nur eine einzige Saison. Sie werden in einem Jahr geboren, wachsen rasch heran, beginnen das Liebesleben und sterben dann nach der Dauerkopulation. Nimmt man die Männchen rechtzeitig aus dem Lebensraum heraus, dann leben sie ebenso wie die Weibchen 2–3 Jahre.

Ein anderes Beispiel geben nördliche See-Elefanten ab, die an der amerikanischen Westküste zwischen Kalifornien und Alaska zu Hause sind. Bei den Männchen dieser Art sind die körperlichen Reserven eng mit dem Fortpflanzungserfolg verknüpft. Dicke Alpha-Männchen können lange auf Brautschau gehen und Konkurrenzkämpfe ausfechten, da sie viele Reserven besitzen. Denn der männliche See-Elefant gibt in dieser Zeit etwa 160.000 kJ (37.976 kcal) pro Tag aus. Das ist 3-mal mehr als im üblichen Leben des See-Elefanten. Die schwersten See-Elefanten haben dann den größten Erfolg bezüglich der Nachkommenschaft. Anders als die Beutelmaus hat sich der männliche See-Elefant auf die Reproduktion durch ein hohes Körpergewicht vorbereitet. Wenn man die Tiere so in einer Dokumentation beobachtet, dann wirken sie unbeholfen, aber es ist bezüglich der Fortpflanzung ausgesprochen wirksam.

Nicht anders ist es mit weiblichen Makaken, die in Japan beobachtet wurden. Dort ist der Fortpflanzungserfolg auch dann am höchsten, wenn die weiblichen Affen ein hohes Fettgewicht kurz vor der Fortpflanzungszeit aufweisen. Makaken in Japan haben ihre

Fortpflanzungszeit zwischen Oktober und Februar, sodass gerade in der kalten Jahreszeit genug Fettreserven angelegt sein müssen. Wenn die weiblichen Affen auf dem günstigen Boden von hohen Fettreserven schwanger werden, haben sie in der nächsten Saison in der Regel ein deutlich höheres Fettgewicht, was dann erneut den Fortpflanzungserfolg begünstigt.

Da erinnert man sich an das Barker-Phänomen aus ▶ Kap. 14 („Gewichtsveränderungen"), bei welchem fötale Energieengpässe für die rasche Gewichtszunahme verantwortlich gemacht wurden. Wenn also weibliche Makaken hohe Fettreserven haben, besser schwanger werden und so beim Fötus einen Engpass erzeugen (magere Zeit: Mutter als Konkurrent plus kalte Jahreszeit), so könnte das Neugeborene selbst eine magere Zeit besser kompensieren, wenn es nach der Geburt schnell Fettreserven anlegt. Während der eigenen Reproduktionsphase wären solche Makakenweibchen dann mit höheren Fettreserven ausgestattet und hätten so einen höheren Fortpflanzungserfolg und so weiter. Das ist Spekulation, weil es bisher nicht untersucht wurde, aber es könnte das Barker-Phänomen mit dem Fortpflanzungserfolg verknüpfen.

16.3 Östrogene und chronische Entzündung

Interessanterweise sind die weiblichen Geschlechtshormone (Östrogene) weniger von einem entzündungsbedingten Absturz betroffen als die männlichen Hormone (Androgene) – ein Phänomen, das bei Männern und Frauen gleichermaßen gefunden wurde. Dies liegt daran, dass männliche Geschlechtshormone (Androgene) im Entzündungsgebiet in Östrogene umgewandelt werden. Auch dies findet bei Männern und Frauen in gleicher Weise statt. Ja, es ist tatsächlich verblüffend, dass die Vorstufen der weiblichen Geschlechtshormone eben die männlichen Geschlechtshormone sind.

Dies trifft auch bei der Hormonproduktion in den Eierstöcken zu. Die Östrogene gehen immer aus den Androgenen hervor und nie umgekehrt, und bei Entzündung wird diese Umwandlung im Entzündungsgebiet stimuliert. So ist der Verlust der Androgene durch eine niedrigere Produktion in den Hoden und der Nebenniere und eine schnellere Umwandlung zu Östrogenen im Entzündungsgebiet verursacht. Die armen Männer haben bei Entzündung nichts zu lachen, und es verwundert daher auch nicht, dass die chronischen Entzündungskrankheiten bei Männern oftmals schwerwiegender sind als bei Frauen.

Es sei aber gleich ergänzend erwähnt, dass Frauen mit chronischen Entzündungskrankheiten auch Störungen der Hormonfunktionen aufweisen. Dies zeigt sich dann eher an den Steuerungshormonen der Hirnanhangsdrüse. Frauen haben bei Entzündungskonstellation zwar relativ normale Spiegel an Östrogenen, aber ansonsten ist das Reproduktionssystem ebenfalls gestört. Selbst bei heutzutage gut therapierten, jungen Frauen mit chronischer Entzündungskrankheit kann die Fruchtbarkeit deutlich niedriger sein. Das ist besonders dann der Fall, wenn die antientzündliche Therapie nicht gut eingestellt ist. Bei Frauen ist die Zahl der Ovulationen geringer, und bei Männern sind die Spermienproduktion und die Spermienqualität reduziert, wenn die Entzündungskrankheit nicht gut therapiert ist.

Diese Befunde weisen eindeutig darauf hin, dass die Fortpflanzungsfunktionen auf Kosten des aktivierten und egoistischen Immunsystems eingeschränkt werden. Wurden diese Mechanismen im Kontext kurzfristiger Infektionskrankheiten oder anderweitigen kurzen Stimulierungen des Immunsystems in der Evolution bewahrt (positiv selektioniert), ist die langfristige Anwendung dieses Programms bei chronischen Entzündungskrankheiten ungünstig.

16.4 Hormone im Alter

Wenn wir von Altern sprechen, dann meinen wir in der Regel einen Zeitraum, der bei Frauen mit der Menopause und beim Mann mit der Andropause beginnt (Andropause). In ◘ Abb. 8.2 wurde aus Gesichtspunkten der Energieausgaben das 50. Lebensjahr als kritischer Zeitpunkt identifiziert. Bei beiden Geschlechtern nimmt ab dem 50. Lebensjahr die Hormonproduktion zunehmend ab, wobei der Einbruch bei den Frauen markanter und schneller stattfindet als bei Männern. Dennoch zeigen auch Männer eine deutliche Verringerung der Androgenproduktion, was eben als Andropause bezeichnet wird. Bei Frauen tritt dieser Zeitpunkt auf, wenn die letzten Eizellen die Eierstöcke verlassen haben und die Eizellreserve erschöpft ist. Bei Männern verringern sich das Hodenvolumen und die Samenproduktion.

In dieser Phase übernehmen bei Frauen und Männern zunehmend die Nebennieren die Produktion von Androgenen, und diese Androgene werden dann je nach Bedarf in verschiedenen Zellen des Körpers in andere Androgene oder in Östrogene umgewandelt. Diese Umwandlung kann in der Leber, im Fettgewebe, aber auch in Immunzellen selbst und im Gehirn stattfinden. Die beiden Egoisten verschaffen sich die entsprechenden Geschlechtshormone aus den Vorstufen.

Man kann zusammenfassen: Anders als bei einer Entzündungskrankheit ist der Einbruch der Geschlechtshormone während des Alterns nicht durch die Entzündung, sondern durch den zunehmenden Untergang des herstellenden Gewebes – Eierstöcken und Hoden – bedingt.

Unter steinzeitlichen Lebensbedingungen wurden die meisten Menschen nicht alt. Man geht davon aus, dass das durchschnittliche Lebensalter zwischen 25 und 30 Jahre betrug. Ab und zu wurde jemand auch damals schon sehr alt, wenn günstige Umstände vorherrschten (z. B. hohe hierarchische Stellung in der Gruppe), aber Reproduktion im Alter war eine Rarität und die/der Alte war sicherlich kein Held der Fortpflanzung. Somit erlebten unsere Vorfahren die Menopause beziehungsweise Andropause überhaupt nicht. Auch unsere engsten Verwandten, die Menschenaffen, erleben in freier Wildbahn diesen Zeitpunkt nicht. Werden Menschenaffen in Zoos gehalten und gepflegt, so kann man die Menopause oder Andropause auch bei ihnen beobachten. Aus dieser Perspektive wird auch klar, warum die Gene nicht für ein gesundes oder perfektes Altern positiv selektioniert wurden (über diesen Zeitpunkt der Meno- oder Andropause hinaus).

Wir haben gelernt, dass die Nebenniere im Alter die Funktion der Geschlechtshormone produzierenden Drüsen zumindest zum Teil übernehmen kann. Dort ist ein Androgen von ganz besonderem Interesse. Es hat den etwas komplizierten Namen „De-Hydro-Epi-Andro-Steron-Sulfat", weswegen wir lieber die einfachere Abkürzung DHEAS verwenden wollen. DHEAS ist ein Androgen, das in andere Androgene wie Testosteron und Östrogene umgewandelt werden kann.

Wenn wir nach der Meno- oder Andropause eine Entzündung wie bei Infektionskrankheit oder chronischer Entzündungskrankheit erleben, dann stürzt der Blutspiegel dieses Hormon weit nach unten ab. Das zeigt uns, dass das egoistische Immunsystem in dieser Konstellation keine Androgene oder deren Vorstufen duldet. Es wird klar, dass in dieser Zeit der Entzündung keine Muskeln und Knochen aufgebaut werden sollen, da dann weder Testosteron noch Östrogene entstehen (s. ◘ Abb. 1.8).

Es ist aber faszinierend, dass der Blutspiegel des DHEAS auch dann abstürzt, wenn die im zweiten Buchteil genannten unerwünschten Energieausgaben länger zu Buche schlagen. Bei schwelenden Entzündungen, leichten langwierigen Entzündungen, langdauernden schmerzhaften Zuständen, psychologischem Stress wie bei familiärer Pflege eines Demenzkranken und chronischen Schlafproblemen sind die Blutspiegel dieses Hormons oft niedrig. Insofern kann die Konzentration von DHEAS ein Maß für die vorausgegangene Energiebelastung darstellen. Die genannten Zustände verzehren entweder die Energie durch eine Aktivierung des Immunsystems oder des Gehirns/Nervensystems. Beide, das egoistische Immunsystem und das egoistische Gehirn, verhindern die Androgenproduktion auch während des Alterns, und der Muskelaufbau oder gar das Fortpflanzungsverhalten stehen nicht im Vordergrund. In einer Studie konnten wir zeigen, dass das sympathische Nervensystem – der Handlanger des egoistischen Gehirns – an dieser Hemmung des DHEAS wohl entscheidend beteiligt ist.

So wird auch verständlich, warum zusätzliche Energieausgaben durch Immunsystem oder Gehirn während des Alterns ein Problem für die Muskulatur darstellen. Von manchen Ärzten wird daher die Einnahme des DHEAS während des Alterns vorgeschlagen. Der Autor ist an dieser Stelle aus zwei Gründen skeptisch:

- Es gibt keine verlässlichen Langzeitstudien, die zeigen, dass DHEAS komplikationslos eingenommen werden kann. Kurzzeitstudien zeigen wenige Komplikationen. Da DHEAS aber in Androgene und Östrogene umgewandelt werden kann, bestehen bei langer Einnahme die üblichen Risiken für hormonabhängige Krankheiten wie Prostatakrebs und Brustkrebs.
- DHEAS ist nicht das einzige Hormon, das im Alter und bei den genannten energetischen Belastungen einbricht. So müssten wir wahrscheinlich viele Hormone ersetzen, und dafür gibt es wiederum keine vernünftigen Studien. Da die Situation sich weit komplexer darstellt, ist der Ersatz eines einzigen Hormons sehr fraglich.

Literatur

Baur M, Ziegler G (2001) Die Odyssee des Menschen – Es begann in Afrika. Econ Ullstein List Verlag, München

Crocker DE, Houser DS, Webb PM (2012) Impact of body reserves on energy expenditure, water flux, and mating success in breeding male northern elephant seals. Physiol Biochem Zool 85: 11–20

Feher GK, Feher T, Zahumenszky Z (1979) Study on the inactivation mechanism of androgens in rheumatoid arthritis: excretory rate of free and conjugated 17-ketosteroids. Endokrinologie 73: 167–72

Straub RH (2015) The origin of chronic inflammatory systemic diseases and their sequelae. Academic Press, San Diego

Tsigos C, Papanicolaou DA, Kyrou I, Raptis SA, Chrousos GP (1999) Dose-dependent effects of recombinant human interleukin-6 on the pituitary-testicular axis. J Interferon Cytokine Res 19: 1271–6

Sympathikus feuert und macht Bluthochdruck

© Springer-Verlag GmbH Deutschland 2018
R. H. Straub, *Altern, Müdigkeit und Entzündungen verstehen*,
https://doi.org/10.1007/978-3-662-55787-7_17

Im Buchteil I und dort in ◻ Abb. 3.1 wurde die Rolle des sympathischen Nervensystems und seiner Botenstoffe Adrenalin und Noradrenalin für die Freisetzung von gespeicherter Energie gezeigt. Nimmt das egoistische Gehirn eine dominante Rolle ein, so aktiviert es das sympathische Nervensystem, und die Cortisol-produzierende Hormonachse der Hirnanhangsdrüse und Nebennieren, um vor allen Dingen Glukose und Fettsäuren freizusetzen und davon zu profitieren. Wird dagegen das egoistische Immunsystem kurzfristig aktiviert, stimuliert es auch das sympathische Nervensystem und die Cortisol-Stressachse, was in ▸ Kap. 3 „Gehirn und Immunsystem – zwei konkurrierende Reiche" die gegenseitige Soforthilfe genannt wurde, weil das Gehirn kurzfristig mithilft.

Es sei hier gleich vermerkt, dass die Aktivität des sympathischen Nervensystems auch entscheidend den Blutdruck bestimmt (hohe Aktivität bedeutet hoher Blutdruck). Im langfristigen Entzündungsprozess ändert sich das Verhalten der beiden Stressachsen aber zunehmend. Es kommt zu einer Normalisierung beziehungsweise Erlahmung der Cortisol-Stressachse und einer merklichen Zunahme der Aktivität des sympathischen Nervensystems.

17.1 Cortisol und Entzündung

Da Entzündung ein energieverbrauchender Prozess ist, darf sie nicht allzu lange andauern. Übliche akute Entzündungskrankheiten bei Infektionen beeinflussen uns 1–14 Tage, vielleicht auch mal 3 Wochen. Während innerhalb von 1–3 Tagen die erhöhte Entzündungslage des egoistischen Immunsystems das Gehirn zur „gegenseitigen Soforthilfe" auffordert, ändert sich das System mit zunehmender Krankheitsdauer. Das Gehirn geht in den Modus des *Sickness Behavior* – es meldet sich sozusagen ab – und das Immunsystem dominiert das egoistische Spiel außerhalb des Gehirns in der Körperperipherie (an den Orten der Entzündung).

Wir beobachten nach wenigen Tagen eine Normalisierung der anfangs erhöhten Aktivität der Cortisol-Stressachse, sodass selbst bei hoher Entzündungslage quasi normale bis erniedrigte Werte für Cortisol im Serum zu messen sind. Dieselbe Erlahmung wurde bei mehrfacher Injektion von Interleukin-6 – der bekannte Botenstoff des Immunsystems – bei Patienten mit Tumorerkrankung in den 1990er-Jahren gezeigt. Die Patienten zeigten anfangs eine starke Reaktion der Cortisol-Stressachse mit hohen Blutspiegeln des Cortisols am Tag 1 und auch noch an 1–2 Tagen danach. Zunehmend aber erlahmte die Reaktion, wenn Interleukin-6 über 3 Wochen gespritzt wurde.

Ganz ähnliche Befunde wurden von einer Wiener Arbeitsgruppe mit einem anderen Immunbotenstoff erhoben. Anfangs kam es zu einer starken Sofortreaktion der Cortisol-Stressachse, die nach 3 Wochen deutlich erlahmte, obwohl dieselbe Menge des Botenstoffes injiziert wurde. Heute wissen wir, dass verschiedene Botenstoffe des Immunsystems die Stressachse der Hirnanhangsdrüse und der Nebennieren bei chronischer Anwendung hemmen. So etwas Ähnliches passiert auch bei chronischer Entzündungskrankheit.

Doch was hat diese Hemmung für einen tieferen Sinn?

Cortisol ist einerseits ein Hormon, das energiereiche Stoffe wie Glukose aus der Leber, Fettsäuren aus dem Fettgewebe und Aminosäuren aus dem Muskel freisetzen kann. Andererseits ist es als Hormon einer Gehirn-Stressachse in der Lage, das Immunsystem massiv zu hemmen. Cortisol – ähnlich wie die in der Therapie eingesetzten Glukokortikoide (der Volksmund sagt Cortison) – ist der stärkste körpereigene Hemmstoff des Immunsystems. Cortisol ist das Hormon, das das Immunsystem lahmlegt. Es ist die Waffe des egoistischen Gehirns, um das egoistische Immunsystem auszuspielen. Wenn es also bei einer

Infektionskrankheit eine langfristige Erhöhung dieses Hormons geben würde, also eine über die „gegenseitige Soforthilfe" des Gehirns hinausgehende dauernde Erhöhung über viele Tage und Wochen, dann würde man eine Infektionskrankheit nicht überleben. Das Immunsystem wäre geblockt, die Erreger würden sich vermehren, und man würde an einer Blutvergiftung sterben.

Das Immunsystem darf in dieser Situation nicht dauernd gehemmt werden, weil die entsprechenden Gegenmaßnahmen der Immunzellen gegen den Krankheitserreger nicht greifen würden. Insofern ist ein Programm zur Normalisierung oder Erlahmung der Cortisol-Stressachse trotz dauernd erhöhter Aktivität des Immunsystems wertvoll. Genau dies passiert innerhalb einer Woche bei Daueranwendung von Immunbotenstoffen wie Interleukin-6, wie es oben geschildert wurde.

Bei Patienten mit chronischen Entzündungskrankheiten findet etwas Ähnliches statt. Die Cortisol-Stressachse erlahmt.

17.2 Kooperation der Stresshormone und Konsequenz bei chronischer Entzündung

Da Cortisol einige wichtige Aufgaben im gesamten Körper hat, ist diese Erlahmung dort ungünstig. Zum Beispiel ist Cortisol zusammen mit Noradrenalin und Adrenalin an der Stabilisierung des Blutdrucks beteiligt. Das kann man zum Beispiel beobachten, wenn Patienten mit Blutvergiftung einen Kreislaufschock entwickeln. Beim Kreislaufschock wird üblicherweise Noradrenalin/Adrenalin eingesetzt, um den Blutdruck zu stabilisieren. Wenn diese beiden Botenstoffe allerdings nicht mehr ausreichend helfen, wird zusätzlich Cortisol gegeben, was dann die Wirkung von Noradrenalin/Adrenalin verstärkt. Das zeigt die Kooperation an.

Darüber hinaus arbeiten Cortisol und Noradrenalin/Adrenalin auch zusammen, um den Körper mit Glukose aus der Leber zu versorgen. Das hatten wir bereits in Buchteil I, ▶ Kap. 1 („Stresshormone und Zytokine setzen Energie frei") gelernt. Des Weiteren arbeiten die drei Hormone zusammen, um die Weite der Bronchien in der Lunge zu regulieren, wobei sie für die Öffnung der Bronchien verantwortlich sind. Asthmatiker nehmen daher oft Präparate, die wie Adrenalin die Bronchien öffnen, und gleichzeitig nehmen sie ein Cortisol-Präparat zu genau demselben Zweck. Die Substanzen verstärken sich gegenseitig, und zusammen öffnen sie die Bronchien weit effektiver.

Diese Kooperation der Stresshormone Cortisol und Noradrenalin/Adrenalin ist also sehr wichtig, und deshalb unterliegen sie auch der gleichen Tagesrhythmik, was in ▶ Kap. 10, ◻ Abb. 10.3, gezeigt wurde. Die Hormone helfen sich gegenseitig, und es wird nun auch klar, warum eine einseitige Hemmung der Cortisol-Stressachse eine Verschiebung zu einer höheren Aktivität des sympathischen Nervensystems verursachen mag. So erlahmt das sympathische Nervensystem bei langfristiger Entzündung nicht in gleicher Weise wie die Cortisol-Stressachse. Im Gegenteil muss es bei geringerer Kooperation des Cortisols diesen Mangel ausgleichen. Wenn einer schlapp macht, muss der andere Beteiligte mehr tun.

Das sympathische Nervensystem wird daher aktiver, und das kann man bei Patienten mit chronischen Entzündungskrankheiten beobachten. Einige Studien an Patienten mit rheumatoider Arthritis, der kindlichen Form von Arthritis und anderen chronischen Entzündungskrankheiten zeigen eine höhere Aktivität des sympathischen Nervensystems bei normaler bis erlahmter Cortisol-Stressachse.

Da nun die RAA-Hormone zur Stabilisierung des Blutdrucks – wir hatten sie in Buchteil I in ► Kap. 1 unter „Stresshormone und Zytokine setzen Energie frei" kennengelernt – auch vom sympathischen Nervensystem stimuliert werden, kommen unter diesen neuen Bedingungen der chronischen Entzündung mehrere Faktoren ins Spiel, die den Blutdruck steigern. Die Botenstoffe Noradrenalin/Adrenalin und die RAA-Hormone machen das durch Engstellung der Gefäße, durch Erhöhung des Wassers innerhalb der Gefäße und durch eine Hemmung der Wasserausscheidung in den Nieren.

Eine Engstellung plus mehr Wasservolumen im Gefäßsystem macht höheren Druck. Der Blutdruck steigt an. Ist das bei Entzündung nur ein Zufall, oder hat es einen tieferen Sinn?

Wir hatten aus der Evolutionsmedizin gelernt, dass die physiologischen Prozesse mit einer Aktivierung des Immunsystems im Wesentlichen für eine kurzfristige Entzündungsreaktion bei Verwundung oder Infektion bewahrt wurden (positiv selektioniert wurden). Also müssen wir genau dorthin blicken, zur Infektion, wenn wir einen tieferen Sinn einer Blutdruckerhöhung bei Entzündung erkennen wollen.

Infektionskrankheiten gehen oft mit Wasserverlust durch Schwitzen bei Fieber, durch stärkere Atmung (Wasser geht mit der Ausatmungsluft verloren), durch Durchfälle, durch Erbrechen, durch Verlust von Wundwasser und anderen Flüssigkeiten einher. Wenn also bei einer Infektionskrankheit der normale Wasserverlust über die Niere gehemmt wird, dann ist das vorteilhaft, weil man es ja an anderer Stelle verliert. Während einer Infektionskrankheit ist wegen des *Sickness Behavior* auch die Aufnahme von Essbarem, aber auch von Flüssigkeiten eingeschränkt.

Erinnern Sie sich an den hochkonzentrierten Urin bei der letzten Episode einer Infektionskrankheit. Das ist das Zeichen für eine geringe Wasserausscheidung, und diese Blockade ist wertvoll. Das sympathische Nervensystem und die RAA-Hormone machen genau dies. Sie hemmen die Wasserausscheidung in der Niere. Was aber passiert, wenn diese Hormone aktiviert werden und kein Wasserverlust zu beobachten ist?

Bei chronischer Entzündungskrankheit wird zwar ein ähnlicher Mechanismus durch die Immunbotenstoffe eingeschaltet (Interleukin-6 und andere), aber der Wasserverlust ist nicht oder kaum gesteigert. So muss es bei Engstellung der Gefäße und Hemmung der Wasserausscheidung zu einem Problem kommen. Und tatsächlich: Bei Patienten mit Entzündungskrankheiten findet man ein höheres Wasservolumen im Körper und einen höheren Blutdruck. Da beide Faktoren neben Entzündungsfaktoren für eine höhere Zahl an Herz-Kreislauf-Erkrankungen (Schlaganfall, Herzinfarkt) verantwortlich gemacht werden, ist dieser Mechanismus, der für kurzfristige Infektionskrankheiten in unserer Evolutionsgeschichte erhalten wurde (positiv selektioniert wurde), bei chronischen Entzündungskrankheiten ungünstig.

Bei chronischen Entzündungskrankheiten ist die Sterblichkeit im Vergleich zu der Normalbevölkerung immer noch etwas erhöht, obwohl die Hemmung der Entzündung mittels Medikamenten sehr gut geworden ist. Die leicht erhöhte, vorzeitige Sterblichkeit ist dabei im Wesentlichen durch Herz-Kreislauf-Erkrankungen wie Schlaganfall und Herzinfarkt verursacht. Wenn wir die oben geschilderten Mechanismen nun betrachten, so verstehen wir auch, warum Bluthochdruck, Herz-Kreislauf-Erkrankungen und die Sterblichkeit immer noch etwas präsenter sind. Notwendigerweise müssen in Zukunft neben der Entzündungskontrolle der Bluthochdruck und die Herz-Kreislauf-Erkrankungen deutlich mehr in den Blickpunkt des Interesses geraten.

17.3 Sympathikus und Alter

Auch während des Älterwerdens nimmt die Aktivität des sympathischen Nervensystems ständig zu. Dagegen bleibt die Cortisol-Stressachse in etwa gleich. Beide Stresshormone nehmen in Relation zu den Geschlechtshormonen deutlich zu, wobei vor allen Dingen die Botenstoffe des sympathischen Nervensystems dominieren.

Diese Situation erinnert ganz stark an die chronischen Entzündungskrankheiten, und man fragt sich, ob die gleichen Mechanismen eine Rolle spielen. Wir haben gelernt, dass die Entzündung während des Älterwerdens zunimmt. Das ist besonders unter stressvollen Lebensereignissen der Fall, wie ◘ Abb. 4.2 unter „Stärke der Entzündung" darstellt. Wir fragten uns auch mehrfach, ob die leicht erhöhte Entzündung im Alter *alleine* ausreicht, um die verschiedenen im Buchteil III genannten Probleme zu stimulieren. In der Regel wurde dies für die Situation während des Alterns verneint, und es wurden die anderen Faktoren mit unerwünscht erhöhter Energieausgabe verantwortlich gemacht. Sie wurden betrachtet, weil sie die gewünschten Energieausgaben für körperliche Aktivität reduzierten.

Tatsächlich ist es so, dass diese genannten unerwünschten Faktoren allesamt zu einer Steigerung der Aktivität der Stressachsen, aber besonders des sympathischen Nervensystems beitragen. Das muss uns auch überhaupt nicht wundern, denn wir haben gelernt, dass eine höhere Energieausgabe nur dann gewährleistet werden kann, wenn energiereiche Bausteine wie Glukose zur Verfügung gestellt werden können. Wer stellt sie zur Verfügung? Das sind die Stressachsen mit Noradrenalin/Adrenalin und Cortisol oder das Immunsystem mit seinen Botenstoffen. Unerwünschte Faktoren gehen mit höherer Energieausgabe einher, und diese fordern eine höhere Aktivität der energiebereitstellenden Stressachsen.

Weitere Phänomene, die zu einer Steigerung des sympathischen Nervensystems führen, sind körperliche Aktivitäten. Wenn wir aber aufgrund einer allgemein schlechteren Trainingslage bei verminderter körperlicher Aktivität wegen den unerwünschten anderen Energieausgaben mit sympathikusaktivierenden Tätigkeiten konfrontiert werden, ist die Antwort des sympathischen Nervensystems oft überschießend – im Blut steigen Adrenalin und Noradrenalin mehr als benötigt zu stark an. Bei trainierten Menschen reagiert das sympathische Nervensystem angemessen, die Aktivität geht etwas nach oben, und es wird auch schnell wieder der Normalzustand erreicht. Das ist beim Untrainierten anders, weil die Aktivität stark ansteigt und auch lange erhöht bleibt. Es kommt dort zu einer Überkompensation.

Aus diesen Gründen nimmt nicht nur eine leicht ansteigende Entzündung während des Alterns, sondern auch die anderen unerwünschten Energieausgaben Einfluss auf die Aktivität des sympathischen Nervensystems. Zu einem hohen Blutdruck während des Alterns können darüber hinaus auch direkte Veränderungen der Nieren und des dortigen Hormonsystems und der arteriellen Gefäßwände beitragen (niereneigene Erkrankungen und Gefäßkrankheiten). Diese letztgenannten Punkte wurden unter der Kapitelüberschrift nicht weiter erörtert.

17.4 Niedrige Aktivität des parasympathischen Nervensystems

Wenn man über das sympathische Nervensystem spricht, muss man immer auch über das parasympathische Nervensystem sprechen, da sich beide wechselseitig beeinflussen. Sie sind wichtige Gegenspieler. Diese Betrachtung hätte auch in einem eigenen Kapitel abgehandelt werden können, soll jedoch wegen der direkten Beziehung zum sympathischen Nervensystem hier kurz genannt sein. Ist die Aktivität des sympathischen Nervensystems erhöht, ist die Tätigkeit des parasympathischen Nervensystems erniedrigt.

Wesentliche Aufgaben des parasympathischen Nervensystems betreffen den Vagusnerv, den wir ausführlich bei der Energiespeicherung in ▶ Kap. 1, zum Beispiel in ◘ Abb. 1.7, ◘ Abb. 1.8 und ◘ Tab. 1.3, kennengelernt haben. Dabei hat dieser wichtige Nerv vor allen Dingen Verdauungsfunktionen, ist also bei der Nahrungsaufnahme entscheidend beteiligt. Darüber hinaus stimuliert der Vagusnerv die Insulinausschüttung und trägt so zur Speicherung von Energiebausteinen bei. Dann ist der Vagusnerv für die Senkung der Herzschlagrate zuständig und übernimmt so genau gegenteilige Funktionen wie das sympathische Nervensystem.

Im Kontext einer akuten Entzündungskrankheit wird die Funktion des parasympathischen Nervensystems blockiert, die Nahrungsaufnahme wird reduziert, die Verdauungsfunktion wird gedrosselt, die stimulierenden Einflüsse auf die Insulinfreisetzung werden reduziert, kurzum wird in dieser Konstellation das sympathische Nervensystem aktiviert, und die Energiebausteine werden aus den Speichern freigesetzt. Wir hatten besprochen, dass sich bei chronischen Entzündungskrankheiten eine ähnliche Konstellation findet, die schließlich zu einer entzündungsbedingten Appetitlosigkeit beiträgt. Bei chronischen Entzündungskrankheiten wurde klar gezeigt, dass die parasympathische Funktion erniedrigt ist. Das ist kein Wunder, wenn die sympathische Nervenfunktion erhöht ist.

In den letzten Jahren wurde die Bedeutung des Vagusnervs für die akute Entzündung genauer untersucht. Dabei konnte gezeigt werden, dass dem Vagus eine antientzündliche Wirkung zukommt. In den meisten Publikationen zu diesem Thema wurden dabei vor allen Dingen akute Entzündungszustände untersucht. Und dort ist es tatsächlich so: „Der Vagus verursacht eine Entzündungshemmung.“

Es bleibt aber bisher unklar, ob diese parasympathische Funktion auch bei chronischen Entzündungskrankheiten eine Rolle spielen kann. Da das parasympathische Nervensystem bei chronischen Entzündungskrankheiten aber weniger aktiv ist, ist auch die damit verbundene Entzündungshemmung wahrscheinlich weniger wirksam. Die Verfechter dieser Theorie stellen sich vor, dass man durch eine Elektrostimulation des Vagusnervs die chronische Entzündung hemmen kann, wobei diese Elektrostimulation bisher nur bei wenigen Patienten mit chronischen Entzündungskrankheiten zum Teil erfolgreich angewandt wurde.

Auch während des Alterungsprozesses, bei dem die Aktivität des sympathischen Nervensystems zunimmt, nimmt die Funktion des Vagusnervs zunehmend ab. Es gibt mehrere Hinweise für diese nachlassende Funktion, die man besonders gut an der Herzschlagrate und Herzschlagvariabilität beobachten kann. Eine hohe Variabilität ist mit einer parasympathischen Funktion gekoppelt, und diese nimmt im Laufe des Alterns ab. Schlafstörungen verringern die parasympathische und erhöhen die sympathische Aktivität. Ein hohes Körpergewicht ist mit einer geringeren parasympathischen Aktivität und mit einer höheren sympathischen Nerventätigkeit gekoppelt. Viele stressvolle Aktivitäten gehen mit einer geringeren parasympathischen Aktivität einher. Die verringerte parasympathische Aktivität wird auch in Form von zunehmenden Verdauungsproblemen im Alter sichtbar, da der Vagusnerv daran maßgeblich beteiligt ist.

Die parasympathische Funktion kann durch Ausdauertraining und Gewichtsverlust positiv beeinflusst werden, und genau diese Maßnahmen erniedrigen auch die sympathische Aktivität. Einmal mehr: Körperlich aktiv sein ist günstig.

Literatur

Bruchfeld A, Goldstein RS, Chavan S, Patel NB, Rosas-Ballina M, Kohn N, Qureshi AR, Tracey KJ (2010) Whole blood cytokine attenuation by cholinergic agonists ex vivo and relationship to vagus nerve activity in rheumatoid arthritis. J Intern Med 268: 94–101

Gisslinger H, Svoboda T, Clodi M, Gilly B, Ludwig H, Havelec L, Luger A (1993) Interferon-alpha stimulates the hypothalamic-pituitary-adrenal axis in vivo and in vitro. Neuroendocrinology 57: 489–95

Mastorakos G, Chrousos GP, Weber JS (1993) Recombinant interleukin-6 activates the hypothalamic-pituitary-adrenal axis in humans. J Clin Endocrinol Metab 77: 1690–4

Sloan RP, McCreath H, Tracey KJ, Sidney S, Liu K, Seeman T (2007) RR interval variability is inversely related to inflammatory markers: the CARDIA study. Mol Med 13: 178–84

Spath-Schwalbe E, Porzsolt F, Digel W, Born J, Kloss B, Fehm HL (1989) Elevated plasma cortisol levels during interferon-gamma treatment. Immunopharmacology 17: 141–5

Straub RH (2012) Evolutionary medicine and chronic inflammatory state – known and new concepts in pathophysiology. J Mol Med 90: 523–34

Straub RH, Cutolo M, Zietz B, Schölmerich J (2001) The process of aging changes the interplay of the immune, endocrine and nervous systems. Mech Ageing Dev 122: 1591–611

Straub RH, Ehrenstein B, Gunther F, Rauch L, Trendafilova N, Boschiero D, Grifka J, Fleck M (2017) Increased extracellular water measured by bioimpedance and by increased serum levels of atrial natriuretic peptide in RA patients-signs of volume overload. Clin Rheumatol 36: 1041–1051

Thayer JF, Yamamoto SS, Brosschot JF (2010) The relationship of autonomic imbalance, heart rate variability and cardiovascular disease risk factors. Int J Cardiol 141: 122–31

Gesteigerte Blutgerinnung – Thrombosen/Embolien

© Springer-Verlag GmbH Deutschland 2018
R. H. Straub, *Altern, Müdigkeit und Entzündungen verstehen*,
https://doi.org/10.1007/978-3-662-55787-7_18

18.1 Gerinnung erklärt: Neunaugen, Seescheiden, Fugu und Menschen

Das Thema wird hier besprochen, weil die Blutgerinnung im Kontext der Evolutionsmedizin, aber auch bei Herzinfarkt, Schlaganfall, Lungenembolie und Entzündung ein wichtiger Faktor ist. Außerdem besteht eine unmittelbare Beziehung zwischen Blutgerinnung und Energiehaushalt.

Blutgerinnung wurde lebenswichtig, als die ersten röhrenförmigen Gefäßsysteme zum Transport von Sauerstoff- und Energieträgern auf der Bühne der Evolution erschienen. In einem sehr ansprechenden Buch beschreibt Russell Doolittle, ein Biochemiker der Universität von San Diego, die Evolution der Blutgerinnung über 500 Millionen Jahre (es ist ein biochemisches Fachbuch, obwohl er ein Buch für die Allgemeinheit schreiben wollte).

Es wird dort klar gemacht, dass unsere sehr fernen Vorfahren wie die kieferlosen Neunaugen (engl. „lamprey"; *Petromyzontiformes*), aber auch die sesshaften Seescheiden (engl. „sea squirt"; *Ascidiacea*) bereits wichtige Blutgerinnungsfaktoren in ihrem Gefäßsystem aufweisen, die mit den entsprechenden Blutgerinnungsfaktoren des Menschen eine große Übereinstimmung haben. Als die kiefertragenden Knochenfische wie der Kugelfisch (engl. „puffer fish"; *Tetraodontidae*) – zum Beispiel der Japanische Speisefisch mit Namen Fugu – vor 450 Millionen Jahren die Bühne betraten, waren fast schon alle uns heute bekannten Gerinnungsfaktoren bei diesen Tieren entwickelt. Wir dichten unsere Gefäße mit denselben Faktoren ab wie die giftigen Kugelfische.

Die Gefäßabdichtung bei Gefäßverletzungen ist eine vorrangige Aufgabe, da Leben mit blutfördernden Röhrensystemen ohne diese Blutgerinnungsfunktion nicht denkbar ist. ■ Abb. 18.1 zeigt schematisch die Mechanismen der Blutgerinnung. Verletzung und Blutung sind akute Ereignisse, welche eine Sofortantwort der Blutgerinnung nötig machen. Nun kann man sich fragen, unter welchen Umständen Verletzungen vorkommen, und man wird bald auf Kampf- und/oder Fluchtsituationen stoßen.

Unter natürlichen Lebensbedingungen – die Pygmäen in Kamerun oder die Hadza in Tansania – ist die Gefäßverletzung im Kampf eine wichtige Größe. Die häufigste Todesursache bei kriegerischen Kampfhandlungen heutiger Tage sind Schuss- oder Explosionsverletzungen mit großen Blutungen. Wenn Kampf- und/oder Fluchtreaktionen unmittelbar mit Gefäßverletzungen oder Blutgerinnung in Verbindung stehen, verwundert es nun kaum, dass das sympathische Nervensystem eine ganz wichtige Rolle in der Blutgerinnung spielt.

Dabei kann das sympathische Nervensystem über die beiden Hormone Adrenalin und Noradrenalin die Blutgerinnung befördern, aber auch hemmen. Man muss wissen, dass die Blutgerinnung ein sehr komplexes System aus gerinnungsfördernden und gerinnungshemmenden Faktoren bildet. Entscheidend ist die Balance zwischen beiden Seiten, und diese Balance muss an einer Stelle mit Gefäßverletzung in Richtung Blutgerinnung verschoben sein (■ Abb. 18.1). Ansonsten muss das System in der Balance gehalten werden, sonst würde es eine Gerinnung innerhalb der Gefäße geben (■ Abb. 18.1). Es gibt tatsächlich Krankheitszustände, wo dies im Gefäß passiert, aber diese Situation ist oft fatal.

So kann das Adrenalin besonders dann zu einer Aktivierung der gerinnungsfördernden Seite führen, wenn Bestandteile der Gefäßwände oder des umliegenden Gewebes zutage treten, die normalerweise ohne Verletzung überhaupt nicht vorhanden wären (■ Abb. 18.1). Unter diesen Umständen aktiviert Adrenalin die Blutplättchen, sodass sie sich besser zusammenlagern können. Wenn also die Gefäßinnenwand beschädigt ist, dann sind

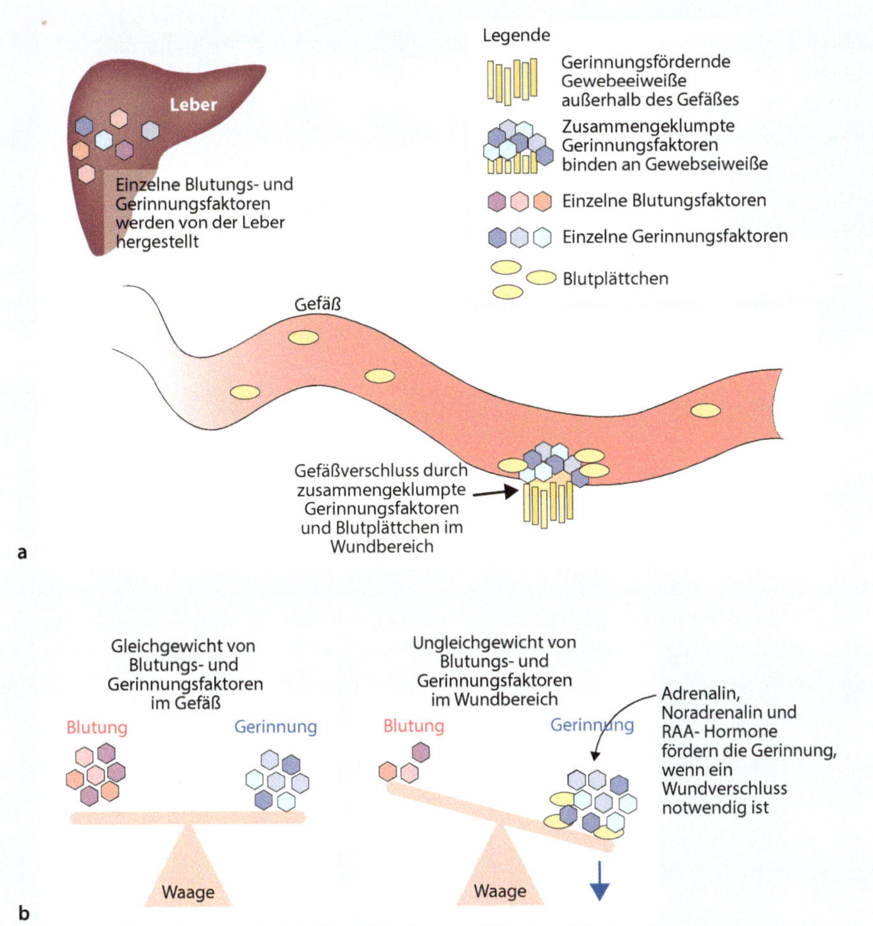

Blutgerinnung im menschlichen Körper. Es gibt Gerinnungs- und Blutungsfaktoren, die in der Leber produziert werden (a) und die im Gefäßsystem im strömenden Blut im Gleichgewicht sein müssen (b, links). Die Blutungsfaktoren sind Gegenspieler der Gerinnungsfaktoren, die vor allen Dingen im gesunden und unverletzten Gefäßsystem wichtig sind (b, links), um die Gerinnung zu verhindern. Es kommt immer wieder zu kleinen Mikroverletzungen der Gefäßwand, und genau dort sind die Blutungsfaktoren wichtig, sodass es nicht jedes Mal zu einer überschießenden Gerinnung im Gefäßsystem kommt. Bei Auftreten einer Gefäßwunde kommen Gerinnungsfaktoren und Blutplättchen mit gerinnungsfördernden Gewebeeiweißen in direkten Kontakt (a). Dieser Kontakt löst eine Kettenreaktion aus, die zum Gerinnungspfropf führt und das Gefäß abdichtet (a und b, rechts). Dabei sind die Gerinnungsfaktoren gegenüber den Blutungsfaktoren im Übergewicht (b).

Abkürzung:
RAA = Blutdruckhormone Renin, Angiotensin, Aldosteron

■ **Abb. 18.1**   Blutgerinnung im menschlichen Körper

die Hormone des sympathischen Nervensystems starke Förderer der Blutgerinnung am Ort der Schädigung.

In einer realen „Kampfsituation", zum Beispiel während und nach einem Marathonlauf und bis zu 21 Stunden danach werden sowohl gerinnungsfördernde als auch gerinnungshemmende Faktoren vermehrt gebildet. Des Weiteren werden unter solchen Umständen

Blutplättchen aktiviert, die für die sofortige Abdichtung benötigt werden. Liegt bei einem solchen Marathonläufer kein Schaden der Gefäßinnenwand vor, so kommt es nicht zur Blutgerinnung.

In ◘ Abb. 18.1 wurde gezeigt, dass es nur zur Gerinnung kommt, wenn die im Gefäß vorhandenen Gerinnungsfaktoren mit gerinnungsfördernden Gewebeeiweißen in direkten Kontakt kommen. Das kommt beispielsweise bei einer Wunde vor. Sollte also ein Gefäßschaden oder eine Gefäßverletzung vorhanden sein, dann fördert das sympathische Nervensystem mit dem Adrenalin die Blutgerinnung vor Ort.

Ein weiteres wichtiges Hormonsystem, dass die Blutgerinnung fördert, sind die blutdruckstabilisierenden RAA-Hormone, die wir im Kontext der Energiefreisetzung und bei der Blutdrucksteigerung (▶ Kap. 17 „Sympathikus feuert und macht Bluthochdruck") kennengelernt haben. Diese RAA-Hormone werden durch das sympathische Nervensystem aktiviert. Da eine Gefäßverletzung mit Blutverlust neben der Blutgerinnung auch eine Blutdruckstabilisierung und Gewebereparatur erfordert, verwundert es nun nicht mehr, dass diese Zusammenhänge von sympathischem Nervensystem, RAA-Hormonen, Blutgerinnung und Energiebereitstellung existieren.

Unter günstigen Umständen findet Blutgerinnung nur dort statt, wo es nötig ist – nämlich im Gefäßwundbereich (◘ Abb. 18.1). Liegen aber bereits kleinere Schäden an der Gefäßinnenwand vor und treten die normalerweise verborgenen Bestandteile der Gefäßwände oder des umliegenden Gewebes zutage, besteht die Gefahr der lokalen Bildung eines Blutgerinnsels und der Ablösung der Blutgerinnsel von der Gefäßwand, was als Embolie in Erscheinung treten kann.

18.2 Gerinnung und Entzündung

Eine andere Situation mit Veränderung der Gefäßdichtigkeit ist die Entzündung, weil bei Entzündung die Wände ganz kleiner Gefäße ganz generell durchlässiger werden. Diese gesteigerte Durchlässigkeit hat den Vorteil, dass im Gefäß dahinströmende Immunzellen leichter durch die Wand hindurchtreten können. Wenn ein erregerbedingter Entzündungsprozess in der Nähe eines Gefäßes stattfindet, ist die erleichterte Passage von Immunzellen wertvoll. Allerdings kann damit auch die Gefahr einer Blutung vergrößert werden. So wundert man sich nicht, dass Entzündungsfaktoren wie die bereits genannten Zytokine (Interleukin-6 oder TNF) die Gerinnungsaktivität des Blutes steigern können.

Auch sind die Blutgerinnungsfaktoren an der Beseitigung von Infektionserregern im Wundgebiet direkt beteiligt. Blutgerinnungsfaktoren aktivieren Immunzellen und andersherum, sodass Infektionserreger schneller eliminiert werden können. Der Gerinnungspfropf dient darüber hinaus der Abschottung der Erreger innerhalb des Pfropfs. Gerinnungsfaktoren stimulieren andere Zellen zur Produktion körpereigener Antibiotika. Mäuse, die einen Gerinnungsfaktor nicht produzieren können, sind anfälliger für Infektionen mit Bakterien. Mäuse, die mehr Blutgerinnung machen, weil sie einen Blutungsfaktor entbehren, sind besser gegen bakterielle Infektionen geschützt. Blutgerinnungsfaktoren sind an der Ausbildung neuer Gefäße im Entzündungsgebiet oder Wundgebiet beteiligt, sodass weitere Immunzellen angelockt werden können. Es besteht also ein klarer Zusammenhang zwischen Blutgerinnung und Infektabwehr.

Die wichtige Verbindung zum Energiehaushalt ist in der Infobox „Erklärung" dargestellt.

> **Erklärung: Blutgerinnung und Energieausgabe**
> Blutungen können mit großem Verlust von zellulären Bestandteilen des Blutes,
> besonders der roten Blutkörperchen, einhergehen. Die Herstellung roter Blutkörperchen
> und anderer verlorengegangener Faktoren ist ein kostspieliges Geschäft. Man kann dies
> besonders dann sehen, wenn man vererbbare Krankheiten des Blutbildungssystems
> betrachtet. Kinder mit einer sogenannten Sichelzellanämie, bei der die roten
> Blutkörperchen nicht korrekt hergestellt werden, haben einen hohen Umsatz von roten
> Blutkörperchen. Der Körper vernichtet ständig die krankhaften roten Blutkörperchen
> und produziert immerfort neue, aber krankhafte, um die Mangelsituation auszugleichen.
> Diese Situation entsteht auch nach Blutverlust durch Verletzung oder Verwundung.
> Ein Mensch mit Sichelzellanämie hat am Tag eine um circa 16% erhöhte
> Energieausgabe – übrigens eine komplett unerwünschte Energieausgabe. Das entspricht
> bei einem Tagesbedarf von 10.000 kJ (2.388 kcal) etwa 1.600 kJ (382 kcal) mehr an
> Energieausgabe pro Tag. Wenn man dies in körperliche Aktivität umsetzt, so könnte man
> damit eine Stunde das Tanzbein schwingen oder 35 Minuten Fahrradfahren.
> Es verwundert also nicht, wenn bei Blutungen das Energiefreisetzungssystem aus
> sympathischem Nervensystem, der Cortisol-Stressachse und anderen in Gang
> gebracht wird.

18.3 Gesteigerte Gerinnung bei chronischer Entzündung

Wenn wir nun mit diesem Vorwissen chronisch entzündliche Krankheiten betrachten, bei denen das sympathische Nervensystem und die RAA-Hormone erhöht aktiv sind, und bei denen die Entzündungsfaktoren wie Interleukin-6 oder TNF erhöht sind, dann wundert es uns überhaupt nicht, wenn bei diesen Patienten auch die Gerinnung stärker aktiviert ist. Noch einmal: Die Mechanismen, die bei chronischen Entzündungskrankheiten zur Anwendung kommen, wurden während der Evolutionsgeschichte im Kontext akuter Infektionen bewahrt (positiv selektioniert).

So konnte bereits in den 1940er-Jahren festgestellt werden, dass Patienten mit rheumatoider Arthritis eine veränderte Blutgerinnung zeigten. Dieser Befund wurde mehrfach bei dieser Krankheit, aber auch bei anderen chronisch entzündlichen Krankheiten bestätigt. Dabei ist das Gerinnungssystem, aber auch das Anti-Gerinnungssystem höher aktiv. Die Balance zwischen gerinnungsfördernden und gerinnungshemmenden Faktoren ist also erhalten, aber alles ist auf einem höheren Niveau aktiv.

Wenn dann zusätzliche Faktoren wie Gefäßwandschäden auftreten, die die normalerweise nicht vorhandenen Strukturen zutage treten lassen, dann besteht die Gefahr der lokalen Bildung eines Blutgerinnsels. Innerhalb des Entzündungsgebiets im Gelenk liegen diese zusätzlichen Faktoren oft offen zutage. Dort herrscht auch eine höhere Gerinnbarkeit, wie man sie erwarten würde, sofern dort Infektionserreger eingedrungen wären und eliminiert und in einem Pfropf abgeschottet werden müssten.

In einer kürzlich veröffentlichten Studie bei Patienten mit rheumatoider Arthritis konnten die Autoren zeigen, dass Interleukin-6 mit einer blutgerinnungsfördernden Situation verknüpft ist. Die Autoren therapierten die Patienten mit einem Hemmer des

Interleukin-6 und konnten danach beobachten, dass die gerinnungsfördernden Faktoren abnahmen. Ganz ähnliche Befunde konnten bei diesen Patienten nach Hemmung des TNF beobachtet werden. Diese Studien zeigen sehr eindrucksvoll die veränderte Gerinnungssituation bei diesen Patienten.

Wenn wir also von einer gesteigerten Blutgerinnung ausgehen, dann ist es auch nicht überraschend, dass die Gefahr eines Herzinfarktes, eines Schlaganfalls oder einer Embolie erhöht ist. Auch diese Faktoren tragen neben den oben genannten Punkten zu einer erhöhten vorzeitigen Sterblichkeit bei. Sind uns diese Punkte bekannt, so werden wir in Zukunft Therapiestudien durchführen müssen, um diese Situation bei Patienten mit chronischen Entzündungskrankheiten zu verbessern.

18.4 Gerinnungsbeschleunigung im Alter

Im Laufe des Alterungsprozesses erhöht sich zunehmend das Risiko für Herzinfarkte, Schlaganfälle, Embolien und Thrombosen – also Krankheiten mit gesteigerter Blutgerinnung –, und daher könnten ähnliche Prozesse wie bei chronischen Entzündungskrankheiten eine Rolle spielen. Es wurde bereits berichtet, dass die Aktivität des sympathischen Nervensystems ansteigt und dass die Entzündungssituation leicht zunimmt. Auch werden wir mehr von stressvollen Lebensumständen heimgesucht (▶ Buchteil II „Energieausgaben im Rampenlicht"), die ihrerseits das sympathische Nervensystem aktivieren und Entzündung fördern. Beide Faktoren könnten eine Steigerung der Blutgerinnung bedeuten. Im Detail wurde tatsächlich gezeigt, dass mehrere gerinnungsfördernde Faktoren im Laufe des Alterns ansteigen. Dabei spielt das sympathische Nervensystem eine förderliche Rolle.

Einige Studien weisen auch darauf hin, dass Fettzellen des Bauchfettgewebes wichtige gerinnungsfördernde Faktoren herstellen können. So wäre eine Zunahme des Bauchfettgewebes, was in diesem Buch schon diskutiert wurde, ein weiterer wichtiger Faktor, der die Blutgerinnung im Alter stimuliert.

Des Weiteren ändert sich während des Alterns die Beschaffenheit der Gefäßwände, sodass es zunehmend zu einer veränderten Funktion der Gefäßinnenwand und zu einer ansteigenden Gefäßdicke und -steifigkeit kommt. Beide Faktoren können den Gerinnungsprozess gerade im Bereich einer vorgeschädigten Wand befördern. Darüber hinaus beobachtet man im Laufe des Alterns eine zunehmende Gefäßengstellung, die zu höherem Blutdruck und höheren Scherkräften führt. Dabei spielt das sympathische Nervensystem erneut eine wichtige Rolle.

Es konnte gezeigt werden, dass körperliche Aktivität (aerobes Ausdauertraining und Widerstandstraining) diese Probleme vermindert. Bei moderatem Training werden gerinnungsfördernde Faktoren gesenkt und gefäßbedingte Probleme reduziert. Es würde sich also erneut als nützlich erweisen, wenn unerwünschte Energieausgaben gesenkt und erwünschte Energiereserven für die körperliche Aktivität zur Verfügung gestellt werden könnten.

Literatur

Dimitroulas T, Douglas KM, Panoulas VF, Toms T, Smith JP, Treharne GJ, Nightingale P, Hodson J, Kitas GD (2013) Derangement of hemostasis in rheumatoid arthritis: association with demographic, inflammatory and metabolic factors. Clin Rheumatol 32: 1357–64

Doolittle RF (2012) Stanching the flow: The evolution of vertebrate blood clotting. University Science Books, Mill Valley, California

Fiusa MM, Carvalho-Filho MA, Annichino-Bizzacchi JM, De Paula EV (2015) Causes and consequences of coagulation activation in sepsis: an evolutionary medicine perspective. BMC Med 13: 105–0327

Gualtierotti R, Ingegnoli F, Griffini S, Grovetti E, Meroni PL, Cugno M (2016) Prothrombotic biomarkers in patients with rheumatoid arthritis: the beneficial effect of IL-6 receptor blockade. Clin Exp Rheumatol 34: 451–8

Ingegnoli F, Fantini F, Griffini S, Soldi A, Meroni PL, Cugno M (2010) Anti-tumor necrosis factor alpha therapy normalizes fibrinolysis impairment in patients with active rheumatoid arthritis. Clin Exp Rheumatol 28: 254–7

Lucchesi O, Lucchesi M, Bailonie S (1946) Weltmann coagulation reaction in rheumatoid arthritis. Ann Rheum Dis 5: 78–82.: 78–82

Otowa K, Takamura M, Murai H, Maruyama M, Nakano M, Ikeda T, Kobayashi D, Ootsuji H, Okajima M, Furushou H, Yuasa T, Takata S, Kaneko S (2008) Altered interaction between plasminogen activator inhibitor type 1 activity and sympathetic nerve activity with aging. Circ J 72: 458–62

Seals DR, Desouza CA, Donato AJ, Tanaka H (2008) Habitual exercise and arterial aging. J Appl Physiol (1985) 105: 1323–32

Straub RH (2015) The origin of chronic inflammatory systemic diseases and their sequelae. Academic Press, San Diego

van den Oever IA, Sattar N, Nurmohamed MT (2014) Thromboembolic and cardiovascular risk in rheumatoid arthritis: role of the haemostatic system. Ann Rheum Dis 73: 954–7

van der Poll T, Herwald H (2014) The coagulation system and its function in early immune defense. Thromb Haemost 112: 640–8

von Kanel R, Kudielka BM, Abd-el-Razik A, Gander ML, Frey K, Fischer JE (2004) Relationship between overnight neuroendocrine activity and morning haemostasis in working men. Clin Sci (Lond) 107: 89–95

Yamamoto K, Takeshita K, Saito H (2014) Plasminogen activator inhibitor-1 in aging. Semin Thromb Hemost 40: 652–9

Stress verschlechtert Entzündung, und Entzündung verändert Stressbelastbarkeit

© Springer-Verlag GmbH Deutschland 2018
R. H. Straub, *Altern, Müdigkeit und Entzündungen verstehen*,
https://doi.org/10.1007/978-3-662-55787-7_19

Es gibt akuten und chronischen Stress. Chronischen Stress empfindet man bei der Pflege von Familienmitgliedern (*Caregiver-Stress*), demenziellen Erkrankungen wie Parkinson, kindlichem Unglück (Beispiel: schwere Krankheit und Tod eines Elternteils), schweren stressvollen Lebensereignissen im Erwachsenenalter (Beispiel: Kriegserlebnisse oder Naturgewalt), chronischen Krankheiten wie Herzschwäche, bei Einsamkeit besonders im Alter, bei Auseinandersetzungen am Arbeitsplatz und vielem anderem. Chronischer Stress geht mit einer erhöhten Energieausgabe in der Größenordnung von 10–35% über das Kontrollniveau der ungestressten Personen einher.

Es wurde schon berichtet, dass Stress auch mit einer Aktivierung des Immunsystems verknüpft ist, und als Beispiel dazu wurde der *Caregiver-Stress* bei der Pflege eines Familienangehörigen genannt (Abb. 4.2). Das Interleukin-6 im Serum war beim *Caregiver* erhöht. Ein weiterer wichtiger Punkt war das unheilvolle Zusammenkommen von Stress und einer Entzündungskrankheit, was die Probleme verschärfen kann. Im nachfolgenden Text soll dieser Zusammenhang nun bei chronischen Entzündungskrankheiten detailliert besprochen werden.

19.1 Stress und Faktor X stellen einen Doppeltreffer dar

Bei Patienten mit chronischen Entzündungskrankheiten wie der rheumatoiden Arthritis hat Stress eine entzündungsfördernde Komponente. Wir können sogar so weit gehen und sagen, dass Stress die Krankheitsschübe, die bei diesen Krankheiten immer wieder auftreten, fördert. In einzelnen Fällen – zum Beispiel bei der kindlichen Form der Arthritis – konnte in Studien ein direkter Zusammenhang zwischen Stress im Kindesalter und späterem Auftreten der Krankheit gefunden werden. Stress führt bei diesen Krankheiten zu messbar höheren Blutwerten der Zytokine (Immunbotenstoffe) wie Interleukin-1, Interleukin-6, TNF und andere. Doch fragt man sich, wie das praktisch vonstatten geht.

In den letzten 10–15 Jahren gelang es, wichtige genetische Faktoren zu finden, die für das Auftreten von chronisch entzündlichen Krankheiten eine wichtige Rolle spielen. Dazu gehört auch Faktor X, der für das Abschalten einer entzündlichen Zellreaktion notwendig ist. Wenn zum Beispiel eine Immunzelle durch Bakterien stimuliert wird, dann wird Faktor X (s. Glossar im Anhang) auch stimuliert, um die entzündliche Reaktion abzubremsen. Denn neben den proentzündlichen Faktoren muss es zur Aufrechterhaltung der Balance immer antientzündliche Faktoren geben, und Faktor X ist ein solches antientzündliches Protein in der Zelle.

Wenn Faktor X beim Menschen total ausfällt, dann gibt es eine chronische Entzündungskrankheit mit Arthritis, Augenentzündung, kleinen Geschwüren in der Mundhöhle und im Genitalbereich etc. Das zeigt uns, dass Faktor X die Entzündung generell unterdrückt und daher sehr wichtig ist.

Bei einigen chronischen Entzündungskrankheiten ist eine Genveränderung im Faktor X mit einer geringeren Funktion verbunden. Da Faktor X antientzündlich wirkt, bedeutet eine geringere Funktion „stärkere Entzündung". So kann bei manchen Patienten mit rheumatoider Arthritis aber auch bei Schuppenflechte, multipler Sklerose, Diabetes mellitus im jungen Erwachsenenalter (genannt Typ 1 Diabetes mellitus) und bei anderen chronischen Entzündungskrankheiten ein gestörter Faktor X ein genetisches Merkmal sein. Wenn Faktor X nicht richtig funktioniert, erhöht sich die Wahrscheinlichkeit des Auftretens einer chronischen Entzündungskrankheit.

Gleichzeitig weiß man, dass psychologischer Stress den Entzündungspfad stimulieren kann, der durch Faktor X gehemmt wird. Zum Beispiel kann dies durch eine stressbedingte Undichtigkeit der Darmwand geschehen, sodass mehr Bakterien aus dem Darm in die Blutbahn und in die Lymphknoten im Bauchraum eindringen können. Bei psychologischem Stress wurde ein vermehrter Übertritt von Bakterien in den Bauchraum beobachtet. Diese Bakterien aktivieren den Faktor-X-Pfad. Liegen also nun eine gestörte Funktion von Faktor X und gleichzeitig psychologischer Stress vor, so verstärkt sich die Entzündung. ◘ Abb. 19.1 fasst diesen Sachverhalt nochmals zusammen.

◘ **Abb. 19.1**   Bedeutung des Faktor X bei Stress und Entzündung

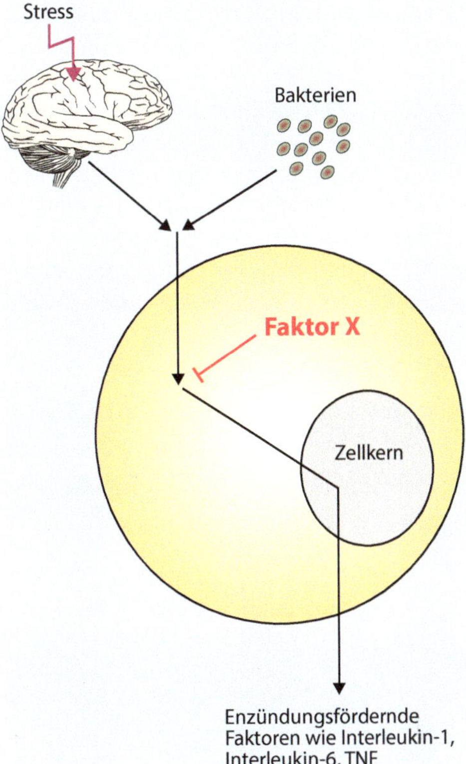

Bedeutung von Faktor X bei Stress und Entzündung. Bakterien stimulieren einen wichtigen zellulären Entzündungspfad, der zur Produktion von Immunbotenstoffen wie Interleukin-1, Interleukin-6 und TNF beiträgt. Derselbe Pfad kann auch durch psychologischen Stress stimuliert werden und führt ebenfalls zur Erhöhung der Immunbotenstoffe. Faktor X hemmt diesen Entzündungspfad, wenn er richtig funktioniert. Liegt eine genetische Veränderung von Faktor X vor, wie es bei einigen chronischen Entzündungskrankheiten sein kann, dann wird der Entzündungspfad nicht mehr richtig gehemmt. Es entstehen zu viele Immunbotenstoffe. Kommen also eine chronische Entzündungskrankheit, ein gestörter Faktor X und psychologischer Stress zusammen, dann liegt eine verstärkte Entzündungssituation vor. Man nennt das auch einen „Doppeltreffer."

Dieses Zusammenkommen von zwei eigentlich getrennten Bedingungen, Stress plus Faktor X-Störung, wurde auch „Doppeltreffer-Theorie" (engl. *„double hit"*) der stressbedingten Entzündungssteigerung genannt. Es gibt weitere gute Hinweise für Doppeltreffer, wenn chronische Entzündungskrankheiten und Stress zusammentreffen.

So wissen wir sehr gut, dass chronische Entzündung eine relative Steigerung der Aktivität des sympathischen Nervensystems bedeutet (▶ Kap. 17 „Sympathikus feuert und macht Bluthochdruck"), wobei die Cortisol-Stressachse weitgehend normal funktioniert. Da beide Stressachsen zusammenarbeiten – wir nannten es weiter oben Kooperation der Stressachsen – und beide normalerweise das Immunsystem hemmen, ist die Störung dieser beidseitigen Zusammenarbeit ein proentzündlicher Faktor.

Wenn nun durch Stress die Stressachsen aktiviert werden, die Zusammenarbeit aber gestört ist, dann können daraus proentzündliche Reaktionen resultieren. Andersherum kann auch chronischer psychologischer Stress die Stressachsenzusammenarbeit stören, was einige Funktionen innerhalb des Körpers irritieren kann (z. B. gemeinsame Blutdruckregulation, gemeinsame Blutzuckerregulation, gemeinsame Regulation der Bronchienweite in der Lunge). ◘ Abb. 19.2 fasst die Doppeltreffer zusammen.

Nach diesen Erläuterungen wird nun klar, dass psychologischer Stress die Entzündung verschärfen und dass Entzündung aber auch umgekehrt die Hirnleistung beinträchtigen kann, was dann stressvoll erlebt wird.

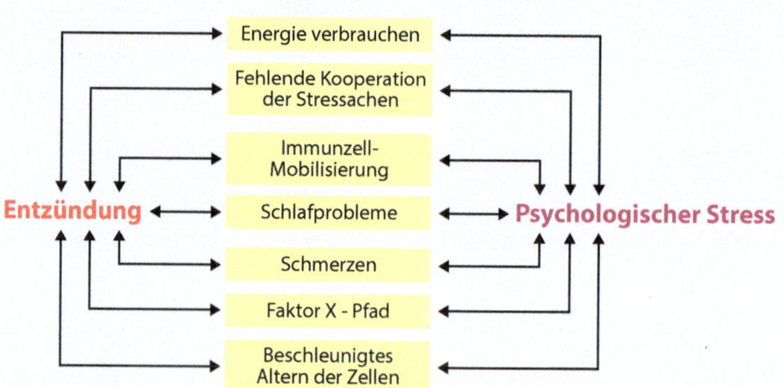

Doppeltreffer der gegenseitigen Verstärkung von Entzündung und psychologischem Stress.

- Entzündung kann Energie verbrauchen und sie so dem Gehirn während des Stresses entziehen, was die Hirnleistung reduziert (Gefahr der chronischen Müdigkeit und der Depression, Kap. 9). Umgekehrt kann Stress Energie verzehren und eine normale Immunreaktion stören.
- Eine fehlende Kooperation der Stressachsen wurde im Text besprochen.
- Entzündung kann Immunzellen mobilisieren, und aktivierte Immunzellen können die Funktion des Gehirns und der Hormondrüsen stören. Psychologischer Stress kann aber ebenfalls Immunzellen mobilisieren, was die Entzündung verstärken kann.
- Entzündung und psychologischer Stress können Schlafprobleme verursachen und so den Energieengpass verschärfen. Außerdem führen Schlafprobleme wieder zur Entzündung und zu psychologischem Stress.
- Entzündung stimuliert Schmerzen und psychologischer Stress verschärft Schmerzen. Schmerz seinerseits erhöht die Entzündung und verursacht Stress.
- Der Faktor-X-Pfad wurde ausführlich im Text und Abb. 19.1 besprochen.
- Entzündung und Stress verursachen ein vorzeitiges Altern von verschiedenen Zellen. Das vorzeitige Altern seinerseits kann mit Störungen von Immunzellen und Gehirn einhergehen.

◘ **Abb. 19.2**   Doppeltreffer der gegenseitigen Verstärkung von Entzündung und psychologischem Stress

19.2   Antistresstherapien

Die letzten 10 Jahre brachten neue Therapien aus dem Gebiet der Psychologie in die Therapie von chronischen Entzündungskrankheiten. Dazu gehören

- kognitive Verhaltenstherapie (engl. „*cognitive-behavioral therapy*"),
- Achtsamkeit (engl. „*mindfullness*") und
- Selfmanagement (engl. „*self-management*").

Bei allen geht es darum, sich und seine Umwelt letztendlich besser verstehen zu lernen und dann angemessener reagieren zu können. Wenn stressvolle Lebensumstände eine chronische Entzündungskrankheit aktivieren können, dann ist es sicherlich sehr gut, wenn man die stressauslösenden Ereignisse frühzeitig erkennt, um sich dann besser auf sie einstellen oder sie sogar vermeiden zu können.

Der Autor ist kein Experte auf diesem Gebiet der Psychologie, aber er erkennt, dass hier die Schulmedizin von den Psychologen einiges lernen kann. Die amerikanischen Universitäten und Kliniken sind uns diesbezüglich 10–15 Jahre voraus. In Europa haben vor allen Dingen die Niederländer früh mit solchen psychologischen Ansätzen begonnen. Bezüglich dieser Therapien gibt es die ersten Erfolge bei chronischen Entzündungskrankheiten. Die Zahl der diesbezüglichen Studien hat deutlich zugenommen.

19.3   Stress beim alten Menschen

Bei gesunden Menschen sind stressvolle Ereignisse oft mit einer Erhöhung der Immunbotenstoffe im Blut verknüpft. Typischerweise werden da immer wieder Interleukin-1 und Interleukin-6 genannt. Dieser Sachverhalt ist bei Normalpersonen noch besser untersucht worden als bei Patienten mit chronischen Entzündungskrankheiten. Im Prinzip sind daher die in ◘ Abb. 19.2 genannten Punkte auch alle für Normalpersonen und für normales Altern zutreffend. Es soll hier noch einmal ein Punkt aus ◘ Abb. 19.2, nämlich die Zellwanderung, etwas genauer besprochen werden.

Firdaus Dhabhar, ein Kollege aus der Stanford University, sagte einmal, dass man sich Wanderung von Immunzellen so vorzustellen hat: „Umverteilung der Immunzellen, die aus den Kasernen kommen, auf die großen Heerstraßen geraten und schließlich auf den Schlachtfeldern für das Gute kämpfen."

Eine solche Mobilisierung oder Umverteilung ist zweifelsohne nachgewiesen worden. Dazu gibt es ein schönes Experiment mit Personen, die zum ersten Mal in ihrem Leben mit dem Fallschirm abspringen. Es wurde von Manfred Schedlowski, der heute an der Universität Duisburg-Essen lehrt, bereits Anfang der 1990er-Jahre durchgeführt.

Es zeigte sich, dass besondere Typen von Abwehrzellen freigesetzt werden, die mit der akuten Bekämpfung von infektiösen Eindringlingen in Verbindung gebracht werden. Die stressbedingte Immunzellwanderung wird demnach als Vorbereitungsreaktion auf Verwundung und Infektionsgefahr gesehen. Denn Wanderung von Immunzellen bedeutet auch bessere Überwachung des Körpers, da die mobilisierten Immunzellen in viele Gewebe eindringen können. Und wenn mehr Immunzellen unterwegs sind, in verschiedene Gewebe eindringen, infektiöse Erreger erkennen und Immunbotenstoffe daraufhin freisetzten (man denke zum Beispiel an die Darmwand und dort eingedrungene Bakterien), dann kann die erhöhte Entzündungslage erklärt werden, weil die Auseinandersetzung der Immunzellen mit zum Beispiel Bakterien eine Entzündung auslöst.

Insofern trifft eben auch zu, dass viele akute Formen von Stress im Alter mit einer Zunahme der Entzündung einhergehen können. Dazu wurde das Beispiel einer Umsiedelung eines alten Menschen aus der häuslichen Umgebung in ein Altersheim genannt. Dort stieg der Blutwert des Interleukin-6 von den üblichen 2,5 pg/ml auf 3,5 pg/ml an (◘ Abb. 4.2). Auch wenn viele Studien insbesondere Effekte von akutem Stress auf die Entzündungssteigerung untersuchten, so ist aber auch klar, dass chronischer Stress entzündungsfördernd ist. Hier sei nochmals der *Caregiver-Stress* bei der familiären Pflege eines Demenzkranken genannt. Die *Caregiver* erleiden chronischen Stress und eine höhere Entzündung, und somit wird das Risiko für eine Herz-Kreislauf-Erkrankung deutlich gesteigert. Da beim alten Menschen diese verschiedenen Gründe aus ◘ Abb. 19.2 häufig zusammen vorkommen, liegen wahrscheinlich gegenseitige Verstärkungseffekte vor.

Nun zeigen die Pfeile in ◘ Abb. 19.2 vom Stress zur Entzündung, aber auch umgekehrt, da Entzündung auch Einfluss auf die Stressverarbeitung nimmt. Grundsätzlich gilt, dass Entzündung die Stressverarbeitung verschlechtert oder gar selbst als Stress empfunden wird. Außerdem kann Entzündung die Hirnfunktion so beeinflussen, dass das Auftreten von Depressionen und Demenz beschleunigt oder schon vorhandene Hirnkrankheiten verstärkt werden. Diese Zusammenhänge sind gut untersucht.

Literatur

Bierhaus A, Wolf J, Andrassy M, Rohleder N, Humpert PM, Petrov D, Ferstl R, von EM, Wendt T, Rudofsky G, Joswig M, Morcos M, Schwaninger M, McEwen B, Kirschbaum C, Nawroth PP (2003) A mechanism converting psychosocial stress into mononuclear cell activation. Proc Natl Acad Sci U S A 100: 1920–5

Ghadban T, Schmidt-Yang M, Uzunoglu FG, Perez DR, El Gammal AT, Miro JT, Wellner U, Pantel K, Izbicki JR, Vashist YK (2015) Evaluation of the germline single nucleotide polymorphism rs583522 in the TNFAIP3 gene as a prognostic marker in esophageal cancer. Cancer Genet 208: 595–601

Hassett AL, Epel E, Clauw DJ, Harris RE, Harte SE, Kairys A, Buyske S, Williams DA (2012) Pain is associated with short leukocyte telomere length in women with fibromyalgia. J Pain 13: 959–69

Herrmann M, Schölmerich J, Straub RH (2000) Stress and rheumatic diseases. Rheum Dis Clin North Am 26: 737–63

Kraaimaat FW, Brons MR, Geenen R, Bijlsma JW (1995) The effect of cognitive behavior therapy in patients with rheumatoid arthritis. Behav Res Ther 33: 487–95

O'Donovan A, Tomiyama AJ, Lin J, Puterman E, Adler NE, Kemeny M, Wolkowitz OM, Blackburn EH, Epel ES (2012) Stress appraisals and cellular aging: a key role for anticipatory threat in the relationship between psychological stress and telomere length. Brain Behav Immun 26: 573–9

Savolainen K, Eriksson JG, Kajantie E, Lahti M, Raikkonen K (2014) The history of sleep apnea is associated with shorter leukocyte telomere length: the Helsinki Birth Cohort Study. Sleep Med 15: 209–12

Schedlowski M, Jacobs R, Alker J, Prohl F, Stratmann G, Richter S, Hadicke A, Wagner TO, Schmidt RE, Tewes U (1993) Psychophysiological, neuroendocrine and cellular immune reactions under psychological stress. Neuropsychobiology 28: 87–90

Slavich GM, Irwin MR (2014) From stress to inflammation and major depressive disorder: a social signal transduction theory of depression. Psychol Bull 140: 774–815

Steptoe A, Hamer M, Chida Y (2007) The effects of acute psychological stress on circulating inflammatory factors in humans: a review and meta-analysis. Brain Behav Immun 21: 901–12

Straub RH (2014) Rheumatoid arthritis: Stress in RA: a trigger of proinflammatory pathways? Nat Rev Rheumatol 10: 516–8

Sturgeon JA, Finan PH, Zautra AJ (2016) Affective disturbance in rheumatoid arthritis: psychological and disease-related pathways. Nat Rev Rheumatol 10

Tempaku PF, Mazzotti DR, Tufik S (2015) Telomere length as a marker of sleep loss and sleep disturbances: a potential link between sleep and cellular senescence. Sleep Med 16: 559–63

Zautra AJ, Davis MC, Reich JW, Nicassario P, Tennen H, Finan P, Kratz A, Parrish B, Irwin MR (2008) Comparison of cognitive behavioral and mindfulness meditation interventions on adaptation to rheumatoid arthritis for patients with and without history of recurrent depression. J Consult Clin Psychol 76: 408–21

Die große Zusammenfassung

Der Bogen wird gespannt

© Springer-Verlag GmbH Deutschland 2018
R. H. Straub, *Altern, Müdigkeit und Entzündungen verstehen*,
https://doi.org/10.1007/978-3-662-55787-7_20

20.1 Addition von Energieformen und unerwünschte Energieausgabe

Bisher wurden die Energieausgaben in einem integrierten Sinne folgendermaßen dargestellt:

Man nimmt eine bestimmte Menge an Energie mit der Nahrung auf und gibt diese für verschiedene Aktivitäten wieder aus, wobei der Hauptteil für die Grundversorgung des Körpers inklusive Wärmeproduktion und die Nahrungsverarbeitung aufgebracht wird, und das sind etwa 60–85% je nach Alter. Die restliche Energie wird für willkürlich gewünschte Energieausgaben in Form von körperlicher oder geistiger Aktivität benutzt. Diese Zahlen sind Durchschnittswerte der Normalbevölkerung, wie sie in ◘ Abb. 8.2 in ► Kap. 8 („Was bedeuten nun erhöhte Energieausgaben für den Körper?") verwendet wurden. Die einzelnen Energieausgaben setzten sich in einem additiven Sinne zusammen, sodass man auch schreiben könnte:

Gesamtausgabe = Grundversorgung + Nahrungsverarbeitung + gewollte körperliche/geistige Aktivität

Das macht die Energieüberlegungen relativ einfach, weil es sich im Wesentlichen um die mathematische Addition oder Subtraktion von Energieformen handelt, die das Endergebnis – die Gesamtenergie – bestimmen. Kommt allerdings in der obigen Gleichung eine zusätzliche unerwünschte Energieausgabe hinzu, dann sieht die Formel so aus:

Gesamtausgabe = Grundversorgung + Nahrungsverarbeitung + gewollte körperliche/geistige Aktivität + **unerwünschte Energieausgabe**

Da in dieser Gleichung die Gesamtausgabe und die Grundversorgung in etwa gleich bleiben und die durch Nahrungsaufnahme bedingte Energieausgabe (für Verdauung) nur leicht sinkt (wegen Appetitverlust), wird die gewollte Energieausgabe für körperliche/geistige Handlungen durch die unerwünschte Energieausgaben verringert.

Bei chronischer Entzündungskrankheit ist für diese Reduktion das aktivierte Immunsystem entscheidend, wobei Elemente wie krankheitsbedingter Stress, Schmerzen, Schlafprobleme und so weiter eine zusätzliche Rolle spielen können. Bei der rheumatoiden Arthritis wurde dieser Zusammenhang klar dargestellt. Während des Alterns kommen andere unerwünschte Energieausgaben wie chronische Schmerzen, chronisch psychologischer Stress, zu viel Rauchen, Schlafprobleme, Angst/Ängstlichkeit und chronische schwelende Infektionen in Betracht.

Die Konsequenzen sind bei chronischen Entzündungskrankheiten und während des Alterns ähnlich, denn es kommt zur Verminderung der gewünschten körperlichen/geistigen Aktivität. Diese Erniedrigung der körperlichen/geistigen Aktivität ist mit Komplikationen verknüpft, die sich als Tagesmüdigkeit, Schlafstörungen, Appetitlosigkeit, Muskelschwund und Fettsucht, Knochenschwund, Insulinresistenz, schwindende Libido, Bluthochdruck, Steigerung der Blutgerinnung, Herz-Kreislauf-Erkrankungen, Altersdiabetes, Depression, Demenz, verminderte Immunüberwachung und daher auch Krebs manifestieren.

Zum letzten Punkt sei ergänzend Folgendes erwähnt: Es ist heutzutage klar, dass das Immunsystem wesentlich in der Erkennung von Krebszellen ist. Krebszellen haben auf ihrer Oberfläche Fremdeiweiße, die von Zellen des Immunsystems als andersartig erkannt werden. Daraufhin kommt es lokal zu einer Abwehrreaktion der Immunzellen, und die Krebszellen werden abgetötet. Funktioniert das Immunsystem nicht richtig oder ist die Immunüberwachung schlecht, so kann die Entstehung von Krebs gefördert werden.

Üblicherweise ordnet man diese Komplikationen den Altersproblemen zu, weil sie bei jungen Menschen selten zu Buche schlagen (indessen bei chronischen Entzündungskrankheiten im Kindes- oder jüngeren bis mittleren Erwachsenenalter schon). Sie müssen allerdings beim alten Menschen nicht notwendigerweise vorhanden sein, und es ist das Ziel der altersheilkundlichen Forschung und Versorgung, gerade hier Einfluss zu nehmen. Alte Menschen sollen möglichst lange gesund leben, sodass die Phase der Krankheit und des nachfolgenden Todes maximal kurz ist. Das wird gerne so wie in ◘ Abb. 20.1 dargestellt.

Man könnte die Darstellung in diesem Buch integriert oder auch ganzheitlich nennen, da sie einzelne Details der molekularen Zusammenhänge weitgehend unerwähnt ließ. Ganzheitlich hatte noch vor ein paar Jahrzehnten stets einen negativen Beigeschmack, weil ein solcher Ansatz als unwissenschaftlich und „un-molekular" galt. Allerdings liefern Energieüberlegungen, Evolutionsmedizin, hormonelle und neuronale Netzwerke (Gehirn!) und Zytokinnetzwerke (Immunsystem!) eine wissenschaftliche Plattform, die ultimate Fragen in einem ganzheitlichen Sinne beantworten kann (s. Vorwort).

Der Text sollte lesbar bleiben, und das erreicht man mit einem übergeordneten Ansatz, sodass die Kernpunkte von jedermann verstanden werden können. Dennoch darf dieser übergeordnete Ansatz nicht unwissenschaftlich sein. Damit könnte das Buch eigentlich enden. Um in diesem Buch aber einen letzten molekularen Einblick zu geben, sei hier auf den Zusammenhang zwischen Energie und Alterung aus einem ganz anderen Blickwinkel hingewiesen.

20.2 Was sind Telomere?

Elisabeth Blackburn ist eine australische Molekularbiologin, die in dem abgeschiedenen Tasmanien aufwuchs, dann in Melbourne und Cambridge studierte, nach USA ging, um in den großen Universitäten dieses Landes Wissenschaft zu betreiben (Yale, Berkeley, Stanford, San Diego-La Jolla). Im Jahr 1984 arbeitete sie zusammen mit ihrer damaligen Doktorandin Carol Greider an einem wichtigen Element am langen Ende der Chromosomen, dem Telomer (griechisch *telos*, das Ende; griechisch *meros*, das Teil).

Die Telomere bestehen aus sich wiederholenden Einheiten der Erbsubstanz DNA (◘ Abb. 20.2). Wenn diese sich wiederholenden Stücke im Laufe des Zelllebens zunehmend kleiner werden, spricht dies für eine Zellalterung. Da so ziemlich alle Zellen in allen

◘ **Abb. 20.1** Optimale Beziehung zwischen Lebenszeit und Wohlbefinden/Gesundheit

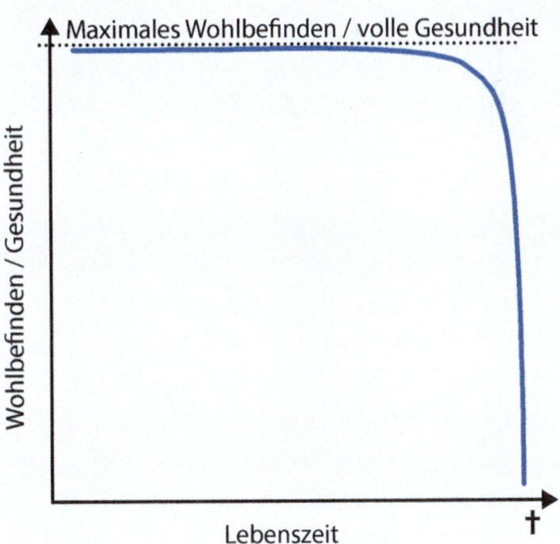

Optimale Beziehung zwischen Lebenszeit und Wohlbefinden/Gesundheit. Es ist optimal, möglichst lange sehr gesund zu sein. Erst kurz vor dem Tod (†) endet die Phase der Gesundheit plötzlich, und es kommt zu einem raschen Ende ohne langes Siechtum.

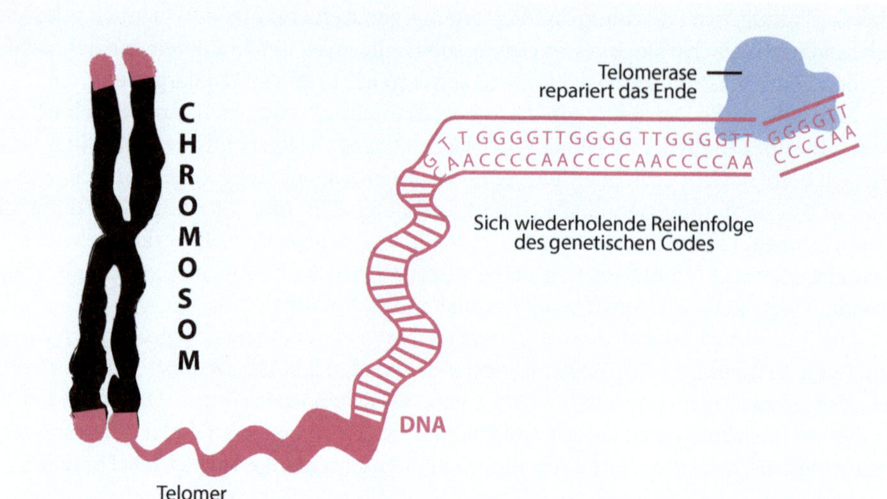

Telomer und Telomerase. Links ist in schwarzer Farbe das Chromosom dargestellt, an dessen Enden sich die rosaroten Kappen des Telomers befinden. Schematisch ist nun gezeigt, wie die DNA (Erbsubstanz) im Bereich des Telomers zusammengesetzt ist (der rosafarbene Bereich). Dabei nimmt die Auflösung von links nach rechts stetig zu, bis man die einzelnen Buchstaben (A, C, G, T) des genetischen Codes rechts erkennen kann. Die doppelsträngige DNA wird von links nach rechts vergrößert, und die Details werden immer mehr sichtbar. Das Telomer setzt sich aus immer gleichen DNA-Abschnitten zusammen, sodass sich die Reihenfolge des genetischen Codes im Telomer ständig wiederholt. Rechts ist die blaue Telomerase eingezeichnet, die das Ende des Telomers verlängert, sodass die gesamte Länge des Telomers möglichst konstant bleibt. Dabei setzt die Telomerase DNA-Stücke an, die dem sich wiederholenden Code des Telomers exakt entsprechen.

◘ Abb. 20.2   Telomer und Telomerase

Lebewesen altern, sind die sich verkürzenden Telomere ein weithin akzeptiertes Phänomen der Zellalterung. Die Verkürzung der Telomerlänge und diese Zellalterung sind also während des Alterns eine ganz normale Sache.

Die Verkürzung der Telomere am Ende der Chromosomen hat einen Gegenspieler mit dem Namen Telomerase (◘ Abb. 20.2). Das Enzym Telomerase wurde auch von Elisabeth Blackburn und Carol Greider beschrieben, und sie wurden für diese Arbeiten am Telomer im Jahr 2009 mit dem Nobelpreis geehrt. Das Enzym Telomerase sorgt für die Verlängerung der Telomere und arbeitet so gegen den zellulären Alterungsprozess.

Des Weiteren stabilisiert dieses Anti-Alterungsenzym die Funktion der Mitochondrien, die Kraftwerke der Zelle, die wir in ▶ Kap. 1 „Energie und Körper" kennengelernt haben. Mit dieser die Mitochondrien schützenden Funktion ist die Telomerase wichtig für die zelluläre Energieversorgung und das Überleben der Zelle. Außerdem unterstützt die Telomerase die Produktion der universellen Energiemünze ATP im Mitochondrium, ist also direkt an der Energiegewinnung beteiligt. Wenn die Telomerase nicht richtig funktioniert, kann es zu vorzeitiger Alterung kommen, und die Telomere sind dann deutlich verkürzt. Führt man die Telomerase in eine ansonsten telomerasearme Zelle künstlich ein, so kann die Lebenszeit dieser Zelle deutlich gesteigert werden.

Mit diesen Vorüberlegungen fragen wir uns nun, ob die im Buchteil II „Energieausgaben im Rampenlicht" beschriebenen unerwünschten Energieausgaben etwas mit der Telomerlänge oder dem Zellaltern zu tun hat.

20.3   Entzündung, Zellumsatz und Telomerlänge

Entzündungen führen immer zu einem höheren Umsatz von Immunzellen. Dieser Mechanismus wurde im Evolutionsprozess bewahrt (positiv selektioniert), um bei Infektionskrankheiten eine möglichst passende zelluläre Immunantwort zu generieren. Wir hatten diesen Anpassungsprozess bereits in ▶ Kap. 3 unter „Energiespeicherung – langfristige Rollen von Gehirn und Immunsystem" im Kontext der Impfung kennengelernt. Bei Impfungen soll die Immunantwort gegen den Erreger (Fremdantigen) auch möglichst perfekt passen, und dazu benötigt man einen hohen Zellumsatz. Ein hoher Zellumsatz gewährt eine möglichst hohe Anpassung an das Fremdantigen.

Insofern ist ein Alterungsprozess der Immunzellen, der bei hohem Zellumsatz erwartet wird, gewollt, sodass die weniger gut angepassten Immunzellen schnell absterben und Platz für die besser angepassten Immunzellen machen. Im Laufe eines Infektionsprozesses nimmt die Zahl der passenden Immunzellen typischerweise bis zum Tag 14 zu. Nun kann die Infektion überwunden werden, und danach sterben die Immunzellen bis zum Tag 21 wieder ab. Der gesamte Prozess wird von deutlichen Verkürzungen der Telomere als Zeichen des hohem Umsatzes und der Immunzellalterung begleitet. Entzündung ist somit eng mit verkürzten Telomeren verbunden.

Was aber passiert, wenn die Entzündung chronischer Natur ist?

20.4   Chronische Entzündung und Telomerlänge

Im Tiermodell der chronischen Malaria-Infektion bei einem heimischen Singvogel – dem Zeisig – ist die Länge der Telomere in den Zellen verschiedener Gewebe deutlich verkürzt. Das spricht für eine beschleunigte Zellalterung bei der durch Malaria verursachten Dauerentzündung. Bei der chronischen Leberentzündung durch das Hepatitisvirus beobachtet man ebenfalls eine deutliche Verkürzung der Telomere, und es kommt zu einer vorzeitigen Alterung von Immunzellen.

Bei chronischen Entzündungskrankheiten des Menschen sind die Telomere in den Immunzellen oft verkürzt. Dabei spielt eine Reduktion der Telomeraseaktivität eine wichtige Rolle. Chronische Entzündungskrankheiten sind oft von Entzündungsschüben mit unterschiedlich langen freien Intervallen begleitet. Hier kann man sich dann ein Auf und Ab der Immunzellalterung ausmalen.

Zusammengefasst kann man sagen, dass die unerwünschte Energieausgabe der akuten und chronischen Entzündung mit einer Telomerverkürzung in weißen Blutkörperchen, einer Immunzellalterung, aber auch mit einer Alterung der von der Entzündung betroffenen Gewebe einhergeht.

20.5   Schmerzen, Stress und Telomerlänge

Der Zusammenhang zwischen Schmerzen und erhöhter Entzündung wurde bereits dargestellt. Dabei sind die Schmerznervenfasern selbst in der Lage, lokal eine Entzündung auszulösen, wenn sie in einem bestimmten Gebiet – zum Beispiel in der Haut – aktiviert werden. Erinnern Sie sich an den letzten Bienenstich! Wenn die Biene den Stachel in die Haut senkt, dann setzt sie dort Gifte frei. Diese Gifte verteilen sich im Hautgewebe und treffen dabei auf die Endigung einer Schmerzfaser, wie sie in ▪ Abb. 5.1 gezeigt wurde. Nun wird die Schmerzfaser erregt, und sie sendet ein Signal zum Rückenmark und Gehirn, sodass wir den Bienenstich bewusst wahrnehmen.

Gleichzeitig senden die Schmerznervenfasern Botenstoffe (Neurotransmitter) aus, die die Entzündung und Schwellung steigern (das wurde in der Legende der ▪ Abb. 5.1 mit „NT" bezeichnet). Schmerzen sind also oft mit einer erhöhten Entzündungslage verknüpft, und andersherum löst lokale Entzündung auch Schmerzen aus. Darüber hinaus wurden Schmerzen auch mit einer verkürzten Telomerlänge in Verbindung gebracht. Patienten mit einem chronischen Schmerzbild (Fibromyalgie) haben verkürzte Telomere. Wenn zusätzlich noch das Bild einer Depression hinzukommt, dann ist die Verkürzung der Telomere besonders ausgeprägt. Chronische Schmerzen zusammen mit der normalen altersbedingten Telomerverkürzung stellen also einen „Doppeltreffer" dar. Zusammen mit einer Depression ist es ein „Dreifachtreffer."

Wenn Menschen nun psychologischen Stress erfahren und denselben als bedrohlich empfinden, wie es zum Beispiel bei der Pflege von Alzheimer-Patienten vorkommen kann, dann ist die Telomerlänge in den untersuchten weißen Blutkörperchen bei diesen pflegenden Familienangehörigen verkürzt. Nach all dem bisher Gesagten bedeutet dies eine beschleunigte Zellalterung der weißen Blutkörperchen bei psychologischem Stress. Eine derartige Zellalterung geht dann vermutlich mit einer höheren Entzündung einher, weil vermehrte Alterung auch vermehrtes Aufräumen abgestorbener weißer Blutkörperchen bedeutet. Solche Aufräumaktionen können sich als erhöhte Entzündungssituation im Blut zeigen. Auf diese Art und Weise könnten sich der sowieso vorhandene zelluläre Alterungsprozess und zusätzlicher psychologischer Stress gegenseitig verstärken. Dieses Prinzip darf man dann auch als „Doppeltreffer" bezeichnen.

Auch beim psychologischen Stress der Schichtarbeit sind die Telomerlängen in weißen Blutkörperchen verkürzt. Es zeigte sich in einer Studie darüber hinaus, dass eine lange Schlafdauer mit längeren Telomeren verknüpft war. Ganz ähnlich ist die Situation bei Schlafstörungen anderer Art, da diese auch mit einer verkürzten Telomerlänge in weißen Blutkörperchen in Verbindung gebracht wurden. Die Steigerung der Schlafproblematik zeigt sich in Phasen mit kurzem Atemstillstand während des Schlafens (die sogenannte Schlafapnoe). Diese Schlafapnoe geht mit verkürzten Telomeren in weißen Blutkörperchen einher.

Auch wenn diese Phänomene in weißen Blutkörperchen nicht für den ganzen Körper sprechen, und auch wenn diese Phänomene in den weißen Blutkörperchen vielleicht nicht über eine längere Zeit hinweg untersucht worden sind, so spricht doch zumindest Einiges für die Verbindung zwischen Telomerlänge und Schlafproblemen. Auch diese Situation kann ein „Doppeltreffer" sein, wobei es bei natürlichem Altern und gleichzeitigen Schlafproblemen zu einer Zunahme des zellulären Alterungsprozesses kommen kann.

20.6   Angst, Rauchen und Telomerlänge

Eine Studie aus Groningen in den Niederlanden zeigte den Zusammenhang zwischen Angst/Ängstlichkeit und der Telomerverkürzung in weißen Blutkörperchen. Dabei wurden über 900 Personen 2-mal im Abstand von 2 Jahren untersucht. Zu Beginn der Studie wurde die Angst/Ängstlichkeit mittels Fragebogen erfasst, und zwei Jahre später wurden die Telomerlängen in den weißen Blutkörperchen gemessen. Jene Personen mit einem hohen Grad an

Ängstlichkeit wiesen kürzere Telomere auf. Der Zusammenhang zwischen Ängstlichkeit und verkürzten Telomeren wurde bisher mehrfach nachgewiesen. Da ängstliche Menschen auch schlechter schlafen und einen höheren Grad an Stress empfinden, könnte die Telomerverkürzung durch „Mehrfachtreffer" ausgelöst sein.

In einer neueren Niederländischen Studie wurde ein Zusammenhang zwischen Rauchen und kurzen Telomeren in weißen Blutkörperchen festgestellt. Dies weist auf eine vorzeitige Immunzellalterung hin, die durch Rauchen ausgelöst wird. Diese Untersuchung bestätigt frühere Studien an Rauchern, bei denen eine deutliche Beziehung zwischen Anzahl der Zigaretten pro Tag und Telomerverkürzung in weißen Blutkörperchen festgestellt wurde. Eine Englische Studie zeigte den Zusammenhang zwischen Anzahl an Raucherjahren und Telomerverkürzung, wobei langjähriges Rauchen mit einer größeren Verkürzung oder Zellalterung einherging.

Wir können an dieser Stelle zusammenfassen, dass die im Buchteil II „Energieausgaben im Rampenlicht" beschriebenen unerwünschten Energieausgaben einen direkten Einfluss auf die Telomerlänge ausüben. Diese unerwünschten Energieausgaben sind in ◘ Tab. 20.1 dargestellt.

Man könnte auch anders formulieren, dass die unerwünschten Energieausgaben die Alterung von weißen Blutkörperchen – also Immunzellen – beschleunigen. An dieser Stelle wissen wir nicht exakt, ob dies auch für andere Zellen des Körpers zutrifft. Einige Befunde sprechen allerdings dafür, dass bei der ein oder anderen unerwünschten Energieausgabe auch andere Zellen wie Gefäßwandzellen oder Herzmuskelzellen schneller altern. Das Beispiel der chronischen Malaria im Zeisig zeigt dies im Tierversuch.

Wir erkennen nun, dass unerwünschte Energieausgaben die Telomere verkürzen, was durch die Erniedrigung der Aktivität des Anti-Alterungsenzyms Telomerase bewirkt wird. Wir haben gelernt, dass die Telomerase mit dem Funktionieren der zellulären Energieproduktion in enger Verbindung steht. Mit diesen Vorüberlegungen kann man nun dieses Buch in wenigen Sätzen zusammenfassen.

◘ **Tab. 20.1** Unerwünschte Energieausgaben in Prozent der gesamten Energieausgabe

Situation*	Zusätzliche Energieausgabe
Akute Schmerzen (elektrische Schläge an der Bauchhaut)	bis zu 65% mehr
Chronische Schmerzen	bis zu 15% mehr
Psychologischer Stress	bis zu 30% mehr
Ängstlichkeit/Angst	bis zu 10% mehr
Schlafstörungen	bis zu 30% mehr
Chronische schwelende Infektionen	bis zu 10% mehr
Chronisches Rauchen (mehr als 6 Zigaretten/Tag)	bis zu 15% mehr

*Die einzelnen Situationen sind nicht unabhängig voneinander zu betrachten, da Schmerz mit Schlafstörungen oder Angst mit psychologischem Stress usw. verknüpft sein können. Insofern kann man die Prozentangaben nicht einfach alle zusammenzählen, um die gesamte Zunahme der zusätzlichen Energieausgabe zu errechnen.

20.7 Schlussfolgerung

Unerwünschte Energieausgaben zweigen Energie des gesamten Systems ab, die nicht für gewünschte Energieausgaben wie körperliche und geistige Aktivität zur Verfügung stehen (ganzheitlich). Gleichzeitig reduzieren die unerwünschten Energieausgaben die Aktivität des Anti-Alterungsenzyms Telomerase, führen so zur Zellalterung und zu zellulären Energieengpässen (molekular). Da die genannten Systeme eng miteinander verwoben sind, muss man bei der Verschärfung der Energieengpässe nicht von einem einzigen auslösenden Faktor ausgehen. Im Gegenteil sagt uns die Logik von „Doppeltreffern" und „Mehrfachtreffern", dass mehrere unerwünschte Faktoren zur Gesamtproblematik gleichzeitig oder nacheinander beitragen und sich möglicherweise gegenseitig verstärken.

Der Blick auf den Energiehaushalt und die Evolutionsmedizin machte klar, dass alle Doppel- und Mehrfachtreffer für kurzfristige energieverbrauchende Reaktionen im Laufe der Evolution bewahrt wurden. Dabei streiten sich die beiden Egoisten – das Gehirn und das Immunsystem – fortwährend um Energievorräte. Allerdings kooperieren sie auch kurzfristig. Sie dominieren den Energieverbrauch der unerwünschten und erwünschten Energieausgaben. Sie bedienen sich sehr unterschiedlicher Mechanismen. Das Gehirn benutzt im Wesentlichen die Hormone und Nervenbahnen, besonders der Stressachsen, das Immunsystem bedient sich der Immunbotenstoffe (= Zytokine) und der zirkulierenden Immunzellen.

Die langfristige oder chronische Anwendung der eigentlich kurzfristig gedachten Programme führt leider zu unerwünschten Energieengpässen, verminderter körperlicher/geistiger Aktivität, beschleunigter Alterung und zu chronischen Folgeproblemen.

Wenn wir also Patienten mit langdauernden Entzündungskrankheiten richtig behandeln wollen, müssen wir die verschiedenen unerwünschten Energieausgaben betrachten und gegebenenfalls behandeln. Es reicht nicht aus, nur die Entzündung zu blockieren. Bei chronischen Entzündungskrankheiten und während des Alterns müssen die verschiedenen Möglichkeiten der unerwünschten Energieausgaben minimiert werden, um körperliche und geistige Aktivität auf hohem Niveau aufrechtzuhalten.

Literatur

Ale-Agha N, Dyballa-Rukes N, Jakob S, Altschmied J, Haendeler J (2014) Cellular functions of the dual-targeted catalytic subunit of telomerase, telomerase reverse transcriptase––potential role in senescence and aging. Exp Gerontol 56: 189–93

Asghar M, Palinauskas V, Zaghdoudi-Allan N, Valkiunas G, Mukhin A, Platonova E, Farnert A, Bensch S, Hasselquist D (2016) Parallel telomere shortening in multiple body tissues owing to malaria infection. Proc Biol Sci 283: 20161184

Barcelo A, Pierola J, Lopez-Escribano H, de la Pena M, Soriano JB, Alonso-Fernandez A, Ladaria A, Agusti A (2010) Telomere shortening in sleep apnea syndrome. Respir Med 104: 1225–9

Damjanovic AK, Yang Y, Glaser R, Kiecolt-Glaser JK, Nguyen H, Laskowski B, Zou Y, Beversdorf DQ, Weng NP (2007) Accelerated telomere erosion is associated with a declining immune function of caregivers of Alzheimer's disease patients. J Immunol 179: 4249–54

Georgin-Lavialle S, Aouba A, Mouthon L, Londono-Vallejo JA, Lepelletier Y, Gabet AS, Hermine O (2010) The telomere/telomerase system in autoimmune and systemic immune-mediated diseases. Autoimmun Rev 9: 646–51

Hassett AL, Epel E, Clauw DJ, Harris RE, Harte SE, Kairys A, Buyske S, Williams DA (2012) Pain is associated with short leukocyte telomere length in women with fibromyalgia. J Pain 13: 959–69

Hoen PW, Rosmalen JG, Schoevers RA, Huzen J, van der Harst P, de JP (2013) Association between anxiety but not depressive disorders and leukocyte telomere length after 2 years of follow-up in a population-based sample. Psychol Med 43: 689–97

Huzen J, Wong LS, van Veldhuisen DJ, Samani NJ, Zwinderman AH, Codd V, Cawthon RM, Benus GF, van der Horst IC, Navis G, Bakker SJ, Gansevoort RT, de Jong PE, Hillege HL, van Gilst WH, de Boer RA, van der Harst P (2014) Telomere length loss due to smoking and metabolic traits. J Intern Med 275: 155–63

Liang G, Schernhammer E, Qi L, Gao X, De V, I, Han J (2011) Associations between rotating night shifts, sleep duration, and telomere length in women. PLoS One 6: e23462

Munsterman T, Takken T, Wittink H (2012) Are persons with rheumatoid arthritis deconditioned? A review of physical activity and aerobic capacity. BMC Musculoskelet Disord 13: 202–13

Najarro K, Nguyen H, Chen G, Xu M, Alcorta S, Yao X, Zukley L, Metter EJ, Truong T, Lin Y, Li H, Oelke M, Xu X, Ling SM, Longo DL, Schneck J, Leng S, Ferrucci L, Weng NP (2015) Telomere Length as an Indicator of the Robustness of B- and T-Cell Response to Influenza in Older Adults. J Infect Dis 212: 1261–9

Okereke OI, Prescott J, Wong JY, Han J, Rexrode KM, De VI, (2012) High phobic anxiety is related to lower leukocyte telomere length in women. PLoS One 7: e40516

Rudolph KL, Chang S, Lee HW, Blasco M, Gottlieb GJ, Greider C, DePinho RA (1999) Longevity, stress response, and cancer in aging telomerase-deficient mice. Cell 96: 701–12

Tempaku PF, Mazzotti DR, Tufik S (2015) Telomere length as a marker of sleep loss and sleep disturbances: a potential link between sleep and cellular senescence. Sleep Med 16: 559–63

Valdes AM, Andrew T, Gardner JP, Kimura M, Oelsner E, Cherkas LF, Aviv A, Spector TD (2005) Obesity, cigarette smoking, and telomere length in women. Lancet 366: 662–4

Serviceteil

© Springer-Verlag GmbH Deutschland 2018
R. H. Straub, *Altern, Müdigkeit und Entzündungen verstehen*,
https://doi.org/10.1007/978-3-662-55787-7

Anhang

■ Glossar

Abszess Eine Ansammlung von weißen Blutkörperchen und Bakterien (Eiter) in einer Höhle, die durch Einschmelzung von vormals gesundem Gewebe entstanden ist. Abszesse können vorwiegend in der Haut, aber auch an allen anderen Stellen entstehen. Sie sind durch Antibiotikatherapie kaum zu behandeln. Man muss sie chirurgisch öffnen und entleeren.

Adipositas Von Adipositas = Fettsucht spricht man ab einem Body-Mass-Index von 30 kg/m² (Body-Mass-Index = Gewicht in kg geteilt durch Größe in m im Quadrat). Menschen werden normalgewichtig genannt, wenn der Body-Mass-Index zwischen 18,5 und 25 kg/m² liegt. Zwischen 25 und 30 kg/m² besteht Übergewicht.

Allel Allel vom direkten männlichen Vorfahren (Vater) und Allel vom direkten weiblichen Vorfahren (Mutter) sind alternative Formen desselben Gens. Das dominante Allel führt im Gegensatz zum rezessiven Allel zur Merkmalsausbildung.

Andropause Die Andropause beschreibt die Wechseljahre des Mannes (gr. andrós, Mann). Sie tritt etwas später als die Menopause der Frau ein (um das 50. Lebensjahr). Die Andropause ist mit einer zunehmend geringeren Produktion männlicher Geschlechtshormone verknüpft. Beim Mann bleibt die Zeugungsfähigkeit zwar grundsätzlich bis ins hohe Alter erhalten, doch die Wahrscheinlichkeit sinkt deutlich ab, noch ausreichend fruchtbaren Samen zu produzieren und somit Nachkommen zu zeugen.

Antigene Antigene werden von unserem Immunsystem als fremd erkannt und attackiert. Antigene sind oft an der Oberfläche gelegene Strukturen von Bakterien oder Viren (z. B. Tetanustoxin). Die Attacke erfolgt mit genau passenden Antikörpern und Immunzellen mit genau passenden Oberflächenstrukturen (wir nannten sie schon Antennen der Immunzellen). Von Autoantigenen spricht man, wenn die Antigene aus körpereigenem Material bestehen (eben auto), gegen das fälschlicherweise eine Abwehrreaktion und eine Entzündungsreaktion eingeleitet wird.

Antikörper Antikörper werden von Immunzellen gebildet (genauer von Plasmazellen). Antikörper richten sich immer gegen Antigene. In vielen Fällen kommt es zur Neutralisierung des Antigens und zur Aufnahme und Zerstörung des Antigens durch Fresszellen.

Arteriosklerose Arteriosklerose wird auch Arterienverkalkung genannt. Es handelt sich um eine Erkrankung der Gefäßwände der Schlagadern (Arterien) mit zunehmender Verhärtung (Vermehrung von Bindegewebe), Entzündung und Ablagerung von Blutfetten und Kalk. Sie ist die Plattform für die Bildung von plötzlichen Blutgerinnseln, die sich ablösen (Embolie) oder das Gefäß komplett verlegen können (Herzinfarkt, Schlaganfall, Gefäßverschluss).

ATP Adenosintriphosphat ist die universell gültige Energiewährung, die in den Mitochondrien hergestellt wird. Ein Molekül ATP besteht aus 10 Kohlenstoffatomen, 16 Wasserstoffatomen, 5 Stickstoffatomen, 13 Sauerstoffatomen und eben 3 (deshalb triphosphat) Phosphoratomen. ATP braucht man bei ganz vielen zellulären Stoffwechselschritten und beim Zellaufbau. Die Herstellung eines einzigen Eiweißmoleküls mittlerer Größe benötigt circa 2.000 ATP-Moleküle.

Auszehrungszeit Jene Zeit, die bis zum Tode durch z. B. eine Infektion vergeht, wenn wir nur von unseren Energiespeichern leben würden. Bei Infektionen kann man ein wenig Energie in Form von Flüssigkeiten aufnehmen, aber die übliche Energiezufuhr ist deutlich eingeschränkt.

Botenstoffe Botenstoffe vermitteln zwischen entfernt liegenden Organen, aber auch zwischen nahe beieinanderliegenden Zellen. Zwischen den Organen vermitteln die Nervenfasern und ihre Neurotransmitter wie zum Beispiel Noradrenalin (im Endköpfchen der sympathischen Nervenfaser). Hormone vermitteln ebenso zwischen Organen wie zum Beispiel zwischen Hirnanhangsdrüse und Nebennieren, die dann Cortisol bildet. Zwischen nahe beieinanderliegenden Zellen vermitteln die Zytokine (altgriechisch kýtos Gefäß; kinos Bewegung), die zum Zwecke der lokalen Zellkommunikation produziert werden. Manchmal können solche Zytokine aber auch zwischen Organen vermitteln, was beispielsweise für das Interleukin-6 zutrifft.

CAEN „Controllable amount of energy" oder kontrollierbare Menge an Energie. Unter den Bedingungen im warmen Bett ziehen die Zellen ihren Grundbedarf aus dem strömenden Blut ab. Ab einem bestimmten Grundbedarf an Energie verhandeln die Organe untereinander nicht. In einem menschlichen Körper ist Vieles mit dem Aufnahmelimit im Darm erklärt, also 20.000 kJ (4.777 kcal). Wenig ist mit dem Grundbedarf verdeutlicht, der nicht verhandelt wird, also etwa 7.500 kJ (1.791 kcal). Die rechnerische Differenz zwischen Aufnahmelimit im Darm und Grundbedarf, das sind grob

20.000 kJ minus 7.500 kJ = 12.500 kJ (2.986 kcal), kann verhandelt werden. Wir nennen sie hier die kontrollierbare Menge an Energie oder auf Englisch „controllable amount of energy" (CAEN).

Chronisch obstruktive Lungenerkrankung Unter COPD (chronisch obstruktive Lungenerkrankung; obstruktiv = verstopfend) versteht man eine Krankheit mit zunehmender Verengung und schleimbedingter Verstopfung der Bronchien. Oft kann dies nach jahrelangem Rauchen auftreten, sodass es zur Raucherlunge kommt. Andere Ursachen können allergischer Natur wie beim allergischen Asthma sein. Die zunehmende Verstopfung führt zur Lungenüberblähung und zum Strukturumbau der Lunge im Sinne einer Vernarbung und einer Reduktion der Gasaustauschfläche

Cortisol Cortisol ist das aktive Hormon der Nebennierenrinde. Es ist nicht Cortison, was im Volksmund oft an dessen Stelle gesetzt wird. Cortisol ist ein Stresshormon des egoistischen Gehirns. Es führt zur Freisetzung von Energieträgern aus Speichern wie Fettgewebe und Leber. So kann Cortisol die Fett- und Zuckerspiegel im Blut erhöhen. Gleichzeitig wirkt es entzündungshemmend.

Diabetes mellitus Zuckerkrankheit, d. h. die Zuckerspiegel im Blut sind zu hoch. Beim Diabetes mellitus Typ 1 liegt eine Autoimmunkrankheit vor, bei der das Immunsystem Proteine der insulinproduzierenden Bauchspeicheldrüse als „fremd" erkennt. Durch den entzündungsbedingten Untergang der Insulinproduktion brauchen diese Patienten Insulin als Dauertherapie. Diese Patienten sind in der Regel jünger. Beim Diabetes mellitus Typ 2 (Altersdiabetes) ist dagegen die Insulinproduktion lange intakt, bis sie nach jahrelanger Überproduktion versiegt (Erschöpfung der Bauchspeicheldrüse). Letztere Krankheit ist keine Autoimmunkrankheit.

Epidemiologie Epidemiologie ist nach Duden die „Wissenschaft von der Entstehung, Verbreitung, Bekämpfung und den sozialen Folgen von Epidemien, zeittypischen Massenerkrankungen und Zivilisationsschäden."

Faktor X Hier wird der Faktor schlicht „Faktor X genannt, damit man sich den komplizierten Namen „TNF alpha induced protein 3" (TNFAIP3) nicht merken muss. Wer dazu mehr wissen will, kann Faktor X unter diesem Namen im Internet finden.

Glukose Glukose oder Traubenzucker ist eine wichtige Grundeinheit der Kohlehydrate. Glukose ist ein wichtiger Energieträger, der besonders bei sauerstoffarmen Bedingungen zur Gewinnung von ATP (Energie) eigesetzt wird. Glukose kann in Form von Stärke in der Leber, den Nieren und im Muskel gespeichert werden.

Grundbedarf Grundbedarf der Energieausgabe. Es handelt sich um jene Menge an Energie, die bei absoluter Ruhe morgens im warmen Bett benötigt wird. Sie dient der grundlegenden Versorgung aller Organe und Organsysteme. Der Grundbedarf kann nicht verhandelt werden (s. auch CAEN).

Hyperinsulinämie Hyperinsulinämie bedeutet hohe Blutspiegel des Hormons Insulin.

Immunbotenstoffe Siehe Zytokine.

Insulin Es ist das aus der Bauchspeicheldrüse stammende Speicherhormon par excellence, da es die Aufnahme sowohl von Glukose als auch Fettsäuren in die Speicherorgane fördert (Fettgewebe, Muskulatur, Leber). Des Weiteren ist es ein Wachstumsfaktor für viele Gewebe, unter anderen auch für das Immunsystem. Diabetiker mit hohen Glukosespiegel im Blut erhalten therapeutisch Insulin, damit die Glukose im Blut absinkt und in die Speicherorgane befördert wird.

Interleukin Zum Beispiel Interleukin-1 oder Interleukin-6. Dabei handelt sich um Zytokine, die im unmittelbar benachbarten Bereich wirken sollen (Nahwirkung). Manche Zytokine wie Interleukin-6 haben auch Fernwirkungen, indem sie über die Zirkulation in den Gefäßen an weit entfernt liegende Stellen transportiert werden können (s. Zytokine).

Ionenpumpe Ionen sind zum Beispiel das Natrium oder Kalzium, die in der Niere ausgeschieden werden. Das Herauspumpen oder Hineinpumpen von Ionen aus/in Zellen ist kostspielig. Das Pumpen kostet etwa 10–25% der in der Zelle zur Verfügung gestellten Energie. Beim Schwitzen werden solche Pumpen angeschaltet, weshalb so mehr Energie bei hoher Temperatur verbraucht wird.

Jason und die Argonauten Jason und die Argonauten suchten das Goldene Vlies. In der Mythologie ist es das Fell eines goldenen Widders, der fliegen und sprechen konnte. Aus heutiger Sicht sind es einer Theorie zufolge Schaffelle gewesen, die zum Goldwaschen im goldreichen Kolchis im Westkaukasus benutzt wurden.

Kastor und Pollux Kastor war der sterbliche Sohn von Tyndareos, König von Sparta, und seiner Ehefrau Leda; Pollux war der unsterbliche Sohn von Zeus und Leda. Zeus verführte Leda in der Gestalt eines Schwanes.

Makuladegeneration Unter Makuladegeneration versteht man die Zerstörung eines wichtigen Netzhautabschnittes, der als „Punkt des schärfsten Sehens" bezeichnet wird, eben die Makula. Es kommt zu einem Nachlassen der zentralen Sehschärfe mit zunehmend hochgradiger Sehbehinderung.

Mitochondrien Mitochondrien sind die Energie-produzenten unserer Zellen. Sie stellen ATP (Adenosin-triphosphat) her, das überall gebraucht wird. ATP ist die Energiemünze, mit der man quasi überall bezahlen kann, weswegen die ATP-Produktion dauernd und allerorts läuft.

Mutation Das Erbmaterial ist trotz hoher Konstanz einzelnen, spontan entstandenen genetischen Veränderungen ausgesetzt. Dauerhafte genetische Veränderungen nennt man Mutation. Eine Mutation kann zu einem neuen Merkmal oder zu einer Abwandlung eines Merkmals führen. Beispiel: Eine oder mehrere Mutationen sind verantwortlich dafür, dass Motten statt weißen Flügeln plötzlich dunkelgraue Flügel aufweisen.

Nebenniere, Rinde und Mark Die Nebennieren sind Drüsen, die wie Käppchen den Nieren beidseits aufsitzen. Sie haben jeweils die Größe einer Aprikose, und sie produzieren verschiedene Hormone, die in die Blutbahn freigesetzt werden. Man unterscheidet die Nebennierenrinde, aus der Cortisol und Androgene stammen. In der Nebennierenrinde wird zusätzlich ein wichtiges Hormon zur Blutdruckregulation hergestellt. Außerdem unterscheidet man das Nebennierenmark, das von der Rinde umgeben wird (ähnlich wie der Aprikosenkern vom Aprikosenfleisch). Im Nebennierenmark wird Adrenalin hergestellt. Adrenalin ist das Stresshormon Nummer 1. Das Gehirn ist der oberste Meister der Nebenniere, das die Nebennierenrinde hormonell über die Hirnanhangsdrüse und das Nebennierenmark über das sympathische Nervensystem aktiviert. Nebennierenrinde und Nebennierenmark gehören zum Stress-System.

Noradrenalin Noradrenalin ist in erster Linie ein Botenstoff der sympathischen Nervenfaser. Wenn Noradrenalin im strömenden Blut betrachtet wird, wird es manchmal Hormon genannt. Außerdem können Immunzellen ganz lokal Noradrenalin herstellen, sodass man es auch als Zytokin bezeichnen könnte (als Zytokin wurde es bisher nicht bezeichnet) (s. auch sympathisches Nervensystem).

Parasympathisches Nervensystem Gegenspieler des sympathischen Nervensystems. Wo das sympathische Nervensystem für Angriff und Flucht verantwortlich ist, ist das parasympathische Nervensystem für Verdauung und Aufnahme von Energieträgern (Glukose, fette, Aminosäuren) zuständig. Parasympathisches und sympathisches Nervensystem sind Gegenspieler: Wenn das eine System aktiver ist, ist das andere ziemlich inaktiv.

Proximat Man könnte „proximat" mit „unmittelbar in der Nähe und „ultimat" mit „grundlegend" übersetzen.

RAA-Hormone Die RAA-Hormone **R**enin, **A**ngiotensin und **A**ldosteron haben eine Hauptaufgabe bei der Blut-druckerhöhung. Bei stressvollen Ereignissen muss der Blutdruck ansteigen. Das sympathische Nervensystem mit seinen Botenstoffen Noradrenalin und Adrenalin stimuliert das RAA-Hormonsystem. Das RAA-Hormonsystem und das sympathische Nervensystem heben den Blutdruck dadurch an, dass sie die Ausscheidung von Wasser in der Niere erniedrigen und die Gefäße enger stellen. Das vermehrte Wasser bleibt also im enger gestellten Gefäßsystem zurück, und das steigert den Blutdruck.

Rheumatoide Arthritis Gelenkentzündung an mehreren Gelenken, meistens der Hände und Füße, aber auch der großen Gelenke und der Wirbelsäule. Die Krankheit kann auch Gewebe außerhalb der Gelenke befallen. Es handelt sich um eine Autoimmunkrankheit, bei der das Immunsystem das körpereigene Gewebe fälschlicherweise als fremd erkennt und attackiert. Da das Immunsystem aktiv ist, brauchen diese Patienten mehr Energie für dieses Immunsystem.

Scherkräfte Scherkräfte sind schräg einwirkende Kräfte, die auf die Gefäßinnenwand einen schädigenden Einfluss haben können.

Selektion, positiv selektioniert Die der jeweiligen Umgebung besser angepassten Individuen besitzen die größere Wahrscheinlichkeit, im Konkurrenzkampf zu überleben. Sie werden aus der Vielzahl der Möglichkeiten „ausgelesen". Wir sagen zu einer heute noch existierenden Art, dass sie positiv selektioniert wurde oder eine positive Auslese erfahren hat. Das bedeutet, die Art oder ein Merkmal dieser Art (z. B. roter Hahnenkamm beim Gockel) erfuhr nach vielen Generationen eine positive Auslese, die Art oder das Merkmal sind also immer noch da; es wurde positiv selektioniert. Im Gegensatz dazu erfuhren alle Arten, die heute nicht mehr existieren und ausgestorben sind, eine negative Auslese, sie wurden negativ selektioniert.

Sickness Behavior Krankheitsverhalten, zum Beispiel bei Infektionskrankheit (Grippe). Das Sickness Behavior zeigt sich etwa in Form von Unwohlsein, Tagesmüdigkeit, Abgeschlagenheit, Antriebslosigkeit, verstärktem Kältegefühl, Muskelschmerzen, Gelenkschmerzen, Appetitverlust, Ängstlichkeit, depressiven Gefühlen, Rückzug in vertraute Schutzbereiche und Energielosigkeit.

Stressachsen Die Stressachsen werden bei akutem Stress angeschaltet. Sie dienen der akuten Umverteilung von energiereichen Bausteinen aus den Speichern (Fettgewebe, Muskeln, Leber) zu den Verbrauchern (Gehirn, Muskeln, Herzmuskel). Im Wesentlichen handelt es sich um die Achse Gehirn-Hirnanhangsdrüse-Nebenniere (Endprodukt: Cortisol) und die Achse Gehirn-sympathisches Nervensystem (Endprodukte: Adrenalin aus der Nebenniere und Noradrenalin aus den sympathischen

Nervenfasern). Bei Stress werden auch die Schilddrüse und die RAA-Hormone (s. dort) aktiviert.

Symbiose Symbiose ist das Zusammenleben zweier Lebewesen, das für beide Partner vorteilhaft ist.

Sympathisches Nervensystem Es ist das zentrale Stresssystem des menschlichen Körpers mit den beiden Botenstoffen Adrenalin und Noradrenalin. Adrenalin stammt aus dem Nebennierenmark. Die Nervenfasern des sympathischen Nervensystems heißen sympathische Nervenfasern, die quasi überall im Körper vorhanden sind (Ausnahme: Mutterkuchen/Plazenta). In den Endköpfchen der sympathischen Nervenfasern befindet sich Noradrenalin.

Thymus Der Thymus ist ein Organ des Immunsystems im Brustraum unterhalb des Brustbeins und etwas oberhalb des Herzens mit einer Größe eines Pfirsichs. Dort wird ein bestimmter Typ der Abwehrzellen ausgebildet, den man T-Zelle nennt (T wie Thymus). Im Volksmund heißt er Bries. Kalbsbries wird als Speise von manchen Restaurants angeboten.

TNF TNF steht für Tumornekrosefaktor, weil dieses Zytokin Tumoren vernichten kann. Als man es erstmals beschrieb, war diese tumorvernichtende Eigenschaft vordergründig. Heute gilt TNF als einer der wichtigsten proentzündlichen Faktoren des aktivierten Immunsystems. Es wird freigesetzt, wenn z. B. ein Bakterium mit einer erkennenden Struktur auf der Oberfläche einer Immunzelle reagiert.

Trier Social Stress Test (TSST) Eine beliebte Methode, Stress beim Menschen akut auszulösen, ist ein unvorbereiteter Vortrag vor einer „wichtigen" Untersuchungskommission, wobei der Auftritt angeblich über die berufliche Weiterentwicklung entscheiden kann. Der Test heißt Trier Social Stress Test (TSST), weil er an der Universität Trier erfunden wurde. Dieser Test wird heutzutage weltweit benutzt.

Ultimat Man könnte „ultimat" mit „grundlegend" und „proximat" mit „unmittelbar in der Nähe" übersetzen.

Vagusnerv Der Vagusnerv ist der Hauptnerv des parasympathischen Nervensystems, der den Verdauungsapparat steuert. Er entspringt im verlängerten Rückenmark innerhalb des Schädels, und er ist für die kontinuierliche Bewegung des Magens und des Darms maßgeblich. Auch fördert er die Freisetzung von Verdauungsenzymen und Insulin aus der Bauchspeicheldrüse. Er versorgt den Darm bis zur Mitte des Dickdarms. Danach unterliegt der Dickdarm – besonders was die Freisetzung des Stuhls betrifft – hauptsächlich dem sympathischen Nervensystem.

Zytokine Zytokine sind die Botenstoffe von Immunzellen und anderen Zellen, die in der unmittelbaren Umgebung der Zellen wirken sollen. Wir könnten Zytokine auch Botenstoff für die unmittelbare Nachbarschaft oder Nachbars Botenstoff nennen (s. auch Botenstoffe).

Stichwortverzeichnis